中国医学临床百家·病例精解

山西医科大学第二医院

临床骨科护理 病例精解

总 主 编　李　保　赵长青
主　　编　郭锦丽　高朝娜　韩　云
执行主编　程　宏
副 主 编　苏芙蓉　王翠萍　李佳慧　薛　敏　贾　婷

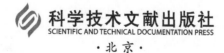
科学技术文献出版社
SCIENTIFIC AND TECHNICAL DOCUMENTATION PRESS
·北京·

图书在版编目（CIP）数据

山西医科大学第二医院临床骨科护理病例精解 / 郭锦丽，高朝娜，韩云主编.—北京：科学技术文献出版社，2020.6

ISBN 978-7-5189-6539-7

Ⅰ.①山… Ⅱ.①郭…②高…③韩… Ⅲ.①骨科学—护理学—病案 Ⅳ.① R473.6

中国版本图书馆 CIP 数据核字（2020）第 042456 号

山西医科大学第二医院临床骨科护理病例精解

策划编辑：胡　丹　　责任编辑：胡　丹　　责任校对：王瑞瑞　　责任出版：张志平

出 版 者	科学技术文献出版社	
地　　址	北京市复兴路15号　　邮编　100038	
编 务 部	（010）58882938，58882087（传真）	
发 行 部	（010）58882868，58882870（传真）	
邮 购 部	（010）58882873	
官方网址	www.stdp.com.cn	
发 行 者	科学技术文献出版社发行　全国各地新华书店经销	
印 刷 者	北京虎彩文化传播有限公司	
版　　次	2020 年 6 月第 1 版　2020 年 6 月第 1 次印刷	
开　　本	787×1092　1/16	
字　　数	222千	
印　　张	18	
书　　号	ISBN 978-7-5189-6539-7	
定　　价	118.00元	

编委会

总 主 编 李 保 赵长青
主 编 郭锦丽 高朝娜 韩 云
执行主编 程 宏
副 主 编 苏芙蓉 王翠萍 李佳慧 薛 敏 贾 婷
编 委 （按姓氏音序排序）

白雅君 卜彩红 崔秀芳 董 坤 董雅娜
高 纬 耿俊梅 郭秀娟 阚静宏 李 安 楠
李 冰 李 婷 梁 艳 刘 洁 罗水 芳 转
罗金瓯 聂翠萍 乔晓霞 史 宝娜 卫 鲜艳
王 芳 王惠薇 王琦欣 王瑞芳 薛 闫赵君
魏晨慧 吴 薇 许 欣 薛瑞芳 章 峥
杨红雨 岳一婷 张飞虹
赵一星 赵越聪 左 辉

特邀编委单位

韩 云 深圳市第二人民医院
董雅娜 太原市第四人民医院
聂翠萍 太原市第四人民医院
许 欣 山西省人民医院
杨红雨 太原市第四人民医院
岳一婷 山西医科大学汾阳学院
赵 君 太原市第四人民医院

主编简介

郭锦丽 山西医科大学第二医院护理部主任。硕士，主任护师，硕士研究生导师，国际伤口治疗师。中华医学会创伤学会护理学组委员，中华护理学会第二十七届理事会骨科专业委员会委员，中国肢体残疾康复专业委员会护理专业副主任委员，山西省护理学会副理事长、骨科护理专业委员会主任委员，山西省医学会骨科分会护理学组组长。主持省部级科研项目10项，主编著作7部，发表SCI收录论文3篇、国家级期刊论文60余篇。

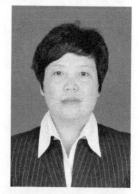

高朝娜 山西医科大学第二医院护士。硕士，主管护师。从事骨科及重症护理工作10年。中国研究型医院学会护理分会青年委员，山西省医学会骨科分会护理学组秘书。参与主编著作1部，参编著作1部，发表SCI收录论文1篇、国家级核心期刊论文4篇。擅长骨科重症患者的护理及呼吸治疗。

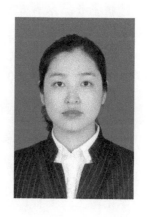

韩云 深圳市第二人民医院创伤骨科护士长。本科学历,副主任护师。中华医学会骨科学分会第十一届委员会护理学组委员,中国残疾人康复协会第五届肢体残疾康复专业委员会副主任委员,中国生命关怀协会智慧照护与健康养生专业委员会副主任委员,广东省护士协 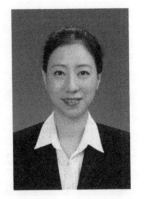 会第一届运动创伤护士分会副会长,广东省医学会骨科学分会第十届委员会护理学组副组长,广东省护理学会骨科护理专业委员会第八届委员。主持市级科研项目1项、院内科研项目3项,主编专著2部,参编著作4部,参与撰写SCI收录论文8篇,发表中文核心期刊论文20余篇。

程宏 山西医科大学第二医院骨科骨病病区护士长。本科学历,副主任护师。中国残疾人康复协会第五届肢体残疾康复专业委员会护理学组委员、青年委员,中国健康促进基金会骨病专项基金骨科护理专家委员会委员,中华护理学会安宁疗护专业委员会专家 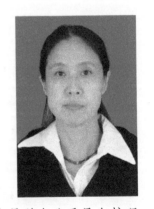 库成员,山西省医学会专家学者协会医学分会骨科专业委员会护理学组副主任委员,山西省医学会骨科分会护理学组副组长,山西省护理学会第九届理事会骨科专业委员会秘书、编辑与科研工作专业委员会副主任委员。《实用骨科杂志》第四届编委会编委。主持及参与各级科研项目5项、新技术及新项目3项,担任主编、副主编参与编写著作3部,发表国家级、省级论文10篇。

序1

医疗技术的突飞猛进和交叉融合给健康带来了福音，大数据和人工智能的开发利用把医疗技术推向一个以往难以企及，但如今却可能成为现实的时代。随着这些新理念、新技术的落地，医疗健康日益受到人们的重视。毋庸置疑，所有这些技术都是借助医务人员的智慧与汗水，通过一个个具体的案例完成的。如果能把这些案例加以归类、总结、提炼和升华，那么这些案例将不再仅仅是存在于医院病案室的档案，而是可以借助出版平台进一步传播，让更多的临床医师快速掌握疾病的诊疗思路、提高诊疗水平的阶梯。如此，原本局限于某家医院某个科室的一个案例，完全有可能通过多层次大范围的链接，延伸为可供临床借鉴和参考的范例，最大限度地发挥其示范效应，最终使患者获得最大的受益，即临床治疗的效果。这一实践也正好符合分级诊疗和医疗资源下沉的顶层设计。

随着诊疗技术的发展和对疾病诊疗精准化的要求越来越高，专业的划分也越来越细，因此一本书中难以包罗万象。我们以丛书的形式，将临床多个学科的案例进行分门别类的梳理，以便最大限度地展示相关学科精彩纷呈的工作。阅读这套丛书，读者会从另一个侧面感受到医务人员鲜为人知的故事，如为了开展一项新技术，如何呕心沥血，千里迢迢甚至远涉重洋，学习交流取经；为了治疗一种复杂疾病，如何组织多学科协作公关等。有时风平浪静，有时惊涛骇浪，无论遇到什么情况，作为实施医疗工作的一线人员，总是犹如千里走单骑，又犹如弹奏钢琴曲，可谓剑胆琴心。

  这套丛书的一个亮点是按照病历摘要、病例分析和点评的编排体系，把每个病例按照临床实践中三级医师负责制的实际工作场景真实地予以再现，从中可以看到专业理论、医疗技术、临床思维有机结合的精彩画面。这样编排的好处是有利于临床医师和有一定文化背景的非专业人士，对某一疾病透过现象看本质，从疾病的主诉入手，利用现有的和可以进一步检查得到的资料，由浅入深，由此及彼，最终获得规律性的素材，据此抽丝剥茧，通过逻辑推断，获得正确的认识和结论，即临床诊断；接下来进行相关的个性化治疗，为广大患者造福。可以毫不夸张地讲，疾病诊断和治疗的过程有时候丝毫不亚于福尔摩斯对复杂案例的侦探和破解。

  值此山西医科大学第二医院百年华诞之际，我们策划出版《山西医科大学第二医院病例精解》系列丛书，通过病例这个媒介，记录下我们医院百年来各科室的优秀学术思想和成果。如果把一个个的案例比作鲜花丛中的一朵朵蓓蕾的话，那么该系列丛书必将喷出醉人的芳香，将为实现人人健康、全民健康、全程健康的顶层设计做出贡献。

李保 彭少青

二〇一九年一月十九日

序2

发展是硬道理，创新是生命力，随着诊疗技术及人民需求的提高，以及分级诊疗、医护一体化的推进，人民大众对于护理服务、护理质量，提出了更多的要求和更高的期望。如运用护理程序的方法，诊断和处理人类现存的和潜在的健康问题的反应；强化对危重患者的监护以及手术前后的专科护理；为患者提供包括生理、心理、社会文化等方面的护理服务和护理教育等。

护理的基本属性是医疗活动，但其具有专业性、服务性的特点。只有不断提高专业水平，以护理学和相关学科理论为基础，结合各专科患者的特点及诊疗要求，以专业化知识和技术为人们提供健康服务，才能满足人们的健康需要。护理专业化的发展可以有效地调动护士的积极性，加快护理水平及质量的提高，使老百姓得到实惠，这将是未来几十年护理发展的方向，也是每一个护理人员为之奋斗的目标。

非常可喜的是，山西医科大学第二医院骨科护理同道在医院百年华诞之际，收集整理骨科护理新、疑、特病例进行精解，不仅丰富了这套系列丛书，也充分展示了我院护理人员的专业水平。相信该书的出版，一定会成为临床广大骨科护理人员以及在校师生的良师益友，一定会助力骨科护理迈向更坚实的未来！

山西医科大学第二医院院长

二○二○年五月

序3

随着综合国力与人民文化层次、生活水平的提高，疾病谱和健康观正发生着改变，护理模式也随着生物－心理－社会医学模式的改变，从"以疾病为中心"转向"以人的健康"为中心，护理事业的发展，需要护理人员能从多角度、深层次地认识疾病、护理患者，而不是"头痛医头，脚痛医脚"。

多年的临床工作使我深知"三分治疗七分养"的含义，也使我更加深刻体会到，精湛护理对于一个骨科患者的重要，一次体温的变化，一次排便的异常，都有可能影响任何一个骨科医师认为完美的手术。

山西医科大学第二医院骨科护理团队倾尽全力，历时半年，编撰此书，可喜可贺！千帆竞渡，百舸争流。作为山西省医学会骨科专业委员会主任委员，真诚地希望每一位护理同道能与骨科医师一起，为加快骨科专业发展，全面提升骨科医疗质量，贡献自己的满腔激情和毕生精力，创造骨科更加美好、光辉灿烂的明天！

山西省医学会骨科分会主任委员

二○二○年五月

前　言

　　我国的骨科医疗水平正以迅猛的发展速度与国际全面接轨，诊疗技术也正在经历翻天覆地的变化，这不仅为骨科护理提供了发展的平台，更多的是挑战！新的理念，新的指南，不管是复杂病患，还是疑难病例，不管是常见病，还是多发病，每一例患者都有不同的需求，每一个病案都有不同的治疗方案，对于骨科医师，要尽可能为患者提供最优最快的选择；对于骨科护士，需要对患者进行最细致的病情观察，最适合的护理服务。这其中，有健康教育，有评判分析，只有医护患三方达到高度的一致，才能达到医护患三方均满意的效果，才能让社会满意、人民满意！

　　本书选取了骨创伤、骨脊柱、骨病、骨肿瘤、骨关节、显微手外、小儿骨科、运动医学等专业的30个临床案例，不仅有疑难、复杂案例，同时也包含经典、代表性案例，大量翔实的文字、图片，力图通过案例分析、知识链接、经验总结等方式对原发病、并发症的治疗与护理进行评判、阐述，建立临床护理人员更广阔的思维和更深入的研究。

　　正值我院百年华诞，此书的编撰是骨科护理人献上的一份厚礼。感恩山西医科大学第二医院，感恩每一位患者，成就了骨科护理。希望此书能帮助到更多的骨科护理同道，为更多的患者减轻病痛。

　　由于水平有限，不足之处敬请批评指正。

郭锦丽

二〇二〇年五月

目 录

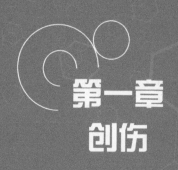

第一章
创伤

001　多发伤合并脂肪栓塞综合征 1 例

[关键词]　多发伤；双股骨干骨折；脂肪栓塞综合征；发热

病历摘要

　　患者，男性，23 岁，农民，初中文化。2017 年 5 月 28 日驾车发生追尾事故导致双侧大腿、左前臂剧烈疼痛、肿胀、活动受限。就诊于当地医院行 X 线检查示双股骨干骨折、左桡骨远端骨折，给予下颌部伤口缝合，左前臂支具固定，双侧胫骨结节牵引，于 5 月 29 日 10：15 转入我院。入院诊断为全身多发伤，下颌骨骨折，左桡骨远端骨折，左胫骨骨折，双股骨干骨折。

[护理评估]　①生命体征：体温 36.6 ℃；血压 125/70 mmHg；心率 76 次 / 分；呼吸 20 次 / 分；血氧饱和度 98%（吸氧 3 L/min）。②体重指数 19.59 kg/m²。③既往史及个人史：既往体健，无慢性病史，无烟酒

1

嗜好。④精神心理状况：情绪稳定，配合治疗、护理。⑤高风险评估：Caprini 血栓风险因素评分 12 分（高风险）。

[专科查体] 患者头面部可见多处散在皮肤擦伤，下颌部伤口已缝合，局部无红肿及渗出。左前臂肿胀，局部压痛及叩击痛（+），左腕部主、被动活动受限，左肘关节活动可，末梢血运正常。双侧大腿中段肿胀、畸形明显，压痛（+），主、被动活动受限，左小腿中段肿胀、压痛，双下肢末梢血运正常。

[影像学检查] ①左上肢 X 线检查示左桡骨远端骨折（图 1-1）。②双下肢 X 线检查示双股骨干骨折、左胫骨骨折（图 1-2）。③下颌骨 X 线检查示下颌骨骨折。

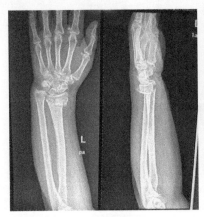
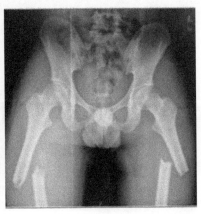

图 1-1 左上肢 X 线片   图 1-2 双下肢 X 线片

[实验室检查] 无特殊异常。

[病情－治疗－护理] 入院后给予多发伤常规护理，左上肢支具固定抬高，双下肢持续胫骨结节牵引，重量 10 kg。遵医嘱给予消肿、补液、对症治疗，并积极完善相关检查。

评判性思维和护理措施见表 1-1。

表 1-1　评判性思维和护理措施（1）

评判性分析

[1]　该患者四肢多处管状骨骨折，髓腔内脂肪滴进入血液循环可导致脂肪栓塞，应注重脑、肺部症状的观察。

[2]　肢体多处骨折，有损伤血管、神经的可能，要高度重视失血性休克的发生，严密监测病情变化，并注意避免搬运患者时的再损伤。

[3]　患者多处骨折创伤严重，入院疼痛评分 7 分，应给予镇痛干预。

[4]　Caprini 血栓风险因素评分为 12 分，属于深静脉血栓形成（deep venous thrombosis, DVT）高危人群，应积极预防 DVT。

护理问题	护理措施
血容量不足风险	·建立静脉输液通路，遵医嘱补液、对症治疗。 ·密切监测意识、生命体征变化。 ·观察尿量、皮肤黏膜变化情况。
疼痛	·患肢抬高，保持舒适体位，避免体位不当引起患者疼痛不适。 ·采取患者教育、物理治疗、分散注意力、放松疗法等各种方法进行干预。 ·遵医嘱及时给予镇痛治疗，评估镇痛效果。
牵引护理	·抬高床尾 15 ～ 30 cm，增加反牵引力；保持牵引针眼清洁、干燥，每日消毒；不可随意增减牵引重量。 ·观察患肢末梢血运，观察足背伸、跖屈及感觉功能，防止腓总神经受压。 ·搬运时固定患肢（图 1-3），避免断端移位。 ·骶尾部皮肤减压及排便时可由双人站于患者身体两侧，双手平托患者腰部下侧及臀部，使其臀部抬离床面，便于减压及放置便盆。 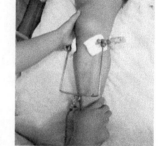 图 1-3　搬运时固定患肢
DVT 风险	·抬高患肢，禁止腘窝及小腿下单独垫枕。 ·鼓励患者主动活动，双下肢积极进行踝泵锻炼。 ·鼓励患者多饮水，保证充足血容量。 ·遵医嘱给予依诺肝素皮下注射。 ·每日测量双下肢周径，观察肢体有无肿胀、青紫。
脂肪栓塞综合征风险	·变换体位时，妥善固定肢体，避免骨折断端移位。 ·密切监测生命体征，观察患者有无意识障碍、呼吸困难、皮肤黏膜出血点等变化。 ·及时巡视，重视患者主诉。

　　5 月 29 日 14：30 患者体温上升至 38 ℃，无意识改变、呼吸困难及其他不适，不排除发生脂肪栓塞综合征（fat embolism syndrome，FES）的可能。遵医嘱给予吸氧，心电监护示窦性心动过速，心率 125 次 / 分，血氧饱和度 95%，并继续观察病情变化。15：30 患者出现胸憋、气紧，伴烦躁不安，并进行性加重，体温升高至 38.8 ℃，查血气分析示 pH 7.46，二氧化碳分压（partial pressure of carbon dioxide，PCO_2）28.7 mmHg ↓，氧 分 压（partial pressure of oxygen，PO_2）62 mmHg ↓，动脉血氧饱和度（oxygen saturation in arterial blood，SaO_2）89%；给予鼻导管、面罩双吸氧，静脉输注人血白蛋白、右旋糖酐 -40、糖皮质激素。17：00 查体患者颈胸部皮肤出现散在出血点（图 1-4），医护陪同监护下外出行胸部计算机体层摄影（computerized tomography，CT）检查示肺部暴风雪样改变（图 1-5），诊断为 FES，遂转入重症监护治疗病房（intensive care unit，ICU）继续治疗。

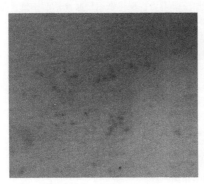

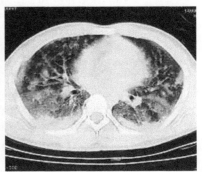

图 1-4　皮肤出血点　　　　　　　　图 1-5　胸部 CT 检查

　　5 月 30 日 20：20 患者血氧饱和度下降为 88%，查血气分析示 pH 7.34，PCO_2 42.9 mmHg，PO_2 55 mmHg ↓。患者自诉有痰液难以咳出，辅助咳痰无效后给予负压吸痰，为黄色黏痰。血氧饱和度继续下降，低至 66%，给予简易呼吸器辅助呼吸后气管插管，经气管插管吸出中等量粉红色泡沫样痰，之后血氧饱和度有所回升，考虑为 FES 伴急性呼吸窘迫综合征（acute respiratory distress syndrome，ARDS），给予镇痛、镇静、呼吸机辅助通气。6 月 1 日患者血气分析正常，可唤醒，痰液减少并转为白色黏痰，开始逐渐下调呼吸机参数。6月4日患者神志清楚，拔除气管插管，呼吸平稳，血氧饱和度97%（吸氧 3 L/min），可自行咳出少量白色黏痰。

评判性思维和护理措施见表 1-2。

表 1-2 评判性思维和护理措施（2）

评判性分析
[1] 该患者具备 FES 的高危因素，首发症状为发热，继之出现烦躁、呼吸困难、皮肤出血点等症状，影像检查肺部出现"暴风雪样"改变，为 FES 的典型表现。
[2] FES 发生肺栓塞时死亡率可高达 50%，纠正低氧血症、保持呼吸顺畅是最重要、最基本的护理措施。早期应用白蛋白、糖皮质激素、右旋糖酐可改善微循环，减小和乳化脂肪栓子，降低脂肪酸浓度，从而减少肺泡的炎性损害，改善毛细血管通透性，维持肺的气体交换功能。
[3] 患者出现烦躁、发热，可能与栓子堵塞脑血管有关，应注意实施脑保护，避免脑损伤。
[4] 发生 FES 时，患者可产生恐惧心理甚至濒死感，应注重心理护理。

护理问题	护理措施
FES	• 患肢制动，移动肢体时妥善固定，动作轻柔，避免脂肪栓子进一步进入血液循环。 • 呼吸支持 1）严密观察呼吸频率、节律，观察口唇及四肢末端有无发绀，监测血氧饱和度变化。 2）持续吸氧，血氧饱和度下降时给予鼻导管、面罩双吸氧。低氧难以纠正时给予机械通气支持。 3）及时清除呼吸道分泌物，保持呼吸道通畅。 • 脑功能保护 1）观察患者的意识状态，出现烦躁加重、谵妄、昏迷时提示病情加重。气管插管镇静期间，尤其注意意识状态的观察，每日唤醒。 2）降温、镇静，减少耗氧量。 3）患者谵妄、烦躁时应加床挡，适当约束。 • 遵医嘱正确应用糖皮质激素、白蛋白等药物治疗，并给予扩容、对症治疗。 • 积极给予心理安慰，恰当解释病情，减轻患者恐惧心理。

6月7日患者神志清楚，病情稳定，转回骨科病房。6月9日在全麻下行双股骨干骨折、左桡骨远端骨折切开复位内固定，左胫骨骨折闭合复位外固定架安置术，手术过程顺利，术后给予抗感染、补液、抗凝对症治疗，伤口定期换药。

评判性思维和护理措施见表 1-3。

表 1-3 评判性思维和护理措施（3）

评判性分析
[1] 患者病情稳定后同时进行了全身多处骨折的内、外固定手术，术后仍存在再次发生 FES、失血性休克的可能，应继续密切观察。
[2] 患者卧床时间长，肢体制动，应积极加强功能锻炼，预防卧床并发症，加速康复。

护理问题	护理措施
血容量不足风险	• 给予心电监护，严密监测患者生命体征变化。 • 观察患者伤口引流量及渗出情况，引流液及渗出较多时，及时通知医师。 • 记录出入量，保证出入量平衡。 • 建立大静脉通路或双通路进行补液。
伤口感染风险	• 医护人员接触伤口时注意手卫生。 • 观察伤口有无渗出，有无红肿热痛感染表现。 • 监测患者体温变化。
卧床并发症风险	• 继续实施预防 DVT 相关措施。 • 定时皮肤按摩减压，预防压力性损伤。 • 鼓励患者多饮水、深呼吸及有效咳嗽，预防肺部感染。 • 保持大小便通畅，预防便秘及大小便浸渍皮肤。
外固定护理	• 患肢抬高，膝关节屈曲 20°～30°。 • 针眼处每日碘伏或葡萄糖氯己定消毒两次，防止感染。 • 检查局部皮肤，如因肿胀等原因致钢针处皮肤张力增加，及时通知医师。 • 移动患肢肢体时，应将外固定架与肢体一同搬移，严禁手提外固定架移动肢体。 • 观察患肢末梢血运、感觉、活动情况。
功能锻炼	• 桡骨远端骨折术后即可开始做握拳、伸指活动以练习手指及掌指关节，锻炼前臂肌肉的主动收缩。疼痛减轻后指导练习肩关节前屈、后伸、内收、外展、内旋及环转活动和肘关节屈伸活动。 • 股骨干术后早期进行踝关节、股四头肌等长收缩活动，中期遵医嘱可进行以膝关节活动为主的功能锻炼，循序渐进。

[出院状况] 患者生命体征平稳，切口处干燥，无渗出、红肿，外固定架固定妥，针道干燥、无渗出。术后复查 X 线片示骨折对位对线好，于 6 月 15 日顺利出院。

出院嘱咐：①患肢适度功能锻炼，短期避免剧烈活动。②伤口隔日换药，术后 3 周拆线。③继续规律抗凝治疗。④保持外固定架周围皮肤清洁及针眼处干燥清洁，严禁擅自使用软膏等涂抹针道，若发现针道周围出现红、肿、有脓液时及时就诊，若出现固定针松动及时就诊。⑤注意预防 DVT、压力性损伤、便秘及肺部感染等卧床并发症。

[随访/临床转归] 出院1个月随访，患者左前臂及双侧大腿伤口愈合好、缝线已拆，精神、食欲好，情绪稳定。

病例分析

1. 疾病知识链接

（1）多发伤是指在同一致伤因素作用下，引起身体2处或2处以上解剖部位或脏器损伤，其中至少有1处损伤可危及生命。

多发伤的临床表现与损伤的部位密切相关，如头部创伤主要表现为神志变化，严重者可出现昏迷；面、颈部创伤可引起气道阻塞，引发窒息；胸部创伤最常见的表现为肋骨骨折、血气胸和肺挫伤；腹部创伤常见于实质脏器破裂引起的内出血，以及空腔脏器破裂形成的腹膜炎等。多发伤严重影响患者的机体生理功能，数个部位创伤相互影响，使机体处于全面应激状态，易出现严重的病理生理紊乱，死亡率高；多发伤伤及多处、伤情重、损伤范围大、出血多，休克率高；多发伤受伤部位多，伤情复杂，容易漏诊；多发伤患者处于应激状态时抵抗力低，有开放伤口时易感染。常见并发症有失血性休克、感染、代谢性酸中毒、脂肪栓塞等。

（2）FES是由于脂肪栓子进入血液循环，阻塞小血管，尤其是肺内毛细血管，使其发生一系列的病理改变，是严重创伤、长骨骨折，以及全髋、膝关节置换、髓内钉内固定手术的严重并发症。由于脂肪栓子阻塞部位的不同，可出现不同的临床表现，主要以意识障碍、皮肤出血点、进行性低氧血症及呼吸窘迫综合征为特征（表1-4）。FES的发生率在单长骨骨折中为0.5%～2.0%，在多发骨折或合并骨盆骨折的发生率为5%～10%，死亡率为10%～15%。

表 1-4 脂肪栓塞综合征临床表现

系统	临床表现
呼吸系统	胸闷、胸痛、咳嗽、气促等肺炎、肺不张、肺梗死症状；发绀、呼吸困难等肺水肿、呼吸窘迫综合征症状；影像检查可见"暴风雪"样改变
神经系统	进行性意识障碍伴脑缺氧和自主神经功能紊乱症状
循环系统	心率增快、心律不齐、血压骤降等
泌尿系统	肾脂肪栓塞时可在尿内检出脂肪滴
发热	超出创伤应激和伤口感染范围的难以解释的突发性高热
皮肤	皮肤出血点，多见于颈、肩、胸等部位

2. 临床问题解析

（1）为什么长管状骨骨折容易发生 FES？

成人长管状骨有较大的骨髓腔，髓腔内主要为黄骨髓，黄骨髓含有大量的脂肪组织，发生骨折时，因骨折处髓腔内血肿张力过大，易导致骨髓被破坏，脂肪滴进入破裂的静脉窦内发生 FES。

（2）FES 诊断标准是什么？

尚无统一的诊断标准。目前临床上应用最广泛的是 Gurd 等提出的主要与次要诊断标准。主要标准是：①皮下出血点；②呼吸系统症状；③无脑外伤导致的意识障碍。次要标准是：①动脉血氧分压低于 60 mmHg；②血红蛋白下降小于 100 g/L。参考标准是：①脉搏增快＞120 次 / 分；②尿中发现脂肪滴；③发热；④血沉增快；⑤血中有游离脂肪滴；⑥血小板减少；⑦血中脂肪酶增加；⑧视网膜脂肪瘀斑。

以上标准中，主要标准有 2 项或主要标准有 1 项，次要或参考标准有 4 项以上者可诊断为 FES。无主要标准，次要标准有 1 项及参考标准有 4 项者为隐性 FES。

（3）FES 导致低氧血症和 ARDS 的机制是什么？

脂肪栓子进入血液循环后，随着血流移动至肺部，堵塞肺的小静脉、肺泡及毛细血管等，从而影响肺泡与血液中氧气与二氧化碳的交换，导致严重的低氧血症发生。另外，脂肪栓塞可导致肺水肿、肺动脉高压、肺毛细血管痉挛等，进而导致大量细胞外 Ca^{2+} 内流、产生大量氧自由基等，血流再灌注损伤增加，加重了低氧血症。所以 FES 的主要病理变化在肺部，表现为急性肺损伤。不管来源哪里，足够大的脂肪滴，均可在肺的小血管内停留形成栓子，如果栓塞面积过大，可使右心房的体积增大和肺动脉压增高，进一步发展为 ARDS，如进一步发展可能发生多器官功能障碍综合征（multiple organ dysfunction syndrome，MODS）。

专家点评

多发骨折最严重的并发症之一是 FES，死亡率高。本例多发伤患者为青壮年，既往无基础疾病，创伤后早期出现了 FES 和严重的呼吸衰竭，经过积极的呼吸支持，病情趋于稳定，预后相对较好。在对此类患者的治疗护理中，应注意以下几点。

（1）对于全身多处长管状骨骨折的患者，应常规预防和警惕 FES 发生。

（2）FES 的临床首发症状常无先后次序，早期可无典型表现，若出现非特异性表现（如体温骤然升高）时，应给予高度重视，积极排查，及早干预。

（3）脂肪栓塞一旦发生，立即启动应急预案。积极的呼吸支持、脑保护及预防多脏器功能障碍是改善预后的关键。

（4）多发伤患者入院后给予心电监护、严密监测生命体征变化，及时发现病情变化并及时干预处理。

002 胸椎骨折合并迟发性血气胸 1 例

[关键词] 胸椎骨折；截瘫；迟发性血气胸；胸腔闭式引流术；腹腔引流导管

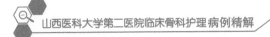

病历摘要

患者，男性，38 岁，工人，初中文化。2018 年 9 月 28 日上午 11 时许工作时不慎从 3.5 米高处坠落致胸背部疼痛，双下肢轻微麻木，活动可，不伴恶心、呕吐等症状。由工友自行随意搬动并驾车送至当地医院，胸椎 X 线检查示胸 7 椎体爆裂骨折，患者排尿困难，给予留置尿管。9 月 29 日 16：30 转入我院，入院诊断为胸 7 椎体爆裂骨折伴截瘫。

[护理评估] ①生命体征：体温 36.6 ℃；血压 125/70 mmHg；心率 76 次 / 分；呼吸 23 次 / 分；血氧饱和度 96%（未吸氧）。②体重指数 20.1 kg/m²。③既往史及个人史：既往体健，无慢性病史。吸烟 20 年，10 支 / 天，无饮酒嗜好。④高风险评估：Caprini 血栓风险因素评分 8 分（极高危）；烫伤评分 5 分（高危）；Braden 压力性损伤评分 13 分（中危）。

[专科查体] 听诊双肺呼吸音粗，可闻及少量湿啰音，咳嗽、咳痰无力。胸 9 平面以下感觉减退，双上肢各肌群肌力正常，双上肢肌张力正常；双下肢各肌群肌力 0 级，双下肢肌张力减弱；双侧膝腱反射（－），跟腱反射未引出。双下肢足背动脉搏动正常，末梢血运未见异常。脊髓神经损伤程度评估根据美国脊柱脊髓损伤协会（American Spinal Injury Association，ASIA）评分标准为 A 级（完全性损伤）。

[影像学检查] ①胸椎 MIR（图 2-1）检查示胸 7 椎体爆裂骨折，胸 7 椎体脊髓内异常信号，考虑为损伤。②胸部 X 线检查未见明显异常。③腹部彩超检查未见明显异常。④双下肢动静脉彩超检查未见明显异常。

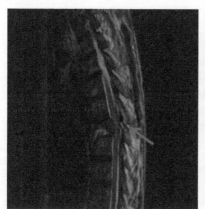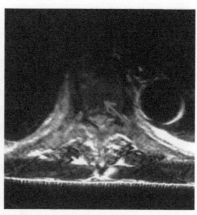

图 2-1 胸椎 MRI 检查

[实验室检查] 未见明显异常。

[病情 – 治疗 – 护理] 入院后给予胸椎骨折和截瘫常规护理，吸氧 3 L/min，并给予布地奈德、特布他林、异丙托溴铵雾化吸入，甘露醇 250 mL 静脉点滴，1 次 /8 小时，并积极完善相关检查和术前准备。10 月 1 日患者主诉腹胀，查体：腹部膨隆，叩诊呈鼓音，肠鸣音弱。给予温盐水少量多次灌肠，患者肛门排出较多气体及少量成型硬便，后患者主诉腹胀症状减轻。

评判性思维和护理措施见表 2-1。

表 2-1 评判性思维和护理措施（1）

评判性分析
[1] 该患者系高处坠落导致上胸椎爆裂性骨折，受伤初期，患者下肢仅有麻木感，可活动；而转入我院检查时，患者已出现双下肢完全性瘫痪，病情加重。究其原因，除急性期脊髓出血、水肿逐渐加重外，还与工友无专业急救知识，采用背运的方式，并将患者随意安置汽车座位上，导致骨折和脊髓损伤加重有关。
[2] 该患者为胸 7 椎体骨折伴完全性脊髓损伤，既往有长期吸烟史，一方面肋间肌麻痹，深吸气功能受限；另一方面，呼气肌（腹肌、肋间内肌等）麻痹导致咳嗽、咳痰无力，患者痰液潴留、肺不张、肺部感染的风险极高。因此，自入院之日起应积极预防呼吸并发症。
[3] 胸段脊髓损伤后，自主神经功能障碍导致消化器官运动和分泌功能障碍，肠蠕动减慢，升结肠和横结肠的粪便难以向降结肠推进，患者表现为腹胀及大便排空困难，易出现顽固性便秘和便失禁，预见性肠道管理是早期护理的重点。
[4] 脊髓损伤导致损伤平面以下肢体感觉和运动功能丧失，患者自理能力严重受限、"肌肉泵"作用消失、血管扩张、血流速度减慢、血液高凝，患者发生压力性损伤、DVT 及烫伤的风险极高，护理的重点是积极综合性预防。

笔记

续表

护理问题	护理措施
肺部并发症风险	・保持适宜的空气湿度 50% ～ 60%。 ・观察呼吸、氧合状况及患者咳痰能力。 ・鼓励患者多饮水，遵医嘱给予雾化吸入治疗，必要时由护士在患者咳嗽时以双手按压上腹部，帮助患者有效咳痰。 ・指导患者每日进行深呼吸训练，即吸气时鼓起腹部，呼气时放松腹部，以锻炼膈肌功能，训练强度以不使患者劳累为宜。
脊髓再损伤风险	・严格轴线翻身。 ・操作尽量集中，避免频繁翻身和搬运。 ・外出检查时佩戴胸腰支具，床间转运时使用整体型过床易搬运（图 2-2），路途中避免颠簸。

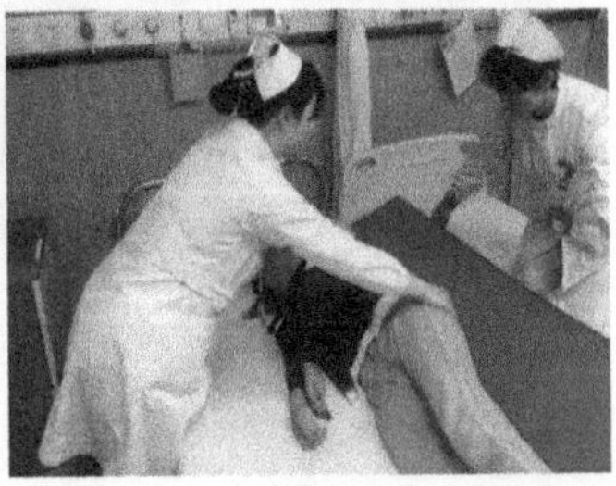

图 2-2　整体型过床易搬运

肠道功能紊乱风险	・指导患者合理饮食。发生便秘及腹胀时，指导患者多食粗纤维食物；发生便失禁时，指导患者近期食用少渣饮食。 ・患者腹胀、便秘时，可口服缓泻剂帮助排便，必要时采用温盐水、甘油剂或肥皂水灌肠，建议少量多次进行，以避免肛门括约肌麻痹导致灌肠液外漏。 ・患者发生便失禁时，注意做好肛周皮肤的护理，预防失禁性皮炎。 ・怀疑菌群失调时，可酌情口服益生菌制剂。
DVT 风险	・每日测量双下肢周径，并注意观察双下肢有无皮温颜色改变、水肿、浅静脉怒张等表现。如出现皮温升高、肢体肿胀、皮肤青紫或苍白，及时报告医师，进行下肢多普勒超声检查。 ・进行双下肢空气压力波治疗，并被动活动双下肢，以促进静脉回流。 ・观察 D- 二聚体变化，必要时遵医嘱皮下注射低分子肝素钙。
皮肤损伤风险	・卧气垫床，保持床单位干燥、整洁。 ・每 2 小时轴线翻身 1 次，避免拖、拉、拽损失皮肤。 ・禁止患者自行使用热水袋；如需热敷，应由护士指导操作，水温控制在 40 ℃，热水袋夹裹毛巾，不可直接接触皮肤，以防烫伤。
泌尿系感染风险	・每日保证饮水量大于 2000 mL。 ・每日 2 次清洗尿道口，保持会阴部清洁。 ・急性期保持尿管开放，观察患者尿量、尿色及尿道口状况。

　　10月2日9：30，患者主诉胸憋、呼吸困难，体温37.2 ℃，心率112 次 / 分，呼吸 24 次 / 分，血氧饱和度 90%（吸氧 3 L/min），听诊双肺呼吸音弱，可闻及痰鸣音。查血气分析：pH 7.35，PCO₂ 44.7 mmHg，PO₂ 78 mmHg ↓，HCO₃⁻ 40.7 mmol/L ↑，BE 8 mmol/L ↑。

协助患者咳出少量白色黏痰后，症状无缓解。行胸部 CT 检查示双侧胸腔积液（右侧较多）（图 2-3）。请心胸外科会诊，在局麻下行右侧胸腔穿刺置管术（图 2-4），穿刺导管采用一次性使用腹腔引流导管，穿刺部位位于腋中线第 6～7 肋间，引流管接闭式引流瓶，30 分钟内引流出血性液 300 mL，无气体溢出。患者主诉胸憋症状明显缓解，血氧饱和度 95%。10 月 2—5 日引流量分别为每日 450 mL、300 mL、200 mL 及 250 mL，10 月 6 日引流量 50 mL，后每日引流 5～10 mL。

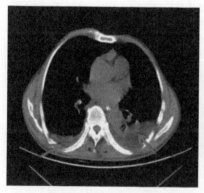
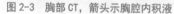
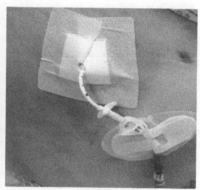

图 2-3　胸部 CT，箭头示胸腔内积液　　　图 2-4　胸腔穿刺置管术

　　10 月 10 日 11 时患者再次主诉胸憋、气紧、呼吸困难，伴面色苍白，大汗，测血氧饱和度 72%（吸氧 3 L/min）。听诊右肺呼吸音消失。请心胸外科急会诊，考虑胸腔积液引流不畅，消毒后自胸腔引流管抽吸出约 500 mL 暗红色液，伴有血块，后患者自觉症状缓解，血氧饱和度逐渐回升至 91%。遵医嘱继续低流量吸氧，监护生命体征和氧合状况。

　　评判性思维和护理措施见表 2-2。

　　10 月 12 日患者心电监护示窦性心律，心律齐，心率 76 次/分，血压 110/72 mmHg，血氧饱和度 96%（未吸氧）。患者呼吸通畅，痰液较多，可自行咳出较多黄白色黏痰。16：10 在全麻下行胸椎后路撑开复位、椎弓根钉内固定术，手术过程顺利。麻醉清醒后，患者血氧饱和度低，未能成功拔除气管插管，于 20：00 转入 ICU。给予呼吸机辅助呼吸，体温 37.8 ℃，心率 86 次/分，血压 120/70 mmHg，血氧饱和度

表 2-2 评判性思维和护理措施（2）

评判性分析

[1] 该患者入院检查时无肋骨骨折、胸腔积液及呼吸困难的表现，而在伤后 4 天突然出现急性呼吸困难。患者有吸烟史，肺部听诊有少许痰鸣音，协助患者排痰未明显缓解呼吸困难，排除痰液多造成的呼吸道堵塞。肺部听诊呼吸音减弱，行胸部 CT 检查后明确患者系迟发性血气胸压迫肺组织，而导致的呼吸困难和低氧血症。

[2] 胸腔置管后，每日引流量在 200～400 mL 之间，而在置管后第 5 日明显减少，因仍有少量液体流出，且由于导管管径细，引流瓶内难以观察到水柱波动，所以护士在病情观察时忽略了引流管不通畅的问题，导致引流液蓄积再一次发生呼吸困难。

[3] 传统的胸腔引流采用粗橡胶管或硅胶管（图 2-5），管径粗，易于挤压，不易堵管，但置管难度大，患者舒适性差。近些年来，临床上越来越多地应用改良的胸腔置管术，即使用特制的带导丝型中心静脉导管、腹腔引流管等质软、管径较细的导管进行穿刺引流，本例患者使用的是一次性腹腔引流导管（弯型）（图 2-6），其管径细，不易挤压，不易观察液面波动，因此容易产生导管堵塞和引流不畅，尤其引流液中有血凝块时。

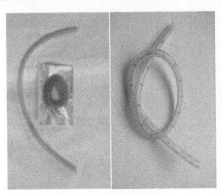 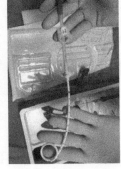

图 2-5 传统胸腔引流管   图 2-6 一次性腹腔引流管

护理问题	护理措施
呼吸困难	• 吸氧，监测氧合状况，备抢救物品。 • 密切监测生命体征，动态观察患者呼吸状况，必要时查动脉血气分析。 • 积极协助医师查找引起呼吸困难的病因，怀疑胸腔积液时，配合医师进行胸腔穿刺置管，观察引流量及引流液性状。 • 必要时协助麻醉医师气管插管和机械通气。
胸腔闭式引流术相关护理	• 保证胸腔闭式引流装置的密闭性，保持水封瓶液面低于引流管胸腔出口平面 60～100 cm；避免引流管受压、扭曲及脱出，观察引流管置入长度并交接。 • 动态观察胸腔引流量，判断导管是否通畅，如引流液为血性液时，应高度警惕，可疑发生堵管时，及时与医师沟通。 • 患者引流液减少时，应结合听诊和影像学检查来确定拔管指征以排除堵管可能。

98%。听诊双肺呼吸音粗，可闻及湿啰音和痰鸣音。经气管插管吸引出大量黄色黏痰，白细胞数 12.61×10^9/L ↑。床旁胸部 X 片显示肺部纹理增粗，考虑为肺部感染。遵医嘱给予补液、镇痛、镇静、抗感染、对症治疗。术后第 2 日，患者血氧饱和度及血气分析结果正常，给予拔除气管插管，患者呼吸平稳，血氧饱和度 97%（吸氧 3 L/min）。术后双下肢感觉活动同术前。术后第 4 日胸部 CT 示肺野膨胀好，无积液，给予拔除胸腔引流管，并转回骨科治疗。

术后第 6 日患者再次主诉腹胀，追溯发现患者 6 日未排便。给予温肥皂水少量多次灌肠后，患者间断 6 次排便，每次为大量干粪块及成型黄色软便，后腹胀缓解。

评判性思维和护理措施见表 2-3。

[出院状况] 患者生命体征平稳，无呼吸困难，无腹胀、便秘，切口无红肿、渗出。双下肢各肌群肌力 0 级，胸 9 平面以下感觉减退，同术前。于 10 月 19 日出院。

出院嘱咐：①继续进行呼吸、膀胱、直肠功能训练。②继续进行尿管护理，保证每日饮水量，保持会阴部清洁，预防泌尿系感染。③进行双下肢被动功能锻炼，以预防 DVT、肌肉萎缩和关节僵硬。④轴线翻身，避免压力性损伤。⑤加强安全防护，防止烫伤、冻伤、跌伤等意外伤害。⑥教会患者自我观察，如出现伤口、尿液等异常，及时就医。⑦帮助患者建立信心，预防自伤、自杀等情况。

[随访/临床转归] 出院 6 个月随访，患者精神、食欲好，情绪稳定。双上肢肌力 5 级，双下肢各肌群肌力 0 级，胸 9 平面以下感觉同术前，仍持续留置尿管。无相关并发症发生。

📋 病例分析

1. 疾病知识链接

胸椎骨折是骨科常见的创伤之一，可导致严重的脊髓损伤。由于椎体与脊髓的特殊解剖对应关系，其受伤后压迫的神经部位不同。胸腰

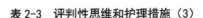

表 2-3　评判性思维和护理措施（3）

评判性分析
[1]　截瘫患者肋间外肌受损，由膈肌代偿呼吸，吸气受限；腹肌和肋间内肌等呼气肌受损，咳嗽、咳痰能力受限。虽然患者术前每日可自行咳痰，但手术气管插管后仍吸引出大量的痰液，提示患者咳痰不彻底，痰液潴留，这可能是肺部感染的重要原因；加之血胸导致肺膨胀不全，患者肺功能差，术后低氧，未能成功拔除气管插管。转入 ICU 后，经机械通气、吸痰、抗感染治疗后，患者呼吸功能恢复，顺利拔除气管插管。
[2]　转入 ICU 后，医护人员积极治疗肺部感染，未重视患者排便情况，转科交接时亦未对排便情况进行交接，导致排便观察不连续，患者 6 日未排便，长期粪便聚集肠道、脱水，形成干粪块，患者出现腹胀症状。给予灌肠，排出大量干粪块后腹胀才缓解。因此，在护理过程中应关注脊髓损伤后肠道功能障碍长期存在的问题，加强排便管理，一旦病情稳定，即开始进行肠道功能训练。

护理问题	护理措施
肺部感染	• 监测患者体温及血常规变化，遵医嘱应用抗菌药物。 • 给予雾化吸入、胸部物理治疗，充分吸净痰液。 • 做好气管插管和机械通气管理，评估患者呼吸功能，尽早撤机拔管，防止出现呼吸机相关肺炎。 • 拔除气管插管后继续指导和协助患者有效排痰。 • 指导患者进行腹式深呼吸训练。
肠道管理	• 制订相应的康复训练计划，帮助患者建立排便规律，重建排便机制 1）合理安排饮食：多进食水果、蔬菜等高纤维、富含营养的食物，多饮水；减少高脂肪、高蛋白食物的大量摄入。 2）定时排便：可参考患者受伤前大便习惯时间或每日早餐后 30 分钟内进行排便，注意避开进餐时间。 3）腹部按摩（图 2-7）：用单手或双手的示指、中指和环指自右沿结肠解剖位置向左环形按摩，顺序为升结肠→横结肠→降结肠→乙状结肠，每次 5～10 分钟，每日 3 次；乙状结肠部由近心端向远心端环形按摩，每次 5～10 分钟，每日 3 次。腹部按摩可于餐后 30 分钟或排便前、排便中进行。 4）肛门指力刺激（图 2-8）：操作者戴无菌手套，润滑示指后伸入肛门 3～4 cm，在不损伤黏膜的前提下，沿直肠壁做顺时针运动，并缓慢牵拉肠管，频率 6～8 次／分，诱导排便反射。每次刺激时间持续 1 分钟，间隔 2 分钟后再次重复进行 1 分钟。 5）模拟排便训练：根据患者病情，可指导患者半坐位或坐位排便。排便时嘱患者深吸气，往下腹部用力，做排便动作。

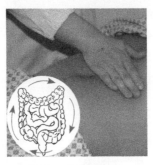
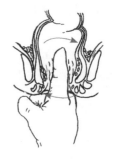

图 2-7　腹部按摩　　　　图 2-8　肛门指力刺激

段椎体（胸11～腰2）活动度大、应力高，其骨折发生率最高；中上胸椎（胸1～10）相对固定、活动度小，其骨折发生率相对较低。由于中上胸椎管径较窄，胸4～10脊髓血供薄弱，因此在暴力致伤因素的作用下，一旦发生骨折则脊髓损伤、缺血程度较重，致残率高。

胸椎骨折时，根据脊髓损伤的节段和程度不同，可产生不同的临床表现（表2-4）。

表2-4 胸段脊髓不同节段损伤的特点及临床表现

椎体部位	对应脊髓段	损伤特点	临床表现
中上胸椎段（胸1～10）	胸3～腰2髓节	少有发生，一旦发生多为完全性损伤，全身症状重	①肋间肌麻痹，呼吸障碍，咳痰无力②血压下降、电解质紊乱、腹胀等自主神经功能障碍表现③损伤平面以下感觉、运动和膀胱直肠功能障碍
胸腰段（胸1～腰2）	腰3～骶3髓节	发生率高，主要表现为双下肢瘫痪和马尾神经损伤，全身相对轻	损伤平面以下感觉、运动和膀胱直肠功能障碍

2. 临床问题解析

（1）传统橡胶管与腹腔引流管作为胸腔引流导管分别有什么优点和缺点？

传统橡胶管与一次性腹腔穿刺引流管均是目前临床常用的胸腔穿刺导管，两者因材质、管径不同，所适用情况不同，护理过程也不尽相同（表2-5）。

表2-5 传统橡胶管与腹腔引流管作为胸腔置管引流的比较

种类	规格	优点	缺点
传统橡胶管	橡胶材质，管径偏大24～32 F	管腔大，引流通畅，可观察液面波动判断有无堵管	材质偏硬，切口较大，易引起患者疼痛和不适，有损伤邻近器官的潜在风险
腹腔引流管	硅胶材质，管径偏小8～14 F	材质较软，置管创伤小，痛苦小，降低邻近器官损伤风险	单位时间引流量效果仍被质疑。一旦堵管不易观察

（2）受伤现场，对可疑有脊髓损伤的患者应如何正确搬运？

对于胸腰椎骨折的患者，应用滚动法和平托法将患者搬至担架、木板或门板上运送。滚动法：先使患者下肢伸直并拢，双上肢贴近躯干保持平直状态，2～3人同时用力成为一体滚动至木板上。平托法：3人用手和前臂放置于患者胸背部，同时用力平托至木板上。

对于颈椎骨折的患者，1人应用"头锁"手法固定患者头部，用力均匀适度的向上牵引患者头部，使患者头部位置调节为鼻尖处于正中线上，下颌上抬，另外2人平托患者躯干，同时用力平托至木板上。

（3）为何胸椎骨折会合并血胸？本例患者为何在伤后3天突然出现血胸症状？

胸椎骨折常伴有肋骨骨折，肺脏实质撕裂或胸壁血管损伤可引起急性血气胸。而单纯胸椎骨折合并迟发性血胸是由于胸椎爆裂骨折受伤瞬间，脊柱处于直立位，垂直压缩暴力致椎体粉碎，椎体碎块向两侧爆裂可导致壁层或脏层胸膜及肺脏实质的破损。

如果已有壁层脏膜损伤，椎体本身及附属动、静脉损伤出血，经壁层胸膜的裂口进入胸腔，导致单纯血胸；如果脏、壁层胸膜及肺实质均有损伤，则可造成血气胸。

本例患者为单个胸椎椎体骨折，开始出血少，速度慢，X线检查胸部体征为阴性。随着呼吸运动，胸腔负压成为动力，使胸椎骨折出血慢慢流入胸腔，形成迟发性血胸。当胸腔积液达到一定体积（一般大于500 mL），机体失去代偿能力，患者会突然出现胸闷、呼吸困难等呼吸系统症状。

专家点评

此病例中患者为年轻男性，受伤早期尚可活动，转入我院时已发生双下肢瘫痪，且为完全性脊髓损伤。伤后3天出现血胸，置管引流8天后再次复发，并出现痰液潴留、肺部感染，且住院期间反复出现腹胀、便秘。虽然最终生命体征稳定出院，但双下肢功能恢复差。针对此案例，我们总结经验教训如下。

（1）现场搬运不当可造成脊髓二次损伤。应通过传统媒体及网络新媒体等多种途径向公众进行宣传，提高全民急救意识、知识和技能。

（2）患者出现血胸需置胸腔引流管时，尽量选择粗管径的引流管；对于引流量不合理的减少，一定要及时排查和处理。

（3）在转科过程中，科室之间应进行全面交接，患者的整体护理应连续贯穿于患者整个住院期间。

003　左肱骨近端骨折术后并发右下肢DVT 1例

[关键词]　肱骨近端骨折；哺乳期；胫后静脉血栓形成

病历摘要

患者，女性，30岁，幼儿教师，本科学历，产后8个月，哺乳期。患者4月14日上午11时许发生车祸，当即感左上肢疼痛、肿胀、活动受限，不伴头痛、头晕、恶心、呕吐等症状，就诊于我院急诊科，行X线检查，诊断为左肱骨近端粉碎性骨折，收入院。

[护理评估]　①生命体征：体温36.3 ℃；血压127/87 mmHg；脉搏80次/分；呼吸20次/分。②体重指数26.0 kg/m²。③既往史及个人史：既往体健，无慢性病史。无烟酒嗜好。④高风险评估：Caprini血栓风险因素评分1分（低危）。

[专科查体]　左上肢肿胀明显，压痛阳性，左上肢活动受限，左上肢感觉末梢血运好。

[影像学检查]　左上肢X线检查示左肱骨近端粉碎性骨折。

[实验室检查]　空腹血糖7.0 mmol/L↑，D-二聚体870 ng/mL↑。

[病情-治疗-护理]　入院后给予完善相关检查，左上肢支具制动，甘露醇250 mL静脉点滴，1次/日。继续哺乳，3次/日。

评判性思维和护理措施见表3-1。

4月17日患者在全麻下行左肱骨近端骨折切开复位内固定术，手术过程顺利，手术时间2.5小时，术中全麻，麻醉时间3小时，术中失血量约500 mL，给予浓缩红细胞2 U静脉输注，术后生命体征平稳。术后1天Caprini血栓风险因素评分2分，为中危，主管医师指示早期预防，进行患肢肌肉收缩运动及远端关节的活动，间断下地行走。

表 3-1 评判性思维和护理措施

评判性分析
[1] 患者为粉碎性骨折，护理过程中注意抬高、制动、消肿。
[2] 患肢肿胀明显，支具制动后应注意观察受压部位皮肤以免导致医疗器械相关性压力损伤。
[3] 观察患肢末梢血运、感觉及运动，指导患肢远端功能锻炼。

护理问题	护理措施
疼痛	•患肢支具制动、抬高，指导进行功能锻炼。 •遵医嘱口服布洛芬缓释胶囊镇痛。 •甘露醇消肿治疗，减轻患肢肿胀。
焦虑	•正确评估自理能力，根据患者情况给予或协助生活护理。 •经常巡视病房，了解患者需求并及时解决。 •告知患者如何正确起身及下床活动，鼓励其做力所能及的事情。 •加强心理护理，必要时精神科干预治疗。 •心理干预，减轻不能照顾孩子的焦虑。
知识缺乏	•介绍疾病相关知识、手术及康复过程，增加患者康复信心。 •安慰，帮助患者，建立良好的护患关系。

4 月 21 日 10：30 患者主诉右下肢局部疼痛。查体：右下肢局部肿胀，Homans 征（＋），腓肠肌挤压试验（＋）。行双下肢血管彩超示右胫后静脉近心端血栓形成（图 3-1），急查凝血系列示 D- 二聚体 1102 ng/mL ↑。诊断为右胫后静脉血栓形成，遵医嘱卧床休息，皮下注射依诺肝素 0.4 mL，1 次 /12 小时。

评判性思维和护理措施见表 3-2。

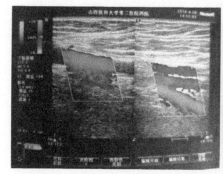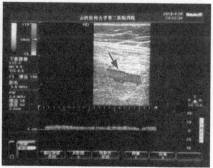

图 3-1 双下肢静脉彩超，箭头示胫后静脉血栓形成

表 3-2　评判性思维和护理措施（2）

评判性分析

[1]　骨折可致静脉壁损伤；手术后、产后，静脉血流滞缓，血液处于高凝状态，以上均为发生 DVT 的因素，因此，护理过程中应重视静脉血栓栓塞症（venous thromboembolism，VTE）的预防。患者术后 Caprini 血栓风险因素评分为 2 分。

[2]　手术及麻醉时间长，血流缓慢，术中输血以及术前使用脱水剂均会提高 VTE 发生的风险。

[3]　患者左上肢骨折，采取右上肢屈曲怀抱孩子，右下肢屈曲、腘窝外侧垫硬枕支撑孩子身体这一特殊的喂奶姿势（图 3-2），使得右下肢胫后静脉血管长期打折、受压，提高了静脉血栓发生的风险。

[4]　骨折患者术后突发肢体疼痛、肿胀（尤其非骨折部位），应引起高度重视，即使 Caprini 血栓风险因素评分较低。

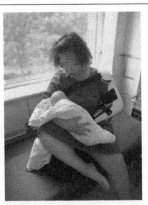

图 3-2　该患者哺乳姿势

护理问题	护理措施
下肢静脉血栓形成	• 绝对卧床休息，患肢抬高制动，禁止按摩、冷热敷，防止血栓脱落。 • 低脂饮食，食物富含纤维素，多饮水。 • 密切监测生命体征，观察患者神志、呼吸状态，观察患者是否有胸痛、呼吸困难、血压下降、晕厥等异常情况。 • 纠正不良哺乳姿势，避免下肢屈曲及受压。 • 积极进行左上肢功能锻炼。 • 依诺肝素钠注射液 0.4 mL，皮下注射，1 次 /12 小时。
肿胀	• 观察右下肢疼痛部位、程度，足背动脉搏动情况，皮肤温度、色泽和肢端感觉，每日测量并记录患肢不同平面周径。 • 术后抬高患肢，制动。

　　4 月 21 日下午 15 时患者病情平稳，查体：切口处无红肿、渗出，切口愈合良好，转血管外科继续治疗。给予依诺肝素钠 0.6 mL，皮下注射，1 次 /12 小时；华法林 3.0 mg，口服，抗凝治疗。乳腺外科会诊后建议停止哺乳。4 月 22 日复查化验，除 D- 二聚体值偏高（1108 ng/mL），其余均正常。4 月 22—28 日给予规律抗凝治疗，继续给予依诺肝素注射液。

　　评判性思维和护理措施见表 3-3。

[出院状况]　4 月 28 日，患者病情平稳，肿胀消除、疼痛消失、血栓稳定，出院。

表 3-3　评判性思维和护理措施（3）

评判性分析

[1]　患者下肢 DVT，护理过程中应严密监测患者的病情变化，重视其不适主诉。
[2]　抗凝治疗过程中有出血的风险，因此护理过程中要重视观察患者有无出血倾向。
[3]　患者目前处于哺乳期，协助其排空积乳，避免诱发乳腺炎。
[4]　右下肢胫后静脉近心端发生肺栓塞风险高，因此护理过程中要加强对患者病情变化的观察，积极预防肺栓塞。

护理问题	护理措施
肺栓塞风险	• 遵医嘱积极规律抗凝治疗。 • 绝对卧床休息，患肢抬高制动，禁止按摩、冷热敷。 • 密切监测生命体征，观察患者神志、呼吸状态，观察患者是否有胸痛、呼吸困难、血压下降、晕厥等异常情况。 • 低脂饮食，食物富含纤维素，多饮水。
出血的风险	• 定时监测凝血功能。 • 进行出血评估，观察患者皮肤有无出血点、牙龈有无出血、有无头痛主诉等异常情况，如发生异常应立即通知医师积极处理。 • 保持大便通畅，避免便秘引起患者用力。 • 低脂饮食，食物富含纤维素，多饮水。
焦虑	• 注意观察患者情绪变化，引导患者说出所担心的问题，并积极沟通。 • 向患者介绍下肢 DVT 病因、治疗方案、预后及注意事项，有条件时请治愈者现身说法减轻患者心理压力。
乳腺炎的风险	• 定时按摩乳房，排空积乳。 • 放松心情，避免紧张。 • 清淡饮食。 • 乳房有红、肿、硬结时，禁止热敷，及时通知医师处理，必要时遵医嘱使用抗感染药物。 • 遵医嘱口服溴隐亭，减少乳汁分泌。

出院嘱咐：①遵医嘱规律抗凝治疗，依诺肝素注射液 0.6 mL 皮下注射 2 次 / 日，华法林 3.0 mg，间隔 24 小时，据凝血实验结果调节华法林用量，调节药物间隔 72 小时。②严密观察是否有出血倾向，出现牙龈、皮肤、黏膜等出血时，及时就诊。③每月复查血常规、凝血功能及肝功能，3 个月后复查双下肢静脉彩超。④活动时使用医用弹力袜，休息时停止使用。⑤左上肢继续功能锻炼。

[随访 / 临床转归]　出院 3 个月复查，患者精神、食欲好，左上肢活动好。超声检查提示右下肢血栓较前的 4.9 mm 减小至 2.1 mm，腿围正常。已停用华法林，凝血系列正常。

病例分析

1. 疾病知识链接

深静脉血栓形成（deep venous thrombosis，DVT）是指血液在深静脉腔内异常凝结，阻塞静脉管腔，导致静脉回流障碍，引起远端静脉高压、肢体肿胀、疼痛及浅静脉扩张等临床症状。静脉壁损伤、血流缓慢和血液高凝状态是 DVT 的三大要素。下肢深静脉系统包括胫前静脉、胫后静脉、腓静脉、腘静脉、股浅静脉、股深静脉、股总静脉（图 3-3）。下肢静脉行程长、位置低、血流缓慢，是 DVT 的好发部位。

下肢 DVT 的危险因素包括原发性因素（如抗凝血酶缺乏）和继发性因素（如高龄、长期卧床）（表 3-4、表 3-5）。

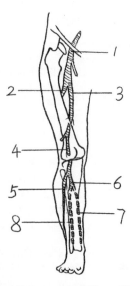

注：1. 股总静脉；2. 股深静脉；3. 股浅静脉；4. 腘静脉；5. 胫前静脉；6. 胫腓干静脉；7. 胫后静脉；8. 腓静脉。

图 3-3　下肢静脉分布

表 3-4　DVT 形成的原发性危险因素

抗凝血酶缺乏	蛋白 C 缺乏
先天性异常纤维蛋白原血症	V 因子突变（活化蛋白 C 抵抗）
高同型半胱氨酸血症	纤溶酶原缺乏
抗心磷脂抗体阳性	异常纤溶酶原血症
纤溶酶原激活酶抑制剂过多	蛋白 S 缺乏
凝血酶原 20210A 基因变异	XII 因子缺乏
VIII、IX、XI 因子增高	

笔记

表 3-5 DVT 形成的继发性危险因素

髂静脉压迫综合征	手术与制动
损伤 / 骨折	长期使用雌激素
脑卒中、瘫痪或长期卧床	恶性肿瘤、化疗患者
高龄	肥胖
中心静脉留置导管	心、肺功能衰竭
下肢静脉功能不全	长时间乘坐交通工具
吸烟	口服避孕药
妊娠 / 产后	狼疮抗凝物
肾病综合征	人工血管或血管腔内移植物
血液高凝状态（红细胞增多症，骨髓增生异常综合征）	静脉血栓病史
血小板异常	重症感染

2. 临床问题解析

（1）哺乳期女性 DVT 相关危险高的原因是什么？

①哺乳期：通过查阅文献，在产后哺乳期内，雌激素、孕激素异常可导致 VTE 高发，但危险程度较低。因此，当骨折与产后哺乳期同时存在时，护理时应提高 VTE 预防警惕。

②不良哺乳姿势：胫后静脉是下肢静脉中瓣膜最多的一组静脉，其瓣膜数多达 9～12 对，这一特殊的解剖结构导致其易发生血栓。若长期采取右下肢屈曲，腘窝下垫硬枕这一哺乳姿势，可使胫后静脉血管长期打折、受压，也增加了 VTE 发生的高风险。

（2）DVT 发生后如何测量和观察腿围？

下肢静脉血栓的患者往往伴有一侧腿部的肿胀，此时应对比双腿的腿围。腿围的测量方法是取内踝上方、膝盖下方 10 cm 处、膝盖上方 10 cm 处，三处进行测量。当双腿均肿胀时，应通过可凹性指压试验来判断有血栓的一侧，怀疑双侧血栓时，应通过彩超、抽血化验等进一步的检查以明确诊断。

笔记

下肢静脉血栓无绝对标准数值界定腿部周径，如单侧肢体 DVT，健侧与患侧腿围相差 3～4 cm 时，临床诊断意义较大。

（3）D- 二聚体值在诊断 DVT 中有何意义？

D- 二聚体是纤维蛋白复合物溶解时产生的降解物。下肢 DVT 时，血液中 D- 二聚体的浓度升高，但临床的其他一些情况，如手术后、孕妇、危重及恶性肿瘤时，D- 二聚体也会升高，因此，D- 二聚体检查的敏感性较高、特异性差。可用于急性血栓栓塞性疾病的筛查、特殊情况下 DVT 的诊断、疗效评估和血栓栓塞性疾病复发的危险程度评估。有文献指出，D- 二聚体值达到 4250 ng/mL 时，虽无其他血栓高风险因素，亦可使用治疗量肝素预防血栓。

专家点评

本例患者为哺乳期年轻女性，骨折部位为左肱骨近端，手术后第 4 天右下肢胫后静脉近心端发生 DVT。该患者 DVT 发病原因不典型，针对此少见案例，总结经验如下。

（1）目前国内外科系统大多使用 Caprini 血栓风险因素评分表筛查 DVT，但表中"大手术"界定不明确，根据 2015 版《静脉血栓栓塞症临床护理指南》中对大手术的定义标准：所谓大手术是指在全麻状态下，所需 30 分钟以上的手术，包括胸外科、妇科、泌尿科、骨科、脑外科手术等。可补充 Caprini 血栓风险因素评分表中细则条目的解释。

（2）现行的《外科住院患者 Caprini 血栓风险因素评分表》中，由于认识的不同，评分差异很大，使用中有待进一步研究和改进。评估血栓风险时不能过分依赖风险评分表。

（3）特殊患者，尤其哺乳女性，哺乳姿势、激素水平及其他生活习惯等，均应引起高度重视。

（4）护士对病情的细致观察是及早发现 DVT 的重要途径。

004 左上臂完全离断成功原位再植 1 例

[关键词] 左上臂完全离断；断肢再植术；多脏器功能损害；失血性休克

病历摘要

患者，男性，29 岁，工人，初中文化。2018 年 3 月 14 日 11：00 工作中被高空坠落的铁板砸伤，致左上臂中上段离断，仅有 4 ～ 5 cm 的内侧皮肤连接，伴血管、神经、骨质外露和活动性出血（图 4-1），自行简易夹板固定后送至当地医院，初步止血、包扎、石膏外固定后，于当日 16：30 转入我院急诊科，诊断为左上臂完全性离断，左肱骨下段骨折。予以补液、输血、抗休克治疗和术前准备后，进行急诊手术，术后转入 ICU。

[护理评估]　①生命体征：体温 36.6 ℃；血压 90/60 mmHg；心率 106 次 / 分；呼吸 22 次 / 分；血氧饱和度 96%（未吸氧）。②体重指数 21.5 kg/m²。③既往史及个人史：既往体健，否认慢性病史，无烟酒嗜好。④精神心理状况：情绪紧张，能配合治疗。

[专科查体]　患者神志清楚，左上臂中下段完全离断，伴活动性出血，伤口污染严重，断端创缘不整齐，可见骨折断端及血管、神经外露，离断肢体远端血运差，尺动脉、桡动脉搏动未触及，皮温低、末梢循环差、感觉缺失。其余肢体肌力及肌张力正常，关节无红肿，运动正常，双下肢无水肿，肢体感觉运动正常。

[影像学检查]　左上肢 X 线检查示左肱骨中下段骨折（图 4-2）。余未见明显异常。

[实验室检查]　白细胞数 13.07×10^9/L ↑，血红蛋白浓度 94.0 g/L ↓，凝血酶原时间测定 17.20 秒↑，血肌酐 59.60 μmol/L，肌酸激酶同工酶（CK-MB）113.62 ng/mL ↑，肌红蛋白＞ 3890.00 ng/mL ↑，门冬氨基转移酶 64.80 U/L ↑，白蛋白 29 g/L ↓，总蛋白 37.10 g/L ↓。

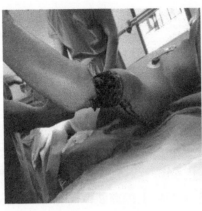
图 4-1　左上肢外观

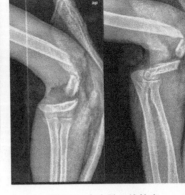
图 4-2　左上肢 X 线检查

[病情 - 治疗 - 护理]　　患者于 18：30 进入急诊手术室，在全身麻醉联合臂丛阻滞下，行左上臂离断肢体清创探查，骨折复位内固定，血管神经探查修复，肌肉清创缝合术，手术历时 5 小时，手术结束转入 ICU。患者生命体征平稳，查体：左上肢再植肢体末梢皮肤颜色潮红（图 4-3），皮温较健侧高 0.2 ℃，毛细血管反流 2 秒，感觉缺失（图 4-4）。患肢给予抬高，支具制动，持续烤灯照射，静脉输注解痉、抗凝、扩容、抗感染、改善微循环等药物。密切观察生命体征、患肢血运情况及重要脏器功能。

评判性思维和护理措施见表 4-1。

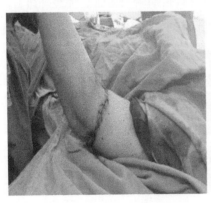
图 4-3　术后左上肢外观

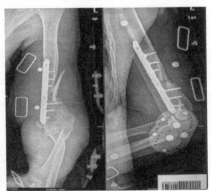
图 4-4　术后左上肢 X 线检查

笔记

表 4-1 评判性思维和护理措施（1）

评判性分析

[1] 该患者肢体离断 6 小时后进行了断肢再植手术，术后一方面要密切关注再植肢体成活的问题，即积极给予抗感染、抗血栓、抗痉挛治疗，同时密切观察肢体血运；另一方面，严重创伤、大量失血，毒素吸收入血可能引起肾、肝等重要脏器损伤，因此，还应重视患者全身状况的观察，预防重要脏器损伤。

[2] 肢体血供中断后，肌组织开始逐渐溶解，肌红蛋白进入血液循环堵塞肾小管容易导致肾脏损害，表现为血清肌酸激酶、肌酐升高，并出现肌红蛋白尿，甚至出现少尿、无尿，因此术后应积极观察血、尿指标变化及尿液情况。

[3] 疼痛是诱发血管痉挛重要因素之一，疼痛可使交感神经兴奋，引起血管收缩，因此术后 3 ～ 5 天应适当镇痛，防止疼痛引起血管痉挛，导致手术失败。

[4] 香烟中的尼古丁可导致顽固性血管痉挛，常使用解痉药物亦难以缓解，因此严禁主动和被动吸烟。

[5] 再植肢体的神经遭到损伤，患肢的感觉往往减退甚至缺失，应注意对肢体的保护，避免烫伤、冻伤及其他意外损伤。

护理问题	护理措施
疼痛	• 遵医嘱使用镇痛药物，评估镇痛效果，使疼痛评分不高于 3 分。 • 做好宣教工作，说明疼痛的重要性、镇痛药物的作用及注意事项，鼓励患者积极表达不适状况。
再植肢体缺血风险	• 保持功能体位，使用支具固定患肢，置于略高于心脏的位置，避免过高或下垂，术后绝对卧床 7 ～ 10 天。 • 避免大幅度翻身、坐起，特别注意避免夜间入睡后不自觉地活动或压迫患肢，防止再植肢体血管受压、牵拉或扭曲。 • 环境：控制室温 24 ～ 26 ℃，湿度 60% ～ 70%，病房内绝对禁止吸烟。 • 严密观察再植肢体局部血液循环情况，如颜色、温度、弹性、毛细血管充盈时间及肿胀程度，术后 72 小时内每小时观察 1 次，术后 3 天到 1 周每 2 小时观察 1 次，发现异常，及时处置。 • 观察伤口渗血情况，及时清除血痂，渗血多时通知医师及时处理，禁止用手挤压或加压包扎。 • 患肢以 40 ～ 60 W 烤灯持续照射，灯泡与手术切口距离 40 ～ 50 cm，避免因体位改变造成烫伤。 • 遵医嘱肌肉注射罂粟碱 30 mg，1 次 /6 小时；静脉滴注低分子右旋糖酐 500 mL，1 次 / 日；皮下注射低分子肝素钙 4100 U，1 次 / 日。严格按时用药，密切观察药物不良反应；非特殊情况避免使用收缩血管和对血管有刺激的药物；罂粟碱使用 1 周后，可遵医嘱逐渐减量，避免突然骤然停药。
排便管理	• 评估患者排便形态。 • 指导患者多饮水，每日饮水不少于 2000 mL，多食富含纤维素及有润肠作用的食物，如新鲜蔬菜、水果、粗粮、蜂蜜等。 • 训练每日在固定的时间（建议晨起或早饭后），无论有无便意都要尝试排便，以形成条件反射，促进床上排便习惯的形成。 • 可预防性应用麻仁软胶囊，大便干结时应用润肠剂或缓泻剂，避免用力大便诱发血管痉挛。

续表

护理问题	护理措施
肾功能受损风险	•严密监测生命体征及尿量。 •观察肾功能及尿常规变化。 •避免使用对肾功能有损害的药物。
伤口感染风险	•保持病房环境整洁，保持空气流通、紫外线消毒房间每日 1～2 次，控制探访人员，医务人员严格执行手卫生。 •遵医嘱合理使用抗菌药物。 •观察伤口有无红肿、渗出，如有异常，立即通知医师，必要时行细菌培养。
伤口出血风险	•"三抗"治疗期间，按时正确用药，密切观察用药反应，如出现头痛、牙龈出血、鼻腔出血、黑便等情况，及时通知医师。 •定期复查凝血系列，观察有无隐性出血。
患肢意外损伤风险	•告知患者及家属保护患肢的重要性，取得配合。 •保持安全有效的烤灯距离，避免灯距过近导致皮肤烫伤；保持灯架稳定，避免碰伤患肢。 •禁止患肢冷、热敷，禁止任何液体浸泡。 •移动肢体时以健手托扶支具底部，避免肢体受到碰撞。

患者术后生命体征稳定，无动静脉血管危象的表现。3月17日（术后第3天），查体：患肢末梢颜色红润，皮温较健侧高 0.4 ℃，毛细血管反流2秒，感觉仍缺失，伤口愈合良好，罂粟碱改为每8小时肌肉注射。3月22日患者转回骨科。

评判性思维和护理措施见表4-2。

表4-2 评判性思维和护理措施（2）

评判性分析

[1] 断肢再植1周后，再植肢体末梢颜色红润，皮温较健侧高 0.2 ℃，毛细血管反流2秒，血管危象的风险降低，但仍不容忽视，此期间继续三抗治疗，严密观察肢体血运变化。
[2] 由于卧床时间长，发生卧床并发症的风险增加，预防相关并发症。

护理问题	护理措施
患肢护理	•患肢置于功能位,抬高制动,可以健肢托扶患肢外固定支具适当活动肩关节。 •继续烤灯治疗。 •每2～4小时观察再植肢体颜色、温度、弹性、毛细血管充盈时间及肿胀程度。
卧床并发症风险	•鼓励患者在床上进行其余肢体的活动，尤其加强双下肢的运动。 •指导患者多饮水，每日在床上进行深呼吸训练。 •继续预防便秘。

笔记

[出院状况]　患者一般情况好，精神、食欲佳，大小便正常。生命体征平稳，无特殊不适主诉。患肢仍以支具制动，手术切口愈合良好，未拆线。患肢末梢血运好，左上肢活动受限，肌力为0级，感觉缺失。于3月28日出院，转至当地医院进行康复治疗。

出院嘱咐：①加强营养，禁食辛辣刺激性食物，禁饮含咖啡因的液体。②禁烟酒。③预防便秘。④保持心情愉快，保证充足的睡眠。⑤每2～3天换药1次，术后2周拆线，若伤口出现红、肿、热、痛、异常分泌物等症状时随时就诊。⑥术后1个月复查再植肢体的功能恢复情况。⑦注意保护再植肢体，防止烫伤、冻伤及损伤肢体。⑧在关节活动度和肌力有一定恢复时，开始进行各种实用功能锻炼：对指功能练习，采用捡豆子、旋螺丝钉、握健身球，使手腕和掌指关节得到锻炼；通过用筷子夹豆、书写和图画等，以练习动作的稳定性；通过缝纫、刺绣训练手指的灵活性；积极进行生活活动，如穿脱衣服鞋袜、梳洗、进餐、打字、书写，以及使用各种工具。

[随访/临床转归]　出院1个月随访，患者精神、食欲好，情绪稳定，患肢末梢血运正常，肌力基本为0级，感觉仍缺失（图4-5）。出院6个月随访，患者左上肢屈腕屈指肌肌力3～4级，伸腕伸指肌肌力3级，分指并指可，温触觉、痛觉较前恢复明显（图4-6）。

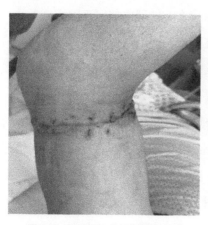

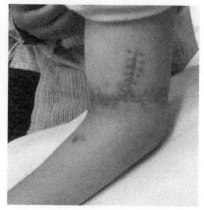

图4-5　出院后1个月患肢外观　　　　图4-6　出院后6个月患肢外观

病例分析

1. 疾病知识链接

严重创伤（如车祸、重物碾压）可造成肢体离断。根据肢体离断的性质不同分为切割性离断、辗轧性离断、挤压性离断、撕裂性离断、爆炸性离断等。根据离断的程度不同可分为完全性离断和不完全性离断。完全性断离是指受损肢体的远侧部分从肢体上完全断离，无任何组织相连；或虽有少量组织相连，但已经失活，在断端清创时需切除，此类损伤亦称为完全性断离。不完全性离断是指断肢大部分已断离，主要血管断裂或栓塞，即使残留部分组织与身体相连，有少许血液供应，但不足以使肢体存活，不重新吻合血管将导致肢体缺血、坏死，称为不完全性离断。

断肢再植术（replantation of a severed limb）是指将完全或不完全离断的肢体彻底清创，在光学显微镜的助视下，将断离的血管重新吻合，并进行骨、神经、肌腱及皮肤的整复手术，以恢复肢体一定功能的精细手术。肢体离断后，积极的院前处置、正确的肢体保存及运输和争分夺秒的术前准备，是肢体存活的关键。

2. 临床问题解析

（1）断肢再植术后的"三抗"指什么？护理中如何正确实施？

断肢再植术后的"三抗"是指抗感染、抗凝、抗痉挛。

①抗感染：严密观察伤口有无红肿、脓液渗出，根据药敏试验采用适当药物治疗，合理应用抗菌药物。

②抗凝：常使用低分子肝素制剂和右旋糖酐-40。右旋糖酐-40的作用是扩充血容量，每日不超过 20 mg/kg。静脉输注右旋糖酐-40 可能引起过敏反应，用量过大可致出血，如鼻出血、齿龈出血、皮肤黏膜出血、创面渗血等。对于有胃溃疡、上消化道出血病史、严重肝功能不全、血友病等特殊患者任何抗凝药物的使用均需慎重考虑。

③抗痉挛：常使用罂粟碱，成人剂量为 30 mg，每 6 小时肌肉注射

1次，一般应用5～7天后逐渐减量至术后12～14天，不宜突然停药。大剂量的罂粟碱可引起低血压和心动过速。

（2）离断的肢/指应如何保存，才能为断肢再植术创造最好的条件？

断离肢/指的正确保存是断肢再植成功的关键之一。离断伤后，应对断离肢/指进行正确的保存，并在最短时间内转运至有条件进行断肢再植手术的医院。

肢/指未完全离断时，应使用夹板、支具等进行固定后转运，避免进一步损伤。对于完全离断的肢体应保持干燥与冷藏。冷藏保存可以降低组织的新陈代谢，减慢组织变性，为断指再植创造条件。但冷藏也不是越冷越好，若温度太低，断指容易被冻坏，保存的温度最好在4 ℃左右。冷藏保存的具体方法如下。①冰桶法，将断指用8～10层无菌纱布或干净的干毛巾裹起装入干燥、密闭的塑料袋中，再将此袋装入冰桶内，在袋周装填冰块后盖好桶盖（图4-7），绝不可将冰块与肢体直接接触。②冰塑料袋法，将断指用无菌纱布或干净毛巾裹好装入可密封的塑料袋中，然后将此袋再装入有冰块的塑料袋中，扎闭口袋（图4-8）。③包裹法，在寒冷的冬季可不采用冷藏措施，用无菌纱布或毛巾直接将断指包裹。

注意：严禁将断肢浸泡在盐水、抗菌药物、酒精、福尔马林等液中。

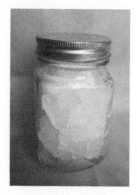
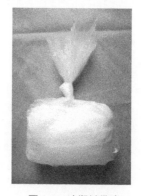

图4-7　冰桶法　　　　　图4-8　冰塑料袋法

专家点评

本例患者为外伤后左上肢完全离断，经断肢再植后成功保肢者，在整个治疗过程中，肢体功能恢复满意，未出现并发症。通过对该患者的护理，总结经验如下。

（1）积极的院前急救、正确的肢体处理和争分夺秒的术前准备是手术成功和肢体存活的前提。

（2）术后对患者内环境和多脏器功能的维护，是手术成功的基本保障。

（3）术后重症医学科及骨显微外科医护人员对患者全方位的评估、制订合理的治疗方案、精心的观察与护理是手术成功的必要条件。

（4）出院后功能锻炼的指导、延续性护理为患肢功能的恢复提供保障。

（5）对于患者来说该病的治疗是个很漫长的过程，就如同闯关一般，家属和医护人员的心理支持和鼓励尤为重要。

005 左肱骨髁上骨折伴神经血管损伤 1 例

[关键词] 肱骨髁上骨折；神经血管损伤；呕吐；镇痛泵；禁食时间

病历摘要

患儿，男性，8 岁，小学生。2018 年 6 月 27 日患儿走路时不慎摔倒致左肘关节疼痛、麻木、肿胀、活动受限，就诊于当地医院，行 X 线片示左肱骨髁上骨折，建议手术治疗。给予三角巾初步固定后于当日转入我院，行相关检查后诊断为左肱骨髁上骨折伴神经血管损伤，给予左上肢石膏固定。

[护理评估] ①生命体征：体温 36.2 ℃；血压 106/57 mmHg；心率 90 次 / 分；呼吸 20 次 / 分。②体重指数 16.46 kg/m²。③既往史及个人史：既往体健。④精神心理状况：情绪稳定，配合治疗、护理。⑤高风险评估：Morse 跌倒评分 25 分（中风险）。

[专科查体] 左上肢屈曲位石膏固定，肿胀（＋＋），皮肤无破损，左肱骨远端压痛（＋），叩击痛（＋），骨擦感（＋），反常活动，肘关节活动受限，左桡动脉搏动较健侧弱，左手指端稍苍白，活动、感觉无明显异常，右上肢及双下肢活动可，患儿神经检查不配合，生理反射存在，病理反射未引出。

[影像学检查] ①左上肢 X 线检查示左肱骨髁上骨折（伸直型）（图 5-1）。②左上肢血管超声检查示左侧远端动脉流速减低，呈低波动型，提示近段动脉病变可能（图 5-2）。

[实验室检查] 无明显异常。

[病情 – 治疗 – 护理] 入院后给予肱骨髁上骨折常规护理、普食，以及患肢屈曲位石膏制动、抬高。查体：左桡动脉搏动较健侧弱，皮温正常，感觉无明显异常，手指活动可。密切观察末梢血运及感觉，

笔记

积极完善相关检查，进行术前准备。

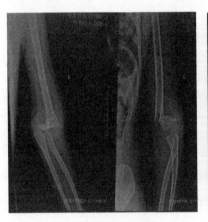

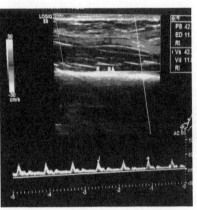

图 5-1 左上肢 X 线检查　　　　图 5-2 左上肢血管超声检查

评判性思维和护理措施见表 5-1。

表 5-1 评判性思维和护理措施（1）

评判性分析
[1] 该患儿跌倒后发生伸直型肱骨髁上骨折，并出现了血管神经损伤的表现，然而患肢末梢血运、活动基本正常，感觉略麻木，提示血管及神经损伤程度较轻。 [2] 护理中应抬高肢体，减轻肿胀，并注意动态性观察肢体肿胀程度，以及末梢血运、活动、感觉，警惕发生肢体缺血。 [3] 由于患肢肿胀（＋＋），应密切观察有无"5P"征，警惕骨筋膜室综合征发生。 [4] 患儿左上肢支具制动限制活动，步态不稳，发生跌倒和坠床的风险较大，故应指导患儿卧床休息，加强防护。

护理问题	护理措施
跌倒、坠床风险	• 做好患儿及家属的宣教，设专人照护，床头悬挂跌倒警示标识，指导呼叫器的使用。 • 指导患儿及家属尽量卧床休息，加用床挡防护。下地活动时确保在安全的环境内活动。 • 改变体位应遵循"三部曲"，即平躺睁眼 30 秒→坐起 30 秒→站立 30 秒→行走，避免突然改变体位，尤应注意夜间。
肢体缺血风险	• 患肢屈曲型石膏制动，抬高于心脏水平，观察石膏松紧度。 • 每小时观察患肢皮肤温度、颜色、甲床、毛细血管充盈度、桡动脉搏动、手指活动度，以及肢体肿胀程度。如有异常情况，及时通知医师。 • 加强巡视，及时询问患者有无疼痛或剧痛、有无感觉异常等，重视患者主诉。

　　患儿左上肢末梢血运及活动未见明显异常，于 6 月 29 日在全麻下行左肱骨髁上骨折闭合复位克氏针内固定术，手术过程顺利，术后生命体征平稳，左上肢屈曲位支具固定（图 5-3）。查体：左上肢肿胀，桡动脉搏动同健侧，左手感觉略麻木，血运活动可。遵医嘱给予抗感染、止痛、补液治疗。带回镇痛泵（舒芬太尼 1.5 μg ＋生理盐水 100 mL），泵速 2 mL/h。手术回房半小时后，患儿自诉恶心，并呕吐数次，呕吐物为胃内容物。关闭镇痛泵，恶心、呕吐有所缓解。23：30 护士巡视时发现患儿患肢肿胀（＋＋），桡动脉搏动正常，皮温正常。立即通知主管医师，采取松解支具及敷料措施，并遵医嘱给予 25% 甘露醇 125 mL 静点，继续严密观察患肢情况。次日晨，患肢肿胀较前缓解，患儿仍诉恶心，并少量呕吐，未进食，饮少量水。术后复查左上肢 X 线（图 5-4），骨折复位满意。

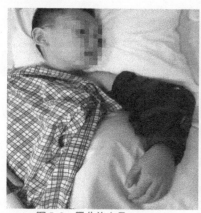

图 5-3 屈曲位支具

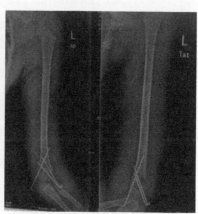

图 5-4 术后左上肢 X 线

　　评判性思维和护理措施见表 5-2。

　　7 月 1 日患儿精神、食欲欠佳，仍诉恶心，未呕吐。查体：左上肢桡动脉搏动正常，肿胀减轻，左手仍略感麻木，血运活动尚可。切口处给予换药，仍以敷料保护，患肢保持屈曲位制动。

　　评判性思维和护理措施见表 5-3。

表 5-2 评判性思维和护理措施（2）

评判性分析

[1]　恶心、呕吐是全麻术后最常见的并发症之一。由于术前和术后长时间禁饮食，手术后胃肠功能尚未恢复，麻醉和镇痛药物不良反应等，患者容易发生恶心、呕吐，尤其是小儿。该患儿麻醉清醒后无不适，术后回房 30 分钟出现恶心、呕吐症状，为开始使用镇痛泵时。舒芬太尼为类镇痛药物，其常见的不良反应有恶心、呕吐。停用镇痛泵后，症状明显减轻，提示可能为术后镇痛药物舒芬太尼导致的消化道反应。

[2]　发生消化道反应时，应停止进食，暂时关闭止痛泵，停止输注易引起恶心的药物。频繁呕吐时，应使患儿平卧位，头偏向一侧，以防发生窒息或坠积性肺炎。观察呕吐物的颜色、性质和量，警惕应激性溃疡的发生。

[3]　由于患儿术前存在血管神经损伤可能，术后应加强巡视，严密观察患肢血运、感觉及活动情况，同时指导进行主、被动活动，有异常及时告知医师，避免错过治疗时机。

护理问题	护理措施
呕吐	・关闭止痛泵，与医师沟通，改用止痛药物。 ・适当推迟进食水时间，以防加重不适。 ・取合适体位，头偏向一侧，及时清除口鼻腔分泌物，以免发生呛咳、窒息、坠积性肺炎等。
血管神经损伤风险	・加强巡视，及时询问患儿有无疼痛或剧痛、有无感觉异常等，重视患儿主诉。 ・观察患肢皮肤温度、颜色、甲床、毛细血管充盈度、桡动脉搏动、手指活动度、肿胀程度，以及有无麻木、活动性出血等。如有异常，及时报告医师，并积极处理。
疼痛	・与患儿聊天、讲故事、听喜欢的歌曲、看喜欢的电视剧，转移患儿注意力。 ・为患儿提供适宜的环境，各种护理操作集中进行，并注意动作轻柔。 ・遵医嘱合理使用镇痛药物，达到超前镇痛的效果。重视患儿主诉，询问有无麻木、剧痛或无痛，警惕掩盖神经损伤症状。
医用器械相关性压力性损伤风险	・保持床单位干燥、平整、无皱褶。 ・支具松紧适宜，定时观察边缘皮肤，必要时垫以棉质软布，以免发生压力性损伤。 ・肿胀消退后及时调整支具，避免外固定物失效。
管路脱出风险	・做好宣教，取得患儿及家长的配合。 ・床头悬挂防管路脱出警示标识。 ・梳理管路，避免扭曲、缠绕，并妥善固定。

[出院状况]　7 月 2 日，患儿生命体征平稳，精神、食欲好，自诉左上肢活动感觉较前好转。切口处皮肤对合良好，敷料妥善固定，无渗出，出院继续康复治疗。

表 5-3　评判性思维和护理措施（3）

评判性分析
[1]　快速康复（enhanced recovery after surgery，ERAS）新理念指出，术前 6 小时禁止正常饮食，术前 2 小时可进水、柠檬水或富含碳水化合物的饮料，有效减少术后胃肠道反应的发生。 [2]　哭是儿童患者寻求帮助的主要表达方式，对于不能主诉的小儿，要加强观察，善于分辨患儿哭声与疾病的关系。 [3]　早期、有效的功能锻炼，是骨科患者术后功能恢复的关键，故应加强宣教指导，使患儿与家长良好配合。

护理问题	护理措施
功能锻炼	• 保持患肢屈曲位抬高制动，指导手指关节、腕关节主被动活动。 1）肌肉等长收缩，在支具固定期间，行肱二、三头肌等长收缩训练，每组　10～15 个，每次 5 组，每天 5～6 次。 2）手腕功能训练，每次手腕向四个方向最大限度地主动活动，每天 3～4 次，　每次 20 个。 • 锻炼期间，注意观察末梢血运、活动及感觉。
摄入不足	• 鼓励患儿多饮水。 • 根据患儿喜好，合理安排饮食。 • 饮食宜清淡、易消化、多样化，循序渐进。

出院嘱咐：①出院后 2～3 天换药 1 次。②在医师指导下进一步康复锻炼，支具外固定期间禁止提重物。③3 周后门诊复查，不适随诊。④密切观察左上肢末梢感觉、活动、血运、温度。⑤如有不适，门诊随诊。

[随访 / 临床转归]　门诊复查骨折愈合良好，去除支具，开始正常活动。出院 4 周随访，患儿精神、食欲好，情绪稳定。伤口愈合良好，活动感觉均正常。术后 3 个月随访，患儿精神、食欲好，情绪稳定。左上肢末梢血运、活动、感觉均好，无不适主诉。

📋 病例分析

1. 疾病知识链接

肱骨髁上骨折（supracondylar fracture of humerus）是儿童最常见的肘部骨折，常发生于 3～10 岁的儿童，多由摔倒引起。其中以伸直型为最多见，占 90% 以上，系指跌倒时，肘关节伸直，手掌触地，尺骨鹰嘴向前施加应力致干骺端骨折（图 5-5）；骨折的近侧端向前移位，远侧端向后移位，易损伤肱动脉和正中神经，处理不当时易发生Volkmann 缺血性肌挛缩、关节功能障碍及肘部畸形等并发症，造成患儿终生残疾。屈曲型（图 5-6）较少见，系肘关节在屈曲位，肘后着地，暴力经肱尺关节向上传导所致。

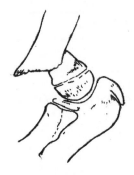
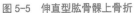
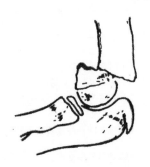

图 5-5　伸直型肱骨髁上骨折　　　　图 5-6　屈曲型肱骨髁上骨折

临床上以肘部明显肿胀、疼痛及活动受限为主要特征，髁上部位压痛明显，并可触及骨擦感和反常活动。如伴有神经血管损伤，可表现为手的感觉、运动功能障碍，手部皮肤苍白。发生肱动脉挫伤或压迫时，因发生血管痉挛可致前臂缺血，出现剧痛、手部皮肤苍白、发凉、麻木，以及被动伸指疼痛、桡动脉搏动减弱或消失等表现，不能及时处理时可造成爪形手畸形（图 5-7）。此外，骨折的不恰当处理可造成肘内翻畸形（图 5-8）。

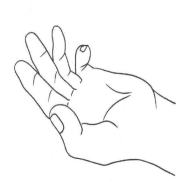
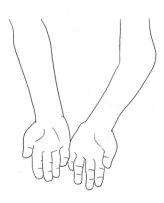

图 5-7　爪形手　　　　　　　　图 5-8　肘内翻畸形

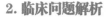
2. 临床问题解析

（1）小儿患者手术前禁饮食应为多长时间？注意事项有哪些？

日常膳食中的主要成分为碳水化合物、脂肪和蛋白质，由于其消化吸收部位和化学结构的不同，在胃内被排空的时间也不同。因此需根据摄入食物种类的不同而制订不同的禁食时间。

①清饮料：禁食时间为 2 小时。清饮料种类很多，主要包括清水、糖水、碳酸饮料、清茶、黑咖啡（不加奶）及各种无渣果汁，但均不能含有酒精。除了对饮料种类有限制以外，对饮料摄入的量也有要求，麻醉前 2 小时可饮用的清饮料量应 $\leqslant$ 5 mL/kg（或总量 $\leqslant$ 300 mL）。

②母乳：禁食时间为 4 小时。母乳内乳糖和不饱和脂肪的含量明显高于牛奶和配方奶，而蛋白质、酪蛋白和饱和脂肪的含量则明显低于牛奶和配方奶，在胃内形成细小的颗粒状乳块，同时母乳内含有脂肪酶、淀粉酶等成分，有助于婴幼儿的消化和吸收。因此母乳在胃内的排空时间明显短于牛奶和配方奶，其排空的平均时间为 2.43 小时。

③牛奶和配方奶：禁食时间为 6 小时。牛奶和配方奶的主要成分为牛或其他动物的乳汁，其中酪蛋白和饱和脂肪的含量较高，容易在胃内形成较大的乳块，不利于消化，在胃内的排空时间明显长于母乳，因此牛奶和配方奶往往被视为固体类的食物，需要更长的禁食时间。

④淀粉类固体食物：禁食时间为 6 小时。淀粉类固体食物主要指面粉和谷类食物，如馒头、面包、面条、米饭等，其主要成分为碳水化合物，含有部分蛋白质，脂肪含量少。由于胃液内含有淀粉酶和蛋白酶，因此其在胃内的排空时间明显短于脂肪类食物，其中淀粉类食物的排空时间短于蛋白类食物。

⑤脂肪类固体食物：禁食时间为 8 小时。脂肪类固体食物主要指肉类和油炸类食物，由于其脂肪和蛋白含量高，且胃内缺乏相应的消化酶，因此其在胃内的排空时间也较长。

（2）儿童镇痛泵常用的药物有什么？镇痛泵如何控制？

镇痛泵通常的镇痛配方为舒芬太尼 $1.5 \sim 2.0$ μg/kg ＋生理盐水 100 mL（中重度手术疼痛），或曲马多 $3 \sim 10$ mg/kg ＋生理盐水 100 mL（轻中度手术疼痛）。

镇痛泵为一次性按压式或可回收式电子镇痛泵，可持续 $72 \sim 96$ 小时泵入式止痛，泵速为 2 mL/h，泵入药量为 0.5 mL/次。当疼痛剧烈时，可按压加速按钮 $3 \sim 5$ 秒，使药物快速泵入，但两次按压间隔时间不得少于 15 分钟。

（3）肱骨髁上骨折早期有哪些并发症？如何观察和护理？

①神经、血管损伤。对于肱骨髁上骨折的患者，首先要观察是否合并有血管断裂、痉挛、栓塞等血管损伤，并通过肢体的感觉、运动功能了解有无相应神经的损伤及其损伤程度，注意观察受伤肢体的肿胀、疼痛、皮温、颜色、甲床毛细血管充盈、桡动脉搏动、手指活动度和皮肤感觉。血管、神经损伤多表现为肢端缺血、搏动性或张力性血肿、伤口活动性出血等。只有通过全面仔细地观察分析、准确高效的优质护理，才能防患于未然，杜绝缺血性肌挛缩、关节功能障碍等严重并发症的发生。

②骨筋膜室综合征。由于外固定过紧或肢体高度肿胀，而致骨筋膜室内压力增高，前臂组织血液灌流不足引起。应密切观察患肢血供、感觉、肿胀、活动、皮肤色泽情况及有无 "5P" 征象，即疼痛（pain）、感觉异常（paresthesia）、肢体苍白（pallor）、无脉（pulselessness）和麻痹（paralysis），闭合复位者常见。如出现 "5P" 征象，应及时报告医师处置。

专家点评

肱骨髁上骨折是最常见的儿童肘部骨折，骨折常伴有血管、神经损伤，处理不当易发生缺血性肌挛缩、关节功能障碍及肘部畸形等并发症，造成患儿终生残疾。在对此患者的护理中，总结经验如下。

（1）加强巡视，注意观察受伤肢体的肿胀、疼痛、血运、活动度和感觉，及早发现问题，防患于未然。

（2）应用 ERAS 理念，适当缩短术前禁饮食时间，术前 6 小时停止固体饮食，术前 2 小时可进水、柠檬水或富含碳水化合物的饮料，以减少胃肠道反应的发生。

（3）保持患肢功能位，加强功能锻炼，注意循序渐进，防止关节畸形。出院后可以通过多种方式进行个体化的健康教育和功能锻炼的指导。

006　拇指离断再造术后血管危象1例

[关键词]　拇指离断；拇指再造；血管危象；游离旋髂浅动脉皮瓣；异位寄养回植术

病历摘要

　　患者，男性，16岁，工人，初中文化。于2018年12月21日工作时不慎被砸伤左手拇指，当即感疼痛、出血、活动受限。未进行固定，自行用卫生纸简单包裹后送至我院急诊，诊断为左手挫裂伤、左手拇指完全离断伤、左手示指指骨骨折，给予初步处理、肌注破伤风后收住入院。

[护理评估]　①生命体征：体温36.2 ℃；血压117/75 mmHg；心率56次/分；呼吸20次/分。②体重指数23.9 kg/m²。③既往史及个人史：既往体健，无慢性病史，吸烟2年，2～3支/天，偶有饮酒。

[专科查体]　左手拇指完全离断（图6-1），伤口重度污染，伴活动性出血不止，近断端皮肤缺损，血管、肌腱、骨质外露，示指可见皮肤裂口，污染严重，活动受限，示指末节血运可，感觉减退。

[影像学检查]　左手正斜位X线检查示左手拇指指骨缺损、示指指骨骨折（图6-2）。

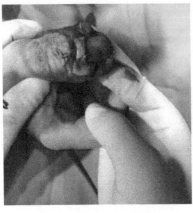　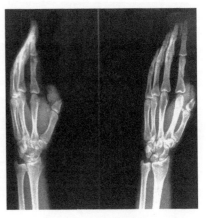

图6-1　左手拇指完全离断　　　　图6-2　左手正斜位片

[实验室检查]　未见明显异常。

[病情－治疗－护理]　入院后完善术前准备，在急诊臂丛麻醉下取下左手拇指离断部分，剩余部分进行修整、血管神经探查，去除污染严重的皮肤、血管，分离离断拇指的指骨（图6-3）并保留屈伸肌腱部分，将其寄养在右上肢前臂（图6-4）；左手拇指残端负压封闭引流（vacuum sealing drainage，VSD）安置，以便准备寄养回植条件；示指指动脉指神经吻合指屈肌腱吻合清创缝合，并使用1.0克氏针固定于掌骨，手术过程顺利，术后给予抗凝、抗感染、抗痉挛及对症治疗。

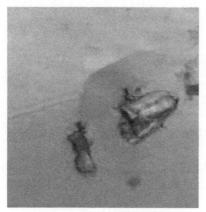

图6-3　左手拇指离断的指骨

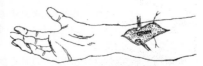

图6-4　离断拇指指骨寄养示意

评判性思维和护理措施见表6-1。

12月27日在全麻下将寄养于右前臂的左手拇指残端指骨回植，并使用游离左脚拇指甲瓣移植进行左手拇指再造，以克氏针固定于掌骨（图6-5）；取左腹股沟游离旋髂浅动脉皮瓣对左足供区缺损处进行修复（图6-6），手术过程顺利，术后给予抗凝、抗痉挛、抗感染及对症治疗。

评判性思维和护理措施见表6-2。

12月30日患者再造拇指颜色苍白，皮温下降，毛细血管充盈时间减慢；考虑发生动脉危象，给予急诊在臂丛麻醉下行左手拇指血管探查术，手术过程顺利，术后患者病情平稳。

评判性思维和护理措施见表6-3。

表 6-1 评判性思维和护理措施（1）

评判性分析
[1] 该患者由于离断的拇指污染、缺损严重，只将拇指指骨与拇指屈肌腱和伸肌腱做了前臂的寄养术，保证离断的指骨和屈伸肌腱的活性，为回植创造条件。拇指残端使用 VSD 负压技术，准备手术伤口床，注意压力不可过大。
[2] 注意示指骨折术后末梢血运的观察及克氏针固定后针道处的护理，避免感染。

护理问题	护理措施
出血风险	• 严格遵医嘱调节 VSD 压力，负压不应超过 0.02 MPa，压力过大会引起出血。 • 密切观察患指末梢血液循环和患指疼痛情况。 • 观察并记录引流液的颜色、性质、量。VSD 吸引过程中如有大量新鲜血液被吸出，应立即关闭负压源并马上通知医师，及时行止血术。
VSD 相关护理	• 密切观察吸引处情况，保持 VSD 贴膜密闭，无漏气，若发生漏气，应及时确定漏气部位，并给予补充贴膜。 • 保持引流管通畅，避免管路打折、受压，如发生堵塞，可通过冲洗管进行冲洗再通。 • 密切观察 VSD 敷料及管路是否塑型良好。
血管危象风险	• 严密观察示指指体局部血液循环情况，如颜色、温度、弹性、毛细血管充盈时间、肿胀等，必要时使用多普勒血流探测仪检测血流情况，若发现异常，及时处置。 • 观察伤口渗血情况，及时清除血痂，渗血多时及时通知医师，禁止用手压或加压包扎止血。 • 患者必须戒烟，同时病房内禁止吸"二手烟"。
针道处感染风险	• 针道处严格无菌消毒，每日两次。 • 保持受伤部位皮肤清洁、干燥。 • 遵医嘱使用抗感染药。

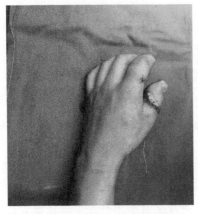

图 6-5 游离左脚拇指甲瓣移植
左手拇指再造

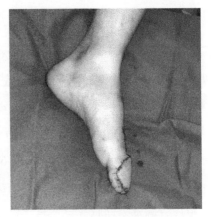

图 6-6 游离旋髂浅动脉皮瓣
修复左足供区

表 6-2 评判性思维和护理措施（2）

评判性分析
[1] 拇指再造术后 72 小时内，是吻合血管出现循环危象的高发期，护理过程中应注意血管危象的发生。
[2] 患者绝对卧床，应做好卧床并发症的护理。

护理问题	护理措施
血管危象风险	• 环境：病房整洁，保持空气流通、控制探访人员，防止交叉感染。室温控制在 24 ～ 26 ℃，必要时可用烤灯照射保持局部温度恒定，湿度 60% ～ 70%。 • 体位：绝对卧床 7 ～ 10 天，为患者安置舒适的体位。不得大幅度翻身、坐起、下地。患肢一般应放在略高于心脏的位置（15 ～ 20 cm）。可使用各种肢体固定架，防止再植血管受压、牵拉或扭曲。 • 再植肢（指）体血运观察：严密观察局部血液循环情况，如颜色、温度、弹性、毛细血管充盈时间、肿胀等，必要时使用多普勒血流探测仪检测血流情况，若发现异常，及时处置。 • 镇痛：疼痛与躁动是诱发血管痉挛因素之一，指导患者放松、转移注意力缓解疼痛。合理使用镇痛药，术后遵医嘱给予有效镇痛。 • 禁烟：香烟中的尼古丁常致血管痉挛非常顽固，严禁主动和被动吸烟。 • 观察伤口渗血情况，及时清除血痂，渗血多时及时通知医师，禁止用手压或加压包扎止血。 • 配合医师，进行"三抗"治疗（抗感染、抗凝、抗痉挛），按时用药。 • 保持大便通畅，必要时使用缓泻剂，禁止用力排便。
伤口感染风险	• 遵医嘱使用抗菌药物，保持床单整洁，遵守无菌操作技术，保持伤口敷料干燥。
出血风险	• 常用药物低分子右旋糖酐和罂粟碱连续使用有出血的危险，需严密定期监测凝血功能。 • 各种穿刺或注射后，针眼按压时间要大于 5 分钟。 • 观察患者皮肤有无出血点、牙龈有无出血、有无头痛主诉等异常情况，如发生异常应立即通知医师积极处理。 • 保持大便通畅，避免便秘引起患者用力。 • 低脂饮食，食物富含纤维素，多饮水。
皮肤受损风险	• 保持皮肤清洁、干燥。 • 使用气垫床。 • 预防性使用减压敷料。 • 定时给予受压部位皮肤减压，减压时注意防止压迫患肢。
DVT 风险	• 根据创伤患者 VTE 评估表做好评估；根据评估风险分层采取相应措施： 1）基本预防：督促进行踝泵运动、肢体活动；抬高患肢；戒烟、戒酒、多饮水、合理饮食；勤变换体位；鼓励深呼吸及有效咳嗽；避免下肢静脉输液。 2）物理预防：使用间歇充气加压装置、梯度压力袜、足底静脉泵。 3）药物预防：遵医嘱给予抗凝药物，注意观察使用凝血功能及有无出血倾向。 • 观察患者有无 DVT 征兆：下肢肿胀程度、色泽是否改变、皮温是否增高、浅静脉怒张、肌肉深压痛、同一平面两侧肢体的周径是否相差 0.5 cm。

续表

护理问题	护理措施
坠积性肺炎风险	• 定时指导患者翻身、拍背。 • 戒烟；指导患者每日漱口、情况允许下可刷牙。 • 指导患者进食高蛋白、高维生素食物，加强营养。 • 指导患者多饮水。
便秘风险	• 指导进食富含纤维的蔬菜、水果；多饮水。 • 养成定时排便的好习惯。 • 若 3 天未大便，遵医嘱给予灌肠和（或）药物导泻。 • 进餐 1 小时后，缓慢顺时针按摩腹部。 • 指导协助患者床上翻身活动，促进肠蠕动。

表 6-3　评判性思维和护理措施（3）

评判性分析
[1]　出现动脉危象，是多种因素导致的动脉血栓或动脉痉挛；护理过程中应避免一切刺激。 [2]　发生动脉危象时及时处理。

护理问题	护理措施
动脉危象	• 立即通知医师。 • 检查敷料是否包扎过紧。 • 是否伤口渗出，血痂压迫伤口。 • 检查是否有血肿和肿胀。 • 适当升高室温，增加血容量。 • 遵医嘱给予镇痛、解痉药物后观察 1 小时。 • 经保温、解痉、镇痛等处理后，如无明显改善立即行手术探查。

[出院状况]　患者再造拇指血运稳定，再造拇指及左脚拇指供区恢复较好（图 6-7），由平卧位改为自由体位，指导患者患肢进行主动功能锻炼，于 2019 年 1 月 14 日出院。

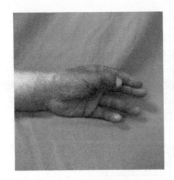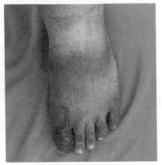

图 6-7　出院时再造拇指及左脚拇指供区情况

出院嘱咐：①继续禁烟酒、禁食辛辣刺激性食物、不饮用含咖啡因的液体、多食含纤维的新鲜蔬菜水果、多饮水。②保持心情愉快。③术后1个月复查再植肢体的功能恢复情况，如有情况及时就诊。④保护再造指，防止烫伤、冻伤及损伤肢体，避免提过重的东西及重体力劳动。⑤加强实用功能锻炼，如穿脱衣服鞋袜、梳洗、进餐等。

[随访/临床转归]　出院6个月随访，患者再造拇指外形、功能恢复较好，对掌、对指、伸屈功能均恢复，能完成捏、夹、握、抓等重要功能（图6-8）。左脚拇指甲皮瓣恢复良好，外观完整，皮肤覆盖良好，不影响正常穿鞋。

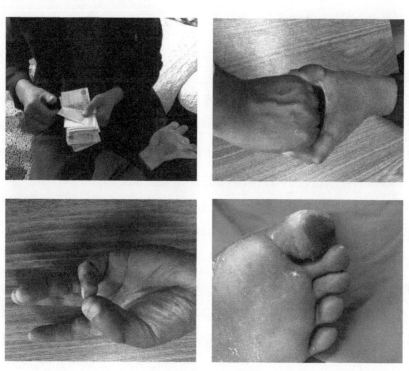

图6-8　患者6个月随访

病例分析

1. 疾病知识链接

（1）拇指离断伤是手外科常见的一种外伤，分为完全性离断伤和不完全性离断伤。完全性离断伤是指拇指和人体完全分离，无任何组织相连，或只有少许软组织相连，但在清创时必须将这部分组织切除；不完全性离断伤指拇指软组织大部分离断，相连软组织少于该断面软组织的1/4。拇指离断后行拇指再植，拇指功能重建及拇指截指残端修整术是保留指体、改善手指功能的主要方式。

（2）断肢（指）异位寄养回植术是指肢体离断后远断端肢体的完整性尚好，而近断端因损伤严重，或全身情况差无条件急诊做再植时，可将远断端肢体暂时异位寄养在身体其他部位（图6-9）。离断肢体由该部位健康的动、静脉为其提供稳定的血供，待全身情况和近端创面改善后，再

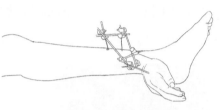

图6-9　断肢异位寄养

将异位寄生的肢体回植原位。通过修复近、远端肢体的血管、神经、骨骼、肌腱等组织，达到恢复肢体外形和功能的目的。断肢异位寄养部位血管较粗的断肢，可寄养在腹部、大腿前外侧等部位。对于上肢离断合并长段血管缺损者，小腿为最理想的寄养宿主部位。

异位寄养回植一般适用于：①肢体完全性离断伤，但伴有全身严重损伤急需抢救，不宜进行长时间再植手术者。②肢体完全性离断伤，远断端肢体相对完整，近断端呈毁损性损伤并伴广泛皮肤软组织缺损、骨关节损伤严重，两断端无法行原位缩短、移位再植者。③少儿、青壮年发生前臂和手部离断伤，强烈要求保存肢体者。预估肢（指）再植术后无法恢复肢体功能者、患者有严重肝肾功能不全不能耐受手术创伤者则不宜进行。

（3）拇指在手的功能中占有非常重要的作用，约占全手功能的40%。拇指的骨性结构包括舟状骨、大多角骨、第一掌骨、近节指骨及远节指骨。正常拇指长度至示指的近节指骨中部。有利于握、捏力度的掌握。组织胚胎学可了解，手足同源，甲瓣与拇指的皮肤质地一致，耐磨性好，并且有指腹螺纹。

左脚拇指甲瓣移植拇指再造是指游离左脚拇指甲皮瓣移植至拇指缺损处，将供区第一跖背动脉与受区桡动脉浅支吻合，供区大隐静脉属支与受区头静脉属支吻合（图6-10），以恢复缺损指体外观和功能的诊疗技术。

旋髂浅动脉皮瓣又称为髂腹股沟皮瓣，是由旋髂浅动脉供养的直接皮动脉皮瓣，是最早认识的轴型皮瓣之一。由于其供区隐蔽、切取方便，且含有知名血管、皮瓣设计不受比例限制而成为最常用皮瓣之一（图6-11）。

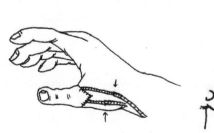

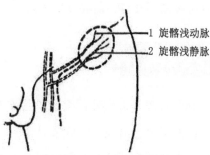

1 旋髂浅动脉
2 旋髂浅静脉

图 6-10 　左脚拇指甲瓣移植拇指再造 　　　图 6-11 　旋髂浅动脉皮瓣解剖

2. 临床问题解析

（1）患者发生血管危象时应如何护理？

皮瓣术后密切观察、积极发现并正确处理是预防和解除血管危象的重要措施。

发生动脉危象首先判断原因，若由于血管蒂受压，首先及时纠正改变患者体位，解除压迫或通知医师，拆除纱布，清理血痂；若由于血管蒂痉挛，应用解痉、扩血管药，观察30分钟无改善，及时手术探查。

发生静脉危象首先观察敷料包扎情况，松解过紧敷料，摆正体位使皮瓣处于松弛状态，若皮瓣张力过大，可适当拆除几针缝合线，缓解皮瓣张力。

（2）临床护理中应如何正确使用皮温计？

①测量温度前，关闭烤灯20分钟再行测量。②测量皮温做到"四定"，即定部位、定皮温计、定力量、定量程。③当温度停在一个数值

51

不再跳动超过 30 秒或相邻的两个数值反复跳动两次取最低值为测量值（图 6-12）。④在一般情况下，若皮温维持在 31 ℃以上则属正常；若皮温减低到 27 ～ 31 ℃，提示静脉血液循环障碍；若皮温降至 27 ℃以下，则常提示动脉血液循环障碍。正常皮肤温度在 33 ～ 35 ℃，患侧与健侧相似或略高于 1 ～ 2 ℃。如果患侧低于健侧 3 ℃以上并伴有色泽的改变，常提示有血液循环障碍，需要立即处理。

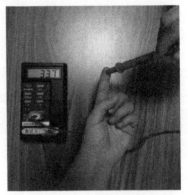

图 6-12　皮温计的使用

专家点评

　　血管危象是显微外科手术术后较为常见并且严重的一种并发症。本例再造拇指术后出现动脉危象导致第二次手术再造血管探查，患者为青少年，无基础病，虽然术后出现了血管危象并发症，但是积极处理后，血运恢复，预后相对较好。但是患者年龄较小，对手术过于紧张及术后将来效果的担心始终不能消除。在对该患者护理中，总结经验如下。

　　（1）断指后，断指的保存至关重要。该患者由于断指保存不当，且未做断指的稳定性处理，胡乱使用卫生纸包扎使得手术难度及创伤程度加大。

　　（2）吸烟是血管危象的一个重要诱因，对于有吸烟史的患者，指导住院期间和出院后成功戒烟，是防止血管痉挛的重要措施。

　　（3）术后患指血运的观察至关重要。通过积极主动观察，及时发现血管危象，及时通知医师，并且排除引起因素进行干预，是再造拇指成功的重要保障。

　　（4）情绪激动也是血管危象的一个重要诱因。疼痛、焦虑、担心术后恢复等不良情绪刺激交感神经兴奋，儿茶酚胺释放增加，引起血管痉挛收缩，导致吻合口供血不足，血供血流减慢，血栓形成。应对患者进行有效心理干预，消除紧张，介绍成功病例建立患者信心。

笔记

007 骨盆骨折并发肺动脉栓塞1例

[关键词] 骨盆骨折；腹部闭合性损伤；肾挫裂伤；肺动脉栓塞；肺动脉导管碎栓术

病历摘要

患者，男性，50岁，农民，小学文化。2018年10月8日18时工作中不慎从6m高处坠落，伤后昏迷约3分钟后转清醒，下腹部、髋部疼痛伴左下肢活动受限，无恶心、呕吐、胸憋、气紧等症状。就诊于当地医院，行骨盆X线检查示骨盆骨折，左髋臼骨折，并怀疑有腹部闭合性损伤，给予禁饮食、输血、补液对症治疗，留置胃管行胃肠减压，留置尿管。为求进一步治疗于10月9日13：30转入我院急诊科，初步诊断为骨盆骨折，左髋臼骨折，闭合性腹部损伤可能，左肾挫裂伤，腹膜后血肿，收住入我院西院区创伤骨科。

[护理评估] ①生命体征：体温36.5 ℃；血压137/98 mmHg；心率120次/分；呼吸20次/分；血氧饱和度98%。②体重指数23.3 kg/m^2。③既往史及个人史：既往体健，无慢性病史。平素抽烟1包/日，偶饮酒。

[专科查体] 头面部可见大片皮肤擦伤；腹部压痛（+），以下腹部为重；左髋部可见散在瘀斑，肿胀，压痛及叩击痛（+），骨盆分离挤压试验（+），左下肢活动受限，左踝关节活动正常，左足末梢血运、感觉、活动好，右下肢血运、感觉、活动好，双侧足背动脉可触及。

[影像学检查] ①骨盆X线检查示骨盆骨折、左髋臼骨折（图7-1）。②骨盆CT检查示左侧髂骨、左侧髋臼前后柱、左侧耻骨骨折，左侧髂肌、左侧腰大肌周围血肿。③腹

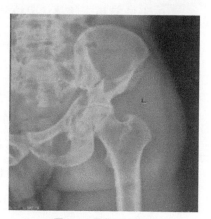

图7-1 骨盆X线检查

部 CT 检查示腹腔积液，左肾周可见渗出改变，不能除外腹腔脏器破裂损伤及腹膜后血肿。④腹部超声检查示腹腔积液，左肾挫裂伤。⑤头颅 CT 检查未见明显异常。

[实验室检查]　白细胞计数 10.77×10^9/L ↑，血红蛋白 107.00 g/L ↓，血小板数目 178.00×10^9/L，D-二聚体 2400 ng/mL ↑，尿红细胞 185 个 /μL ↑。

[病情 – 治疗 – 护理]　入院时患者精神差，神志清楚，言语清晰，双侧瞳孔等大等圆，对光反应灵敏。留置胃管通畅，引流液为淡绿色胃液，留置尿管通畅，尿液呈深黄色，尿量正常。10 月 9 日患者主诉下腹部疼痛，轻度腹胀，给予禁饮食。持续吸氧 3 L/min，心电监护示窦性心动过速，心率 105 ～ 122 次 / 分，血压、血氧饱和度无明显异常。医师在局麻下给予左胫骨结节骨牵引术，牵引重量为 8 kg，完善相关检查，行抗感染、补液、补充血容量治疗，暂未使用抗凝药。

10 月 10 日复查胸腹部 CT 示双侧胸膜轻度增厚，左肾周可见渗出性改变，腹腔积液，不能排除存在腹腔脏器破裂及腹膜后血肿持续出血。患者生命体征无明显变化。D-二聚体 2600 ng/mL，血红蛋白 86.00 g/L。遵医嘱输注去白细胞悬浮红细胞 2 U，冰冻血浆 200 mL，禁止搬动患者。患者咳嗽且有白色黏痰，给予布地奈德＋特布他林＋异丙托溴铵雾化吸入 2 次 / 日。

评判性思维和护理措施见表 7-1。

10 月 11 日患者精神状况较前逐渐好转，排大便 1 次后腹胀、腹痛明显减轻并逐渐消失。胃肠减压量少且颜色正常，夹闭胃管，少量进水无不适症状后，给予拔除胃管，开始进食流质饮食，无不适主诉；拔除尿管，能自解小便。10 月 12 日开始给予低分子肝素钠 4000 U 皮下注射，1 次 / 日，预防血栓形成。预定于 10 月 15 日行骨盆骨折、左髋臼骨折切开复位内固定手术，积极行术前准备。15：00 患者开始出现体温升高，最高达 38.5 ℃，给予对症治疗。查白细胞 9.0×10^9/L，血红蛋白 97 g/L ↓，D-二聚体 3400 ng/mL ↑，尿常规检查正常。

评判性思维和护理措施见表 7-2。

表 7-1　评判性思维和护理措施（1）

评判性分析

[1]　受伤早期骨折不稳定，有出血、脏器损伤及左肾挫裂伤加重的可能，护理过程中应注意保护性制动，避免加重损伤。

[2]　目前血压尚稳定，但脉率快，根据血常规化验结果对比血红蛋白有下降趋势，结合CT检查，不排除活动性出血，应密切监测，合理补液，纠正血容量不足、预防休克。

[3]　患者有头部外伤和意识丧失史，应观察意识、瞳孔变化，以防迟发性颅脑出血。

[4]　患者禁饮食，持续胃肠减压，应注意营养供给、预防水电解质紊乱。

[5]　骨盆骨折是静脉血栓发生的高危因素，DVT 形成的要素（卧床制动、血流缓慢、血管内膜损伤）均存在，伤后未使用抗凝药物、体液不足、输血等因素累积可加大 DVT 形成的风险；患者 VTE 评分 RAPT 9 分（中危），D- 二聚体值高，并有增大趋势，预示有DVT 发生的可能，应积极预防。

[6]　骨盆骨折后易发生脂肪栓塞，应注意观察有无呼吸困难、意识障碍、血氧饱和度下降和皮肤瘀点等表现。

[7]　患者绝对卧床，禁止搬动，留置尿管，咳嗽有痰液，应注意预防压力性皮肤损伤、泌尿系感染、肺部感染等卧床相关并发症。

护理问题	护理措施
腹腔脏器损伤加重风险	• 遵医嘱绝对卧床；取平卧位，采用骨盆带固定骨盆部，铺翻身单，便于整体移动患者；床上行治疗及护理操作时动作要轻柔，翻身时要避免简单粗暴盲目的搬动，要有保护意识。 • 密切监测生命体征，注意意识及瞳孔变化，观察胃管引流量、颜色及性质，患者有无腹痛、腹胀、黑便及血尿症状，及时发现异常情况并及时处理。
体液不足、水电解质紊乱风险	• 建立 2 条以上静脉通路，保证液路通畅。 • 制订补液计划，按医嘱补液、输血，保证液体入量。 • 严格记录出入量，观察尿量、尿色及性质。按医嘱及时采集化验标本并送检。 • 密切观察病情变化，持续心电监护，监测生命体征。
脂肪栓塞风险	• 保持患肢有效牵引制动，避免骨折断端摩擦损伤周围组织。 • 密切观察生命体征，尤其注意有无意识障碍、血氧饱和度降低、进行性呼吸困难、皮肤黏膜出血点、胸片"暴风雪样"改变等特征性变化。 • 对症支持治疗，纠正低血容量，保持呼吸道通畅，持续吸氧，必要时应用地塞米松、低分子右旋糖酐、输注白蛋白、抑肽酶等药物治疗。
迟发性颅脑损伤风险	• 观察患者意识、瞳孔及生命体征的变化。 • 观察患者有无脑脊液漏，有无头痛、呕吐、烦躁不安等颅内压增高的表现。 • 观察有无神经系统功能障碍表现，如一侧肢体或对侧肢体的感觉、运动障碍等。
DVT 风险	• 每日观察小腿肌肉有无压痛及下肢肿胀程度，测量双下肢的周径。大、小腿周径的测量点分别为髌骨上缘 15 cm 处，髌骨下缘 10 cm 处，双侧相差＞ 1 cm 时，应警惕血栓发生。 • 动态监测 D- 二聚体，可疑发生静脉血栓时，及早行下肢血管彩超检查，以明确诊断。

续表

护理问题	护理措施
DVT 风险	• 积极进行 DVT 预防 1）积极实施基本 DVT 预防方法，避免下肢静脉输液，避免膝关节下垫枕，戒烟戒酒，能进食时指导患者多饮水，避免血液黏稠；督促患者进行双下肢踝泵运动，促进双下肢血液循环，鼓励患者深呼吸及有效咳嗽。 2）根据病情使用间歇充气加压装置、足底静脉泵等物理预防方法。 3）合理进行药物预防，按医嘱补液，积极纠正低血容量，并根据病情及医嘱使用抗凝药物。
卧床相关并发症	• 肺部感染 1）保持病室适宜的空气湿度 50%～60%，指导患者避免张口呼吸，以减少水分丢失；同时采用双层湿纱布覆盖于口唇部，预防呼吸道干燥。 2）给予雾化吸入、胸背部叩击，使痰液稀释、松动，易于咳出。 3）痰液咳出困难时采用手法辅助排痰，即患者处于平卧位，操作者双手重叠置于患者上腹部，患者吸气、咳嗽时操作者向内向上适度按压上腹部，使膈肌上移增大胸腔压力从而助力分泌物咳出。 4）患者咳嗽时保护疼痛部位，以避免因疼痛而影响咳嗽排痰。 • 压力性损伤 1）保持床铺平整、干燥、无皱褶，保持皮肤清洁、干燥，避免大小便及汗液浸渍。 2）使用气垫床减压，骨突处贴泡沫敷料保护。 3）定时给予小角度侧身（侧身 20°～30°）或抬起臀部减压；教会患者利用健侧肢体屈膝蹬床，双肩部或肘部支撑带动身体向对侧小角度侧翻，使骶尾部受压处通风、降温，避免局部长期受压。 4）给予静脉营养，增强机体抵抗力。 • 尿路感染 1）妥善固定尿管，保持通畅，避免尿液逆流。 2）尿道口护理 2 次 / 日，抗反流引流袋更换 1 次 / 周，定期更换尿管，病情许可时及早拔除尿管。 3）保证入量充足，以保证尿液对尿路的自冲作用。 4）观察尿液有无浑浊、沉渣，观察体温的变化，定时化验尿常规，有异常及时处理。 • 便秘 1）双手环形按摩腹部 3 次 / 日，以增强胃肠蠕动能力，促进排便。 2）口服香油 10 mL，3 次 / 日，多食富含粗纤维的食物，必要时口服麻仁润肠丸或其他缓泻药通便。 3）使用开塞露通便，必要时灌肠。

10月13日18:40护士观察到患者心率突然上升至140次/分，呼吸28次/分，血氧饱和度88%，继之患者出现气紧、胸憋，无头晕、咯血、腹痛等症状，立即加大吸氧流量，同时通知医师，听诊右肺呼吸音弱，急查化验回报：pH 7.47，PCO_2 39 mmHg，PO_2 63 mmHg，SaO_2 93%；活化部分凝血活酶时间38.2秒，纤维蛋白原含量6.77 g/L，D-二聚体

表 7-2 评判性思维和护理措施（2）

评判性分析

[1] 患者血压正常，心率逐渐趋于正常，血红蛋白有所回升，预示活动性出血风险降低；D- 二聚体上升至 3400 ng/mL，静脉血栓形成危险度评分（risk assessment profile for thomboembolism，RAPT）9 分（中危），血栓风险增加，医师加用抗凝药物预防血栓；但同时使用抗凝药物又增加了出血的风险，应该同时观察及预防血栓和出血两种病情的发生。

[2] 患者体温升高，考虑与血肿吸收、感冒、肺部感染及泌尿系感染或血栓形成、血红蛋白低等因素相关，应分析原因，积极对症治疗。

护理问题	护理措施
出血风险	• 遵医嘱使用抗凝药物，严格执行医嘱，正确执行抗凝药剂量，防止遗漏或重复注射。 • 用药期间观察尿液颜色、大便颜色以及皮肤黏膜、牙龈、眼结膜有无出血倾向，每天观察注射部位有无瘀斑、硬结或其他异常情况，及时发现，及时上报。 • 做好使用抗凝药物知识宣教，告知患者使用软毛牙刷刷牙，做好自我保护，自我观察，主动上报不适或异常。 • 用药期间定期抽血化验，检测血小板计数等。
体温过高	• 遵医嘱更换抗菌药物、输血纠正贫血治疗。 • 化验血常规、尿常规，检查双下肢周径及小腿肌肉有无压痛等下肢 DVT 症状，查找发热原因。 • 倾听患者主诉，观察患者有无感冒症状。 • 监测体温变化。腋温 38 ℃以下时，指导患者温水擦洗等物理降温措施，多饮水。腋温大于 38.5 ℃时，遵医嘱给予药物降温。

5400 ng/mL；血清肌红蛋白测定 140 ng/mL，急查心电图示窦性心动过速，急请心内科、呼吸科会诊，行肺动脉 CT 检查提示肺动脉血栓栓塞（pulmonary thromboembolism，PTE）（图 7-2），双下肢彩超提示左下肢腘静脉及双下肢肌间静脉血栓形成，立即启动绿色通道，迅速转入总院急诊科，经骨科、胸外科、呼吸内科、血管外科多学科会诊后确诊为右肺主干栓塞，急诊局麻下行彩超引导下经右股静脉穿刺肺动脉导管碎栓，下腔静脉滤器植入术

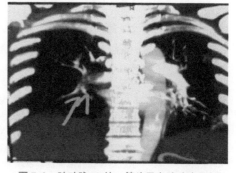

图 7-2 肺动脉 CT 片，箭头示右肺动脉干血流局部充盈缺损

笔记

（图7-3），手术过程顺利，术后患者生命体征逐渐趋于平稳，给予低分子肝素钠6000 U皮下注射，1次/12小时，并抗感染对症治疗。

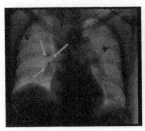 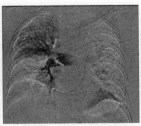 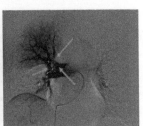

A：碎栓前，箭头示肺动脉血栓　　B：碎栓中，箭头示导管取碎　　C：碎栓后，箭头示肺通畅显像

图7-3　肺动脉导管碎栓术

评判性思维和护理措施见表7-3。

表7-3　评判性思维和护理措施（3）

评判性分析
[1]　患者入院后虽未出现下肢静脉血栓的症状，但在病情趋向平稳时突然出现气紧、胸憋、呼吸及心率加快、血氧饱和度下降等症状，应高度怀疑肺动脉栓塞发生的可能。立即启动应急预案，迅速做肺动脉CT检查明确肺血栓栓塞后，争分夺秒，尽快行碎栓治疗。 [2]　置入滤器后仍有血栓形成的可能，如无禁忌证，应常规行抗凝治疗，预防下肢及滤器上血栓形成。

护理问题	护理措施
肺动脉栓塞急救	• 护士及时发现患者病情变化，预判患者有发生肺栓塞的可能，立即上报给医师，并做好抢救准备。 • 密切观察病情变化，加大吸氧流量4 L/min，立即开通至少2条以上静脉通路，积极配合治疗。 • 急请相关科室会诊，尽快备齐监护仪、氧气袋、急救箱，在病情许可时由医师、护士陪同患者行双下肢血管彩超、肺动脉CT检查以明确诊断。 • 检查时平稳搬动，动作轻柔，避免更大的血栓脱落堵塞肺动脉。 • 立即启动两院区危重患者转诊应急程序，迅速转入院本部，开通绿色通道，多学科协作救治，及时进行介入手术治疗。
介入手术后相关护理	• 严密监测生命体征，观察病情变化，主动询问患者有无呼吸困难、胸痛、咯血、晕厥、焦虑等症状，防止再次发生肺栓塞。 • 放置下肢静脉滤器后穿刺部位加压包扎6小时，伸直位，禁止蜷曲。8小时后鼓励患者床上功能锻炼，行患肢肌肉等长舒缩活动，以利于静脉回流，减轻肿胀。不主张长时间制动，防止再形成血栓。 • 监测并记录患肢周径的变化，观察双下肢皮肤温度、颜色、肿胀程度和足背动脉搏动情况和患者疼痛、感觉变化，询问疼痛有无转移，防止栓子脱落栓塞其他部位，发现异常及时上报、及时处理。 • 遵医嘱抗凝治疗，定期复查超声以观察有无滤器上血栓形成，按时取出滤器。

患者术后病情稳定，恢复良好，10月17日转回西院区骨科，于10月18日在全麻下行左髋臼骨折、骨盆骨折切开复位内固定术，术后X线检查（图7-4），术后生命体征平稳，精神状况良好，给予抗感染、抗凝治疗。

评判性思维和护理措施见表7-4。

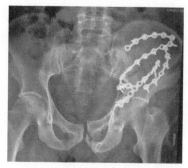

图7-4 术后骨盆X线检查

表7-4 评判性思维和护理措施（4）

评判性分析
[1] 患者长时间卧床，会导致各肢体的失用性萎缩，左下肢长时间牵引制动易发生左膝关节僵直，应积极进行四肢功能锻炼，左胫骨结节牵引撤除后应特别注意左膝关节的功能锻炼。 [2] 积极预防术后卧床并发症，如压力性皮肤损伤、坠积性肺炎、泌尿系感染、下肢深静脉栓等。

护理问题	护理措施
失用性肌萎缩及关节僵直风险	• 鼓励患者积极主动、被动功能锻炼，循序渐进，范围由小到大，由单关节到多关节锻炼。 1）双上肢活动：行双肩关节内收、外展、上举及旋转活动，肘关节及腕关节屈伸、旋转活动，手指抓握活动，3～4次/日，每次10～15分钟。 2）双下肢活动：行双下肢股四头肌等长、等张活动，双踝关节踝泵运动，3～4次/日，每次10～15分钟。 3）行左膝关节主动、被动屈伸活动，屈曲角度根据患者耐受程度循序渐进进行，左膝髌骨推移活动，3～4次/日，每次10～15分钟。
卧床相关并发症	同前。

[出院状况] 患者精神、食欲良好，生命体征平稳，无不适主诉，于2018年10月29日转入血管科取出下腔静脉滤器，术后患肢切口无红肿，双下肢无肿胀，皮温正常，末梢血运、感觉、活动好，足背及胫后动脉搏动可触及，于2018年11月3日出院。

出院嘱附：①出院后继续抗凝治疗，口服利伐沙班3个月，预防下肢静脉血栓，注意自我观察，定期复查双下肢血管彩超。②卧床4～6周，期间积极行床上功能锻炼，如双膝关节屈伸、踝泵运动及双上肢各关节活动，预防肢体失用性萎缩及关节僵直；积极预防卧床期间

笔记

其他并发症，如压力性皮肤损伤、坠积性肺炎、泌尿系感染、便秘等。③定时复查，根据医嘱行下地活动。④低脂、清淡饮食，多饮水，保持良好情绪，增强机体抵抗力。

[随访/临床转归] 出院6个月随访，患者精神、食欲好，情绪稳定，骨折愈合良好，双下肢无肿胀不适，已下地行走。

病例分析

1. 疾病知识链接

骨盆骨折（pelvic fracture）是一种严重的创伤，多由高能量直接暴力挤压骨盆所致，半数以上伴有并发症或多发伤，致残率高达50%～60%。其中最严重的并发症是失血性休克和盆腔脏器损伤。骨盆各骨主要为松质骨，邻近又有许多动脉、静脉丛，骨折断端的出血及后方结构损伤易造成血管破裂，引起失血性休克。损伤还可导致腹膜后形成巨大血肿，血肿可沿腹膜后疏松结缔组织间隙蔓延至肠系膜根部、肾区与膈下。骨盆骨折还可导致盆腔毗邻脏器，如肾脏、膀胱、尿道、直肠及女性生殖道等损伤而出现相应的症状。合并腰骶神经丛与坐骨神经损伤时可出现下肢肌力减弱、感觉障碍等症状。盆腔内静脉丛破裂可引起脂肪栓塞，其发生率可以高达35%～50%。

肾挫伤（renal contusion）多由于直接或间接暴力或者挤压导致。肾脏的解剖位置隐蔽，且本身有一定的活动度，故不易受伤。但肾实质较脆弱，一旦受暴力打击时容易发生损伤，肾脏受伤会发生破裂，按其损伤程度从轻到重分为肾挫伤（Ⅰ型）、肾部分裂伤（Ⅱ型）、肾全层裂伤（Ⅲ型）和肾蒂裂伤（Ⅳ型）4类（图7-5）。肾组织血供丰富，有较强的自我修复能力，大部分患者可经非手术治疗痊愈，轻度肾挫伤1周左右可恢复，肾挫裂伤后1个月可趋于愈合，血尿消失后仍需卧床2～4周，不可过早活动；重者需行外科手术治疗。

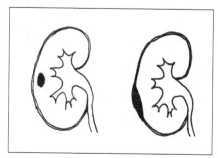

A：肾挫伤

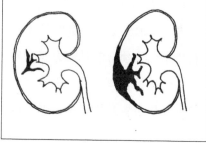

B：肾部分裂伤

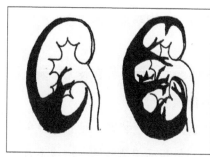

C：肾全层裂伤

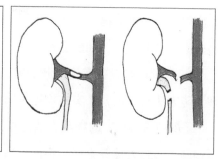

D：肾蒂裂伤

图 7-5　肾挫伤分型

2. 临床问题解析

（1）肺血栓栓塞与肺脂肪栓塞有何区别？

肺栓塞是各种栓子脱落阻塞肺动脉及其分支为发病原因的一组疾病或临床综合征的总称，包括肺血栓栓塞、脂肪栓塞综合征、羊水栓塞、空气栓塞。

肺血栓栓塞综合征为来自静脉系统或右心的血栓阻塞肺动脉或其分支所致的疾病，以肺循环和呼吸功能障碍为其主要临床和病理生理特征。脂肪栓塞综合征是由于脂肪栓子进入血流阻塞小血管，尤其是阻塞肺内毛细血管，而发生的一系列病理改变和临床表现。从病因来说，脂肪栓塞是由于骨折处髓腔内血肿张力过大，骨髓破坏，脂肪滴从破裂的静脉窦内进入循环系统，引起肺、脑栓塞。脂肪栓塞时胸部 X 线呈典型的"暴风雪"样阴影改变。肺血栓栓塞的栓子主要来源于下肢深静脉血栓，脱落的栓子堵塞了肺动脉或其分支。肺血栓栓塞时行肺动脉造影 CT 检查，可准确发现段以上肺动脉内的血栓。

（2）骨盆髋臼骨折后抗凝用药选择时机？

根据2015版《中国骨科大手术静脉血栓栓塞症预防指南》，髋部骨折手术药物预防的具体方案指出，髋部骨折伤后延迟手术患者，自入院之日开始综合预防。对于有高出血风险者，推荐采用足底静脉泵、间歇充气加压装置及梯度压力弹力袜，不推荐药物预防。只有当出血风险下降，预防血栓的获益大于出血风险时，才考虑使用抗凝药物。

常见的出血风险包括：①大出血病史；②严重肾功能不全；③联合应用抗血小板药物；④手术因素（既往或此次手术中出现难以控制的出血、手术范围大、翻修手术）。

（3）骨折患者在实施下肢DVT预防的方案中，如患肢无法采用物理预防方法时怎么办？实施物理预防有何限制？

预防下肢DVT的物理方法包括间歇充气加压装置、足底静脉泵及穿梯度压力弹力袜等方法。指南中指出对骨折后患侧肢体无法或不宜采用物理预防措施的患者，可在健侧肢体实施物理预防。患肢加强肌肉的等长、等张收缩锻炼。

实施物理预防前应常规筛查禁忌证，下列情况禁用或慎用物理预防措施：①充血性心力衰竭、肺水肿或下肢严重水肿；②下肢DVT、肺栓塞发生或血栓（性）静脉炎；③间歇充气加压装置及梯度压力弹力袜不适用于下肢局部异常（如皮炎、坏疽、近期接受皮肤移植手术）；④下肢血管严重动脉硬化或狭窄、其他缺血性血管病（糖尿病性等）及下肢严重畸形等。

专家点评

该病例高处坠落导致骨盆、髋臼骨折，同时伴有腹腔脏器损伤，伤后早期大量失血，且有继续活动性出血倾向，限制了抗凝药物的早期应用，病情稳定后无任何症状发生了急性肺栓塞。紧急启动"两院区危重患者转诊应急预案"及"院内VTE救治应急程序"，及时行急诊介入治疗，使肺动脉栓塞得到控制，挽救了患者的生命，最终顺利进行手术并出院。该病例的护理过程中，有以下体会。

（1）对骨科住院患者应从入院即开始进行血栓风险评估筛查，及时发现高危患者，根据病情积极采取基础、物理及药物预防措施。

（2）骨盆、髋臼骨折是血栓发生的极高危因素，医务人员对此应该有足够的防范意识，在治疗及护理中即使没有发现下肢 DVT 的症状，也应高度警惕下肢 DVT 及急性肺栓塞发生的可能。

（3）病情观察要仔细认真，重视患者主诉，发现可疑 VTE 临床症状时，应高度重视，多学科协作、争分夺秒、及时做出诊断和处理。

（4）患者 D- 二聚体进行性升高，RAPT 血栓评估提示血栓高危时，要及早进行下肢血管彩超检查，早期发现下肢 DVT，并为临床预防提供科学依据。

008 髋部骨折 VTE 形成抗凝治疗并发伤口血肿 1 例

[关键词] 股骨转子间骨折；VTE 形成；肺栓塞；伤口血肿；华法林

病历摘要

患者，男性，74 岁，农民，初中文化。患者于 2018 年 5 月 25 日摔伤致左髋部疼痛、肿胀、活动受限，就诊于当地医院，诊断为左股骨转子间骨折，欲行手术，术前未进行抗凝治疗。6 月 5 日患者进入手术室后突发胸痛、烦躁不安、呼吸困难，怀疑为肺栓塞，遂停止手术，对症治疗后症状缓解，当日转入我院急诊。当时患者神志清楚，轻微烦躁、胸痛，伴呼吸困难，体温 36.8 ℃，心率 123 次/分，呼吸 25 次/分，血压 123/75 mmHg，血氧饱和度 85%（未吸氧），急诊行相关检查后，考虑下肢 VTE 形成、肺栓塞，给予吸氧、抗凝、对症治疗。次日患者生命体征平稳，胸痛、气促等症状明显缓解，转入骨科，入院诊断为左股骨转子间骨折、下肢 VTE 形成、肺栓塞。

[护理评估] ①生命体征：体温 36.5 ℃；血压 129/89 mmHg；心率 112 次/分；呼吸 22 次/分；血氧饱和度 89%（吸氧 3 L/min）。②体重指数 38.4 kg/m²。③既往史及个人史：既往患高血压 10 年，平素规律口服尼群地平片，血压控制尚可。无烟酒嗜好。④精神心理状况：情绪稳定，配合治疗、护理。⑤高风险评估：Caprini 血栓风险因素评分 12 分（极高危）。

[专科查体] 左髋局部压痛（+），活动受限。左下肢外旋畸形约 90°，较健侧短缩约 3 cm，左踝关节跖屈正常，背伸无力，左足背及小腿外侧皮肤感觉减退，左下肢远端血运、感觉正常。双上肢及右下肢活动、感觉及血运均正常。

[影像学检查] ①双下肢动静脉彩超（图 8-1）检查示右侧股动脉硬化斑块形成、双侧腘动脉管壁钙化、左小腿局部肌间静脉完全栓塞。②肺

动脉 CT 血管成像检查示双肺下叶炎症、左肺下叶局限性肺不张、双侧胸腔积液，右肺下叶内基底段及左肺下叶内前基底段栓塞。

[实验室检查]　血浆 D- 二聚体 1961 ng/mL ↑，凝血酶原时间测定 20 秒↑，血小板数 465×10^9/L ↑。动脉血气分析：pH 7.22 ↓，PO_2 68 mmHg ↓，PCO_2 27.5 mmHg ↓。

图 8-1　左小腿局部肌间静脉完全栓塞

[病情 – 治疗 – 护理]　入院后给予股骨转子间骨折及 VTE 常规护理，遵医嘱患肢制动，依诺肝素钠 6000 U 皮下注射，1 次 / 日。请血管外科会诊，建议行下腔静脉滤器植入术。患者于 6 月 8 日在局麻下经右股静脉穿刺行下腔静脉滤器植入术，术后继续抗凝、补液、对症治疗。

评判性思维和护理措施见表 8-1。

患者胸痛、呼吸困难症状逐渐消失，生命体征平稳，于 6 月 10 日停抗凝药物，6 月 11 日在腰麻下行左股骨转子间骨折闭合复位股骨近端防旋髓内钉（proximal femoral nail antirotation，PFNA）内固定术，手术过程顺利，伤口未留置引流管，术后转 ICU 治疗，给予抗感染、补液对症治疗。病情平稳后，于 2018 年 6 月 12 日转回骨科，伤口无肿胀和渗血，遵医嘱给予依诺肝素钠 6000 U/0.6 mL 皮下注射，1 次 / 日，华法林片 0.625 mg 口服，1 次 / 日，患者无不适主诉。2018 年 6 月 14 日医师查房时发现患肢伤口处肿胀明显，渗出较多，按压有波动感，急行超声检查示伤口周围血肿形成，考虑抗凝并发局部出血，遵医嘱停用华法林片，将依诺肝素钠改为 0.3 mL 皮下注射，1 次 / 日，继续观察。次日查房，患肢伤口处仍肿胀明显，有新鲜渗出，复查凝血系列结果回报：血浆 D- 二聚体 2300 ng/mL ↑、凝血酶时间 19.8 秒↑，国际正常化比值（international normalized ratio，INR）4.91 ↑，遂将依诺肝素钠继续减量为 0.2 mL，1 次 / 日。于 6 月 16 日转入血管科继续治疗。

评判性思维和护理措施见表 8-2。

笔记

表 8-1　评判性思维和护理措施（1）

评判性分析

[1]　患者髋部骨折后，由于制动、疼痛等原因导致活动减少，下肢肌肉收缩活动减弱，患肢静脉血流缓慢；同时创伤导致血液处于高凝状态，引发机体凝血功能改变，加之患者肥胖，血栓的风险明显增加。此外卧床时间与 DVT 的发生也有密切关系，目前，相关指南推荐髋部骨折后应在 24～48 小时内进行手术治疗。据文献报道，手术延迟超过 1 天，DVT 的发病率为 14.5%，手术延迟超过 4 天，DVT 的发病率为 23.8%，手术延迟超过 7 天，DVT 的发病率为 33.3%。该患者术前等待了 10 天，期间未进行抗凝治疗，亦未进行相关筛查，造成无症状性静脉血栓形成并出现肺栓塞。

[2]　该患者肺栓塞症状以胸痛、呼吸困难和低氧血症为主，血压正常，经过对症治疗后症状缓解，结合肺动脉 CT 血管成像结果，提示目前栓塞范围不大。在治疗护理中，除密切监测生命体征、对症治疗外，还应积极抗凝预防血栓进一步形成。安置下腔静脉滤器可防止脱落的栓子进一步堵塞肺血管。

护理问题	护理措施
再栓塞风险	• 持续心电监护，密切监测患者生命体征变化。 • 吸氧 4～6 L/min，监测血氧饱和度，根据血氧饱和度和血气分析变化调节吸氧流量。 • 遵医嘱依诺肝素钠皮下注射，监测凝血系列和 D- 二聚体变化。 • 观察呼吸困难、胸痛、烦躁有无改善，若症状加重或出现血压下降、咳嗽、咯血、晕厥等情况时，立即通知医师。 • 保持大便通畅，避免用力排便致腹压增加。
DVT 再形成风险	• 观察患侧肢体肿胀有无消退，皮肤颜色、温度、感觉有无改善，询问疼痛有无转移，防止栓子脱落栓塞其他部位。 • 遵医嘱抗凝治疗。 • 鼓励患者床上主动活动健侧肢体。患肢每 2 小时进行踝泵运动 1 次，每次 15 分钟。 • 指导患者每日饮水 2000 mL 以上。 • 如患肢肿胀、疼痛加重、皮肤颜色加深、皮温升高，警惕新发血栓形成。
下腔静脉滤器植入相关护理	• 术后患者取平卧位，穿刺侧肢体平伸制动 6 小时。 • 股静脉穿刺部位用压迫止血装置（图 8-2）加压，一般压迫止血装置内充气 40 mL，术后 1 小时用注射器抽出 10 mL 气体，术后 2 小时抽出 20 mL 气体，术后 3 小时抽空，术后 24 小时去除加压装置。在加压过程中，观察穿刺局部有无渗出和血肿，定时触摸远端动脉搏动情况，观察皮肤温度、颜色情况，以免压力过大造成皮肤缺血、坏死。 • 术后宜食易消化、富含维生素的食物，避免术后便秘，导致腹内压增高，引起穿刺点出血。术后当日饮水 1500 mL 以上，加速造影剂的排泄，防止造影剂肾病。 • 如患者出现腹部不适等症状，及时报告医师，警惕滤器有移位的可能。

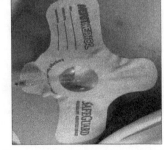

图 8-2　股静脉穿刺处压迫止血装置

续表

护理问题	护理措施
出血风险	·正确给予抗凝治疗，监测凝血系列、血常规及 D- 二聚体变化。 ·观察患者皮肤黏膜有无出血点、发绀，牙龈有无出血，穿刺部位出血以及大小便颜色等。 ·观察患者意识、肢体感觉等情况，防止脑出血的发生。

表 8-2　评判性思维和护理措施（2）

评判性分析

[1]　该患者术后第 3 天伤口处出现肿胀且有新鲜血液渗出，超声提示有血肿形成。分析原因，该患者在术后第 2 天开始使用依诺肝素钠皮下注射，并叠加口服华法林片为出院康复做准备，因此考虑与术后抗凝有关。

[2]　由于患者左下肢伤口处血肿形成，存在抗凝禁忌，转入血管科未进行药物治疗，仅给予基础和物理措施预防静脉血栓进一步形成。

护理问题	护理措施
出血	·密切监测生命体征，观察全身出血情况，如皮肤发绀、牙龈、鼻腔、皮肤黏膜、大小便颜色等。 ·观察伤口出血情况，是否有伤口部位出血增多。 ·监测凝血指标及血浆 D- 二聚体，根据监测结果及时遵医嘱调整抗凝剂量。
伤口感染风险	·严密观察伤口出血情况，按时换药，严格无菌操作。 ·定时复查血常规。 ·合理使用抗菌药物。
卧床并发症风险	·肺部感染预防 1）定时给予翻身、拍背，每 2 小时 1 次。 2）给予氧泵雾化，使药液形成均匀的雾状，随呼吸进入终末支气管和肺泡，达到局部用药的目的。 ·压力性损伤 1）保持床单平整、干燥、清洁、无屑。 2）定时翻身，给予皮肤受压处减压。 ·DVT 1）指导患者多饮水，每日饮水 2000 mL 以上。 2）进行踝泵运动，股四头肌功能锻炼每 2 小时 1 次，每次 15 分钟，每个动作持续 3 ~ 5 秒。
焦虑	·与患者及家属沟通，了解患者的心理，减轻焦虑情绪。 ·倾听患者及家属的主诉，尽量满足患者的要求。 ·必要时请精神卫生科会诊，给予药物干预。

[**出院状况**]　患者生命体征平稳，伤口周围血肿无扩大，患肢末梢血运、感觉、活动好。复查凝血系列结果回报：血浆 D- 二聚体 1698 ng/mL ↑、

凝血酶时间 16.8 秒，双下肢彩超提示无新鲜血栓形成，于 6 月 19 日出院。

　　出院嘱咐：①嘱患者多饮水，食易消化富含维生素的食物。②每 2 周复查凝血及血浆 D- 二聚体、血常规。③每 2 周复查左下肢彩超。④加强功能锻炼。⑤待血肿消退后行下腔静脉滤器取出术。⑥不适随诊。

[随访 / 临床转归] 　7 月 10 日左下肢超声检查示患肢伤口周围血肿较前缩小，化验结果回报血浆 D- 二聚体 1280 ng/mL ↑；血小板 403×10^9/L ↑，遵医嘱开始规律抗凝治疗，利伐沙班 10 mg 口服，1 次 / 日。7 月 17 日髋部伤口愈合并拆线。10 月 9 日复查，化验结果回报血浆 D- 二聚体 226 ng/mL；血小板 154×10^9/L，左下肢血肿消退，双下肢血管彩超提示无新鲜血栓，于 10 月 10 日入院行下腔静脉滤器取出术。

病例分析

1. 疾病知识链接

　　VTE 是指血液在静脉内不正常的凝结，使血管完全或不完全阻塞，属静脉回流障碍性疾病，是骨科最常见的并发症，也是导致围手术期患者非预期死亡的重要因素之一。VTE 包括 DVT 和 PTE，两者相互关联，是 VTE 在不同部位和不同阶段的两种临床表现形式。

　　DVT 约占 VTE 的 2/3，可发生于全身各部位静脉，最多见于下肢的深静脉。血栓堵塞血管导致静脉回流障碍，患肢可出现凹陷性水肿、组织张力增高、浅静脉曲张（图 8-3），血栓形成部位有压痛，Homans 征阳性等。栓子脱落后，随血流移动到肺部，阻塞肺动脉主干或其他分支，导致肺循环衰竭和呼吸功能障碍，患者可表现为呼吸困难、胸痛、咯血、低氧血症等肺栓塞的表现，严重者可导致死亡。

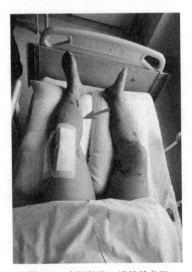

图 8-3　患肢肿胀、浅静脉曲张

2. 临床问题解析

（1）使用华法林抗凝治疗时需注意什么？

华法林属于维生素 K 拮抗剂，通过干扰维生素 K 的代谢，达到预防血栓形成的作用。其治疗剂量范围窄，个体差异大，需常规监测 INR，通常应将其控制在 2.0 ～ 2.5，当 INR 大于 3.0 时，会增加出血风险；同时此药物易受其他药物及食物的影响，在用药期间要注意食物、药物的相互作用。华法林片与头孢类、非甾体类、大环内酯类、喹诺酮类、磺胺类等药物同时使用时会增强华法林的抗凝作用；与维生素 K 类、巴比妥类等药物同时使用时，可减弱华法林的抗凝作用。在食物方面与葡萄、柚子、杧果、鱼油等同时使用时，可增强华法林的抗凝作用；而与富含维生素 K 的蔬菜，如西兰花、白菜、韭菜、菠菜、胡萝卜、大葱等同时使用时会减弱华法林的抗凝作用。因此在使用该药时要慎重考虑，确保疗效。

（2）低分子肝素、利伐沙班在抗凝治疗中有哪些优势？

低分子肝素可根据患者体重调整剂量，出血的并发症少，较安全，一般无须常规血液学监测，有出血倾向时检测血小板计数即可。利伐沙班属于 Xa 因子抑制剂，治疗窗宽，剂量固定，也无须常规血液学监测，是国内最新的可用于骨科大手术后 VTE 预防药物，口服应用方便，与其他药物及食物相互作用少。

（3）低分子肝素与华法林叠加使用时需注意什么？

华法林片是长期抗凝治疗的主要口服药物，效果评估需监测凝血功能的 INR。因华法林起效慢，半衰期长，治疗初期常与低分子肝素联合使用，建议剂量为 2.5 ～ 6.0 mg/d，2 ～ 3 天后开始测定 INR，当 INR 稳定在 2.0 ～ 3.0 并持续 24 小时后停低分子肝素，继续华法林治疗。在用药过程中严格按照用药时间执行，以免联合用药时间过长，导致出血。

专家点评

此病例贯穿血栓与出血的平衡治疗。骨折损伤前期，由于患者高龄、肥胖、髋部骨折、卧床时间长等，存在血栓形成的高危因素，但未进行抗凝治疗，术前出现肺栓塞症状，转院后经过及时的药物治疗和滤器置入，病情得以控制，顺利完成手术。术后抗凝治疗引起伤口局部血肿形成，经过及时处置和调整用药剂量，最终患者顺利康复。针对此类患者护理时，总结经验教训如下。

（1）高龄、骨折、创伤、卧床时间长是 DVT 高危因素，对于此类患者应提高警惕，尤其是无症状性 DVT。

（2）抗凝与出血是一对矛盾体，在围手术期应充分权衡患者的血栓风险和出血风险的利弊，合理使用抗凝药物。

（3）在抗凝过程中，尤其是 2 种及以上抗凝药物叠加使用时，应重视凝血指标和出血倾向的监测观察，警惕出血的发生。

009　左下肢多发骨折并双大腿皮肤软组织脱套伤1例

[关键词]　股骨干骨折；胫腓骨骨折；脱套伤；肝移植；失禁性皮炎；邮票植皮

病历摘要

患者，女性，51岁，农民，小学文化。2017年10月13日10时被大车刮倒并碾压致双下肢疼痛、出血、活动受限。立即就诊于我院急诊科，给予心电监护、吸氧、抗休克对症治疗。生命体征稳定后完善检查，诊断为左股骨干骨折，左胫腓骨近段及胫骨平台开放性骨折，双大腿皮肤软组织脱套伤。

评判性思维和护理措施见表9-1。

[护理评估]　①生命体征：体温35.4 ℃；血压88/50 mmHg；心率119次/分；呼吸24次/分；血氧饱和度94%。②体重指数23.4 kg/m²。③既往史和个人史：患2型糖尿病9年，规律注射胰岛素，自诉血糖控制满意；2010年因先天性肝血管闭塞性肝硬化在北京某医院行肝移植术，术后长期口服他克莫司行抗排异治疗。无烟酒嗜好。④精神心理状况：患者受伤前精神状况好，无特殊不适。

[专科查体]　患者精神紧张，烦躁不安，四肢皮肤湿冷。腹部体征（－）。左大腿肿胀明显，中下段处皮肤波动感明显；左小腿肿胀明显，膝下5 cm偏外侧处可见1 cm×3 cm开放性伤口；右大腿肿胀明显，中下段可见大片瘀斑，约20 cm×20 cm；双下肢末梢血运、感觉、活动无异常，足背动脉搏动可触及。

[影像学检查]　双下肢CT检查示左股骨中段骨折，腓骨头、胫骨近段及平台骨折（图9-1）。

表 9-1 评判性思维和护理措施（1）

评判性分析

[1] 患者双下肢遭受严重创伤，多处骨折、大面积皮肤撕脱伤，伤后出现血压下降、心率快、烦躁、四肢湿冷，休克指数（脉率 / 收缩压）1.35，提示已经发生失血性休克，需要紧急抢救。紧急抢救的原则是尽快行止血、扩容、抗休克等治疗。

[2] 双下肢创伤严重，左下肢多处骨折，有开放性伤口，应注意患肢及伤口的保护，以减少二次损伤及伤口污染。

[3] 休克以及休克后大量补液治疗，易引起电解质及酸碱平衡紊乱，应积极预防。

[4] 严重创伤、大量用药易引起胃肠道应激性溃疡，应积极预防。

护理问题	护理措施
休克	• 立即给予心电监护，严密观察意识、生命体征。留置尿管，观察尿量的变化，严格记录出入量。 • 保持呼吸道通畅，持续鼻导管吸氧 3 ～ 4 L/min，必要时采用面罩吸氧，以减轻组织缺氧。 • 快速建立 2 条或 2 条以上静脉输液通路，并保证液路通畅，必要时留置中心静脉导管。 • 遵医嘱配血、输血，快速补液。根据患者病情变化、尿量、中心静脉压评估补液量和速度，纠正休克的同时要避免容量负荷过重和急性肺水肿的发生。 • 给予保暖，注意观察体温及肢端温度的变化。保暖的同时要预防烫伤的发生。 • 必要时根据病情遵医嘱使用血管活性药物。
受伤肢体再损伤风险	• 受伤肢体采用支具制动，预防骨折移位及软组织二次损伤；减少出血及患肢疼痛，同时要给予有效镇痛，减轻患者痛苦。 • 抬高肢体，减轻水肿，观察患肢肿胀程度及末梢血运。 • 开放伤口处换药、包扎，减少出血量，预防伤口感染。
酸碱平衡及水、电解质紊乱	• 根据血气分析、生化、电解质指标，判断是否发生水电解质及酸碱失衡。按医嘱合理补充电解质及碳酸氢钠。 • 快速补液、输血过程中要注意观察心率、血压、呼吸变化，预防急性肺水肿发生。
应激性溃疡风险	• 伤后暂禁饮食。 • 观察患者有无恶心、呕吐、腹胀、腹痛、黑便等情况，必要时行胃肠减压。 • 遵医嘱使用胃黏膜保护药物。

[实验室检查] 白细胞 9.5×10^9/L，红细胞 2.11×10^{12}/L ↓，血红蛋白 77 g/L ↓，血小板 63×10^9/L ↓；空腹血糖 12.98 mmol/L ↑；D- 二聚体 1600 ng/mL ↑；肝功能正常。

[病情 – 治疗 – 护理] 经抗休克对症治疗，患者生命体征逐渐平稳。10 月 14 日患者神志清楚，情绪稳定，体温 37 ℃，心率 102 次 / 分，血

笔记

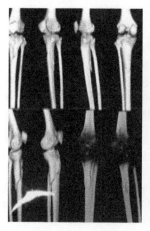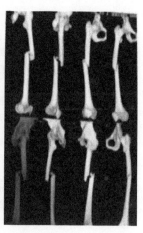

图 9-1　左下肢 CT

压 108/60 mmHg，呼吸 20 次 / 分；血氧饱和度 96%。血红蛋白 97 g/L ↓；血清电解质、肝功能、血气分析等基本正常，转骨科治疗。入院后给予左跟骨结节持续牵引，重量 5 kg，抗感染、镇痛对症治疗，皮下注射依诺肝素钠 0.4 mL，2 次 / 日。遵医嘱进流食，皮下注射胰岛素控制血糖，监测七段血糖。

评判性思维和护理措施见表 9-2。

表 9-2　评判性思维和护理措施（2）

评判性分析
[1]　患者左小腿骨折，伤后 72 小时是创伤组织渗出期，会出现肢体肿胀加重；骨折断端也容易压迫腘动脉引起肢体缺血，因此应警惕左小腿骨筋膜室综合征的发生。
[2]　股骨干骨折后易发生脂肪栓塞综合征，应注意观察及预防。
[3]　严重创伤后，患者疼痛明显，视觉疼痛评分（visual analogue scale，VAS）7 分，应行预防性镇痛和多模式疼痛管理，即多种作用靶点的药物联合应用，多种镇痛途径联合应用，以达到减轻疼痛的目的。
[4]　既往有糖尿病病史、创伤后应激性反应、受伤后饮食不规律及活动量减少和肝移植术后长期服用免疫抑制，均可引起血糖升高，要积极控制血糖。
[5]　该患者肝移植术后 7 年，以往肝功能正常。此次创伤应激、失血、大量用药等因素可能对肝功能产生损害，积极进行肝功能的监测和保护。
[6]　严重创伤，开放性骨折、大面积脱套伤，糖尿病病史 8 年，肝移植术后长期服用免疫抑制剂，导致机体免疫功能低，要积极预防伤口及全身感染，如尿路感染和肺部感染等。
[7]　患者严重创伤、长期卧床、患糖尿病多年，Caprini 血栓风险因素评分 9 分，属 DVT 高危人群；Braden 评分 11 分，属皮肤压力性损伤高风险人群。应积极预防下肢 DVT 和皮肤压力性损伤。此外还应注意便秘、泌尿系感染、坠积性肺炎等卧床并发症。

笔记

续表

护理问题	护理措施
骨筋膜室综合征风险	• 密切观察左小腿肿胀程度及张力，动态观察末梢血运、感觉、活动情况。 • 抬高患肢，并行牵引制动，遵医嘱给予脱水、消肿治疗。 • 如出现小腿肿胀进行性加重、感觉异常、足趾被动牵拉痛且疼痛剧烈超过原发损伤的程度，应警惕骨筋膜室内神经受压和缺血。一旦确诊，立即放平肢体，禁止热敷、按摩，做好手术切开减压准备。
FES 风险	• 密切观察患者的意识、生命体征、血氧饱和度、皮肤有无出血点等。如出现呼吸困难、血氧饱和度进行性下降、意识障碍和皮肤瘀点等表现，应高度怀疑，并积极诊断和处置。 • 积极纠正休克和体液不足，纠正低蛋白血症，可降低脂肪栓塞发生的风险。 • 骨折肢体牵引制动，搬动时动作轻柔，避免简单粗暴，以免加重骨折断端及周围组织损伤，从而增加脂肪栓子进入血流的机会。
疼痛	• 保持病室环境安静，给予情感支持及心理疏导，转移注意力。 • 患肢牵引制动，尽量减少搬动患者，调整合适的体位以缓解疼痛。 • 给予多模式镇痛，如口服依托考昔，静脉点滴帕瑞昔布，使用静脉自控镇痛泵等，以减轻患者疼痛。
感染风险	• 积极纠正贫血和低蛋白血症，增强抵抗力，积极监测并控制血糖。 • 做好基础护理，防止发生口腔、皮肤、尿道等部位继发感染。严格执行骨牵引针道护理，做好各管道的护理，防止病菌经穿刺口逆行进入体内。 • 观察体温变化，结合化验结果及药敏结果合理使用抗菌药物。
DVT 风险	• 每日观察下肢肌肉有无压痛及肿胀，测量双下肢的周径（大、小腿周径的测量点分别为髌骨上缘 15 cm 处，髌骨下缘 10 cm 处），如双侧周径相差大于 1 cm，即考虑有血栓形成的可能。动态监测 D- 二聚体变化，及早行下肢血管彩超检查，以明确有无下肢静脉血栓发生。 • 积极预防 1）基本预防：避免下肢静脉输液，避免膝关节下垫枕，戒烟戒酒，多饮水，避免血液黏稠，指导并督促进行双下肢踝泵运动，鼓励患者深呼吸及有效咳嗽。 2）物理预防：足底空气压力泵治疗。 3）药物预防：按医嘱合理补液，纠正低血容量，根据病情及医嘱使用抗凝药物。
肝功能损害风险	• 治疗中注意避免使用影响肝功能的药物。 • 每周复查肝功能，了解肝功能指标。 • 观察患者有无肝损害的表现，如食欲减退、恶心、疲倦等。 • 严格遵医嘱口服免疫抑制剂他克莫司，预防排异反应。
卧床相关并发症预防	• 皮肤压力性损伤的风险 1）保持床铺平整、干燥、无皱褶，保持皮肤清洁、干燥，避免大小便及汗液浸渍。 2）使用气垫床减压，注意调节气垫软硬度，避免气垫过硬造成皮肤损伤；骨突处贴泡沫敷料保护。 3）行小角度侧身（侧身角度 20° ～30° ），除护士协助翻身外，患者可以用双手抓住床挡左右侧翻，使骶尾部受压处减压、通风、降温，避免局部长期受压。

笔记

续表

护理问题	护理措施
卧床相关并发症预防	・肺部感染的风险 1）保持病室适宜的空气湿度 50% ～ 60%。 2）教会患者有效咳痰的方法，指导患者每日进行深呼吸和扩胸运动，咳嗽时保护疼痛部位，以避免因疼痛而影响排痰。 3）按时行雾化吸入化痰，并行拍胸扣背促进排痰。 ・泌尿系感染的风险 1）妥善固定尿管，保持通畅，避免尿液逆流。 2）尿道口护理 2 次 / 日，抗反流引流袋更换 1 次 / 周，定期更换尿管，病情许可时及早拔除尿管。 3）观察尿液有无浑浊、沉渣等，多饮水，每周监测尿常规。 ・便秘的风险 1）双手环形按摩腹部 3 次 / 日，以增强胃肠蠕动能力，促进排便。 2）口服香油 10 mL，3 次 / 日，多食富含粗纤维的食物，必要时口服麻仁润肠丸或其他缓泻药通便。 3）使用开塞露通便，必要时灌肠。

　　10 月 15 日患者血糖平稳，精神较前好转。双侧大腿皮肤软组织脱套部位波动感强，且右大腿肿胀，可见大片红斑，下段部分皮肤发黑坏死。医师在全麻下给予左大腿皮肤软组织脱套处皮肤全层多处戳孔，置引流管接负压吸引器（图 9-2）；右大腿脱套坏死区清创，创面皮肤全层多处戳孔，创面行 VSD 吸引（图 9-3）。术后生命体征平稳，伤口引流液为暗红色。左小腿肿胀明显，有散在张力性水泡，较大水泡给予无菌注射器抽吸。10 月 17 日患者晚餐后出现腹泻，大便 3 次，均为水样便，遵医嘱口服蒙脱石散。10 月 18 日早查房时发现患者臀部散在红疹（图 9-4），自觉瘙痒、刺痛，考虑为失禁相关性皮炎。

　　评判性思维和护理措施见表 9-3。

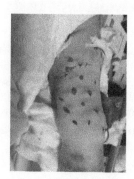
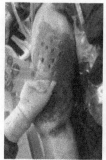
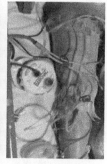

图 9-2　左大腿皮肤全层多处戳孔引流　　图 9-3　右大腿皮肤全层多处戳孔 VSD 吸引

75

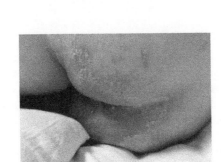

图 9-4　臀部失禁相关性皮炎

表 9-3　评判性思维和护理措施（3）

评判性分析
[1]　VSD 安置术后有可能发生漏气、管道堵塞、负压调节不足等导致 VSD 引流失败，也可因负压过大致皮肤损伤，引流期间也存在创面大量出血、感染的风险，应积极观察并处理。
[2]　该患者长期卧床，双下肢创伤及疼痛导致体位改变困难，大小便后会阴部清洁差；睡气垫床，使用尿不湿垫汗液挥发差；蛋白低、营养状况不良及护理上对失禁相关性皮炎认识不足等因素，导致患者发生失禁相关性皮炎，如果护理不当，可增加压力性皮肤损伤的风险，产生复杂的皮肤问题。

护理问题	护理措施
右下肢伤口 VSD 相关问题	• 调节负压为 –125 ～ –450 mmHg（–0.017 ～ –0.060 MPa）。 • 管道固定牢靠，不要牵拉、压迫、折叠引流管，保持引流通畅。 • 观察 VSD 引流效果，当创面敷料塌陷、收缩变硬，管形存在，薄膜下无液体积聚，引流管内液体有波动且有液体引流出说明负压引流通畅、有效，如出现贴膜漏气、引流不畅、堵管、伤口异味、VSD 敷料颜色异常等情况要及时对症处理。 • 严密观察引流液的量、性质，如短时间内有大量鲜红血液被吸出，尤其是术后 12 小时内，应考虑创面有活动性出血；感染创面持续吸引过程中也容易因血管破裂突然出血，发现异常出血应立即调节减小负压或去除负压，及时报告医师，查找原因，及时处理。
左下肢伤口引流管的观察	• 保持引流管通畅，妥善固定，避免管道脱出。 • 观察伤口引流液的量和性质，如出现脓液或浑浊液则表示存在感染。
失禁性皮炎	• 遵医嘱服用蒙脱石散治疗腹泻，做好用药宣教。 • 教会患者大小便器使用方法；选择合适接便器，注意便器的清洁与消毒处理。 • 指导和帮助患者大小便后及时采用软布清洗皮肤，动作要轻柔，清洗时不可用力摩擦，尽量采用冲洗或轻拍式清洁。使用无香味、无刺激性、接近皮肤 pH 的皮肤清洗液，避免使用肥皂清洁会阴皮肤，以免刺激脆弱的皮肤。 • 清洗后局部涂抹皮肤保护剂，如氧化性软膏、红霉素软膏等。腹泻严重时，可使用超薄型水胶体敷料粘贴在肛周臀部保护皮肤，阻隔粪便与皮肤的接触。 • 指导患者避免抓挠皮肤，以免再次损伤皮肤或发生感染。 • 增加翻身次数，1 ～ 2 小时 1 次，以通风、降温、减压，避免发生压力性皮肤损伤。

笔记

10 月 19 日患者腹泻停止，精神、食欲转好，肝功能指标未见异常，血糖控制稳定，拔除左、右下肢伤口引流管，右大腿 VSD 仍持续负压引流。10 月 26 日在全麻下行左胫骨平台骨折切开复位内固定术，右大腿伤口坏死组织大面积清创 VSD 更换术，术后病情及生命体征平稳。失禁性皮炎治愈。11 月 2 日左大腿脱套伤处软组织创面愈合，在全麻下行左股骨干骨折闭合复位钢板内固定术，术后病情稳定。11 月 6 日在局麻加强化下行右大腿清创 VSD 更换术，持续吸引 1 周后于 11 月 13 日在全麻下行右大腿皮邮票植皮术。11 月 27 日拆除 VSD 见植皮区域皮肤粉红色、附着良好（图 9-5）。

评判性思维和护理措施见表 9-4。

表 9-4 评判性思维和护理措施（4）

评判性分析
[1] 患者多次手术，所行的每一次手术对患者的身心影响较大，应给予患者心理支持，改善焦虑、恐惧等不良情绪。
[2] 患者植皮面积大，供皮区受限，要做好植皮区与供皮区的保护。
[3] 严重创伤，多发骨折后疼痛、制动等使下肢关节活动受限，常可造成不同程度的关节僵硬，尤其是膝关节应注意肢体功能锻炼。

护理问题	护理措施
焦虑、恐惧	• 耐心介绍检查、治疗、护理的意义及配合要点，争取患者及家属的配合。 • 注意患者心理变化，积极疏导。
植皮失败风险	• 病室温度保持在 22 ～ 24 ℃，必要时植皮区置烤灯照射。禁止吸烟（包括二手烟）与饮酒。 • 右下肢制动，适当抬高，以利血液回流，减轻水肿。患肢放置舒适体位，避免植皮部位受压。 • 减少移植皮肤与创面的剪切滑动，如避免肢体下垂等动作，以免皮片移动影响存活。 • 植皮区安置 VSD，需保持低负压吸引，避免负压过大影响皮片血运。保持 VSD 管道通畅，及时吸出创面渗血、渗液，管道不畅时禁止冲洗，以免植皮漂浮，与基底贴合差，影响血运，使植皮坏死。 • 观察植皮区、供皮区伤口渗血情况，如有异常肿胀、疼痛、渗血等情况时通知医师。 • 一般正常伤口所植皮肤，会在 1 周后存活，但仍需继续包扎固定，并限制活动 2 周左右，不可过早打开伤口，以确保植皮愈合。
膝关节僵硬风险	• 术后正确摆放体位，保持患肢中立位，尽早开始功能锻炼，如股四头肌等长收缩，踝关节屈伸活动，促进血液循环。 • 鼓励患者主动进行膝关节屈伸活动，从小角度开始，循序渐进，逐渐加大屈伸度。

[出院状况] 11月30日患者精神、食欲好，大小便正常，夜间睡眠好，生命体征平稳，复查X线检查示骨折端复位良好，右大腿植皮处皮肤成活（图9-6），左大腿脱套伤处愈合良好（图9-7），患者出院。

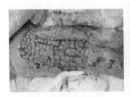 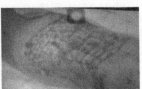 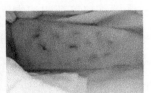

图9-5 右大腿邮　　　图9-6 右大腿植　　　图9-7 左大腿脱
票植皮后　　　　　　皮处皮肤　　　　　　套伤处愈合

出院嘱咐：①遵医嘱口服利伐沙班治疗35天，如有出血倾向及时就诊。②继续严格控制血糖。③加强营养，增强抵抗力。④遵医嘱进行患肢的功能锻炼，积极预防卧床并发症。⑤注意右大腿植皮处保护，穿柔软衣服，避免摩擦损伤新生皮肤。⑥大小便后做好清洁，积极预防压力性皮肤损伤及潮湿性皮炎。⑦术后1个月、3个月、6个月复查，不适随诊。

[随访/临床转归] 出院6个月随访，患者精神、食欲好，情绪稳定，肝功能无异常，植皮愈合良好，骨折已愈合，已借助步行器下地行走。

病例分析

1. 疾病知识链接

（1）皮肤脱套伤（skin degloving injury）又称皮肤撕脱伤，通常指四肢遭碾压时，车轮旋转产生的强大抓着牵引力，造成皮肤在皮下组织与肌肉深筋膜之间撕脱分离，形成气腔样改变或皮肤破裂撕脱，分为闭合性和开放性。闭合性皮肤撕脱伤表现为皮肤完整，皮下形成囊腔和充满血液，触之有波动感（图9-8）。开放性皮肤撕脱伤可有多种表现形式，如环状撕脱、半环状撕脱、S形撕脱、不规则撕裂和菱形撕裂（图9-9）。

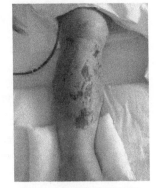

图9-8 闭合性皮肤撕脱伤

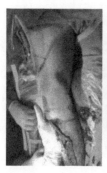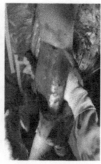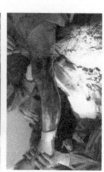

图 9-9　各种皮肤脱套伤

大面积皮肤撕脱可引起血管损伤，使撕脱组织血供中断，皮肤和软组织缺血坏死，造成严重出血、感染、肢体坏死，导致全身性炎性反应，甚至危及生命。

皮肤脱套伤的治疗目标是建立脱套部位的皮肤覆盖，可采用原位缝合、皮片移植、皮瓣或皮套原位回植、真皮替代物移植等。

（2）VSD 技术是一种促进创伤后软组织愈合的较新的治疗方法，其原理是使用多孔泡沫敷料覆盖软组织伤口，然后将其带孔引流管连接到可调节负压装置上，在泡沫敷料下方形成一个可控的负压环境，有利于保持渗出性伤口干洁并刺激肉芽组织生长，可覆盖开放伤口及覆盖骨外露创面有助于避免感染。

（3）失禁相关性皮炎（incontinence-associated dermatitis，IAD），是潮湿相关性皮肤损伤中的一种，是皮肤暂时或持续性受到粪便和（或）尿液刺激的炎症反应，常表现为皮肤表面发红、发亮、散布性红疹、表皮破损、疼痛等，严重时可出现水泡、糜烂和皮肤二次感染。常发生于会阴部、骶尾部、臀部、腹股沟、男性的阴囊、女性的阴唇、大腿的内侧及后部，边界通常不清晰，呈弥散状，伴有瘙痒或疼痛及继发性的真菌感染。失禁相关性皮炎处理原则为去除相关诱因，以温和的清洗剂清除皮肤表面污渍及分泌物，选用合适的润肤剂和（或）皮肤保护剂。

（4）皮肤移植（dermatoplasty），简称植皮，分为自体移植、同种异体移植、异体移植。将皮肤从身体的一个区域移植到同一个体的另一区域，称为自体移植，其目的是使正常组织重新构筑表皮和真皮，从而使缺损的皮肤被健康皮肤所替代，达到伤口愈合的效果。

邮票植皮是皮肤移植的一种方法，是大面积皮肤缺损，皮源不足时常采用的一种皮肤移植方法，先将自体皮片浸泡于生理盐水或湿盐水纱布包裹，制成 2 cm×2 cm 大小，移植于受皮区，皮片间距 0.5 cm 左右，网眼纱布固定皮片，从深至浅，依次湿盐水纱布、油纱、干纱覆盖，加压包扎。敷料包扎在整个移植皮片的表面提供均一的压力，从而起到使无效腔最小化、减少血肿形成、减少剪切移动、固定移植的皮肤的作用。

2. 临床问题解析

（1）开放性骨折急性期处理原则是什么？

开放性骨折，即骨折部位的皮肤或黏膜破裂，骨折与外界相通。其急性期处理原则：及时正确处理创口，最大化减少感染机会，力争将开放性骨折转化为闭合性骨折。

（2）压力性皮肤损伤、失禁相关性皮炎如何鉴别？

压力性皮肤损伤是位于骨隆突处、医疗或其他器械下的皮肤和（或）软组织的局部损伤，是由于强烈和（或）长期存在的压力或压力联合剪切力导致的。失禁相关性皮炎是指皮肤暴露于粪便或尿液中，对会阴部或生殖器周围皮肤造成一种刺激而引发的皮肤炎症，是发展为压力性损伤的危险因素之一。两者间区别见表 9-5。

表 9-5　压力性损伤和失禁相关性皮炎区别

项目	压力性损伤	失禁相关性皮炎
病理生理	缺血性损伤	对粪便/尿液的炎症反应
位置	骨突处、受压部位	会阴、肛周、大腿内侧、臀部
相关因素	活动减少、感觉减退	小便和（或）大便失禁
创面深度	最初表现为一期，最终可发展为全皮层损伤	通常为部分皮层损伤
形态、分布	通常呈圆形；涉及剪力时可呈椭圆形或长形；边界清楚	边界不规则、界限不清楚
伴发症状	可有坏死组织、潜行、窦道	周围皮肤通常出现浸渍

笔记

（3）为什么粪便、尿液易损伤皮肤？

正常皮肤 pH 为 5.5 ～ 5.9，呈弱酸性，这种弱酸性的保护层可以抑制大肠杆菌等在碱性环境中滋生的菌群生长，此时皮肤抵御外界侵蚀的能力及弹性、光泽、水分等，都为最佳状态。当皮肤表面 pH 升高时，酸性屏障保护作用下降，增加了细菌繁殖和真菌侵入的机会，同时可以使粪便或其他排泄物中消化酶的活性增强，进一步加重对皮肤的刺激，进而加重对皮肤的损伤。

粪便中含有蛋白水解酶和脂肪分解酶，削弱了皮肤角质层的防护作用，水样粪便 pH 呈明显的碱性且含有大量的活性酶，因此腹泻时发生皮炎的概率会明显增高。

尿液中 95% 以上的成分是水，使得皮肤处于一个潮湿的环境之中；尿液中的尿素氨等物质能改变皮肤的 pH，使得皮肤处于一个碱性环境中，易导致皮肤损伤。

专家点评

严重创伤伴软组织损伤在许多情况下软组织损伤的程度和范围要比初始表现更严重，且患者合并有糖尿病及肝移植等基础疾病，其治疗需要多学科、综合、分期处理，治疗及护理难度较大。针对此患者护理总结如下。

本例患者多处骨折并双下肢大面积脱套伤，早期可能发生休克、电解质紊乱、脂肪栓塞、骨筋膜室综合征、感染等并发症；患者肝移植术后多年，治疗过程中有可能引起肝功能损伤；患糖尿病时间长，极易发生糖尿病并发症；长期卧床易产生各种并发症；短时期内多次手术，对患者的身体、心理创伤较大等。这就要求我们不但要掌握骨科专科疾病护理，同时要重视患者基础疾病、潜在并发症及人文心理的护理，具备准确的分析病情、预先把控、处理应急事件的能力，才能更高质量地完成护理工作。

本例护理不足之处是发生了失禁性皮炎。我们非常重视压力性损

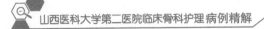

伤的预防，尽管患者躯体移动障碍，通过积极护理保证了患者住院期间无压力性损伤发生。但是当患者出现腹泻时，只重视了腹泻的治疗，期间没有重视失禁性皮炎的预防，导致患者发生大面积的失禁性皮炎，这是我们今后在工作中应该吸取的教训。

010 跟骨骨折合并小腿骨筋膜室综合征 1 例

[关键词] 跟骨骨折；骨筋膜室综合征；负压封闭引流；"5P"征

病历摘要

患者，女性，16 岁，中学生。2017 年 10 月 9 日 15 时在车祸中左下肢遭受挤压伤，致左小腿及左足疼痛、肿胀、活动受限，就诊于我院急诊，行相关检查，诊断为左跟骨骨折、左足 Lisfranc 损伤（跖跗关节骨折脱位）。给予足踝部支具固定、制动，当日 19 时急诊收住骨科。

[护理评估] ①生命体征：体温 36.6 ℃；血压 132/81 mmHg；心率 90 次 / 分；呼吸 19 次 / 分。②体重指数 23.87 kg/m²。③精神心理状况：情绪欠稳定，精神紧张。

[专科查体] 左足及左小腿肿胀明显，张力高，皮肤温度及颜色较右侧无明显差异，局部可见大片瘀斑；左足跟及足背压痛阳性，足背动脉及左胫后动脉搏动可触及，末梢血运、感觉正常，足趾活动可；其余肢体感觉活动未见明显异常。

[影像学检查] ①左胫腓骨正侧位 X 线片示左胫、腓骨骨质未见异常（图 10-1）。左足正斜位 X 线片示左跟骨骨折、左足 Lisfranc 损伤（图 10-2）。

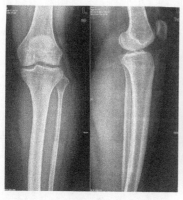 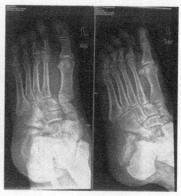

图 10-1 左胫腓骨正侧位 X 线片 图 10-2 左足正斜位 X 线片

[实验室检查]　红细胞 $3.28 \times 10^{12}/L \downarrow$，血红蛋白浓度 99.0 g/L ↓，D-二聚体 1023 ng/mL ↑，余未见明显异常。

[病情 – 治疗 – 护理]　住院后给予左跟骨骨折常规护理，左下肢抬高，支具外固定，静脉点滴甘露醇。入院时患者即主诉左下肢疼痛难忍，VAS 疼痛评分 6 分，遵医嘱给予帕瑞昔布钠 40 mg 肌肉注射，疼痛无缓解，查体：患肢支具松紧适宜，左足及左小腿肿胀明显，张力高，左足及左小腿皮温、颜色较右侧无明显差异，左足背动脉及左胫后动脉搏动可触及，但较对侧减弱，感觉无异常，足趾活动可。

20：00 遵医嘱口服依托考昔 60 mg，21：30 夜班护士查房时，患者主诉疼痛明显减轻，查体：左足及左小腿肿胀明显，张力较高，左小腿皮温较右侧低，小腿内侧中上段皮肤发白（图 10-3）；左足麻木、感觉减退，胫后动脉及足背动脉搏动弱，足趾活动受限，立即放平患肢，松解支具，并通知医师，综合分析考虑发生左小腿骨筋膜室综合征，并积极进行术前准备。

23：40 进入手术室在腰麻下行左小腿骨筋膜室综合征切开减压术，彻底切开骨间室筋膜减压后可见大量暗红色血液涌出，以及可见胫前肌和腓肠肌外侧有部分肌肉坏死（图 10-4），给予清除坏死组织，创面覆盖 VSD 敷料及安置引流装置检查无误后转回病房，术后左小腿及左足肿胀较前明显减轻，动脉搏动和皮温恢复正常，仍有轻度麻木感，足趾可活动。给予左下肢抬高，伤口持续行 VSD，可见大量暗红色血性引流液，术后当日引流液量约 120 mL，术后血红蛋白浓度为 69.0 g/L ↓，给予输血、补液、消肿、抗感染、抗血栓、镇痛治疗。

评判性思维和护理措施见表 10-1。

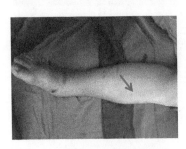
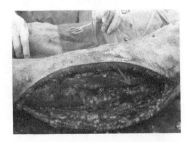

图 10-3　小腿内侧中上段皮肤发白　　图 10-4　胫前肌和腓肠肌外侧部分肌肉坏死

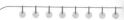

表 10-1　评判性思维和护理措施（1）

评判性分析

[1]　骨筋膜室综合征常由严重的胫骨远端粉碎性骨折导致，发生机制是由于肌肉组织出血、水肿，导致筋膜室腔内压力增高。而跟骨骨折并发骨筋膜室综合征的风险相对较低。本例患者在车祸中虽小腿未发生骨折，但是软组织遭受挤压严重，肌肉内出血，渗出较多，引起骨筋膜室压力增高，导致小腿骨筋膜室综合征。

[2]　使用镇痛药物后，疼痛减轻可归因于镇痛药物的作用，也可能是筋膜室压力继续增高，肌肉和神经缺血、缺氧导致疼痛转为无痛。对于足部和小腿高能量损伤的患者，需高度警惕骨筋膜室综合征的可能，尤其是使用镇痛药物时更应加强观察。

[3]　该患者出现疼痛明显缓解，足背动脉搏动减弱，小腿内侧中上段皮肤发白，感觉麻木，其中出现了"5P"征的部分征象，护士及时发现后立即通知医师，并配合完成术前准备，及时行切开减压术，避免了严重的缺血、坏死。

[4]　减压手术后，一方面应继续观察肢体血运情况，避免减压不彻底导致肢体进一步缺血；另一方面，手术后局部血液循环得到改善，坏死组织代谢产物和毒素进入血液循环可能引起酸中毒、高血钾、肾衰竭等，注意观察生命体征，监测全身脏器功能。

护理问题	护理措施
疼痛	• 患肢制动，采取措施促进血液回流，避免外固定支具卡压，积极消肿。 • 正视患者的疼痛主诉，正确评估疼痛的性质、特点，及时判断原因，准确使用止痛药物。 • 重度肿胀的患肢不论是否使用止痛药物，疼痛缓解时，均需检查患肢血运、温度、感觉、脉搏及疼痛性质、特点的改变。分析判断疼痛缓解的原因。 • 术后使用自控镇痛泵（patient controlled analgesia，PCA），功能锻炼前通过 PCA 泵增加药量加强止痛，减少患者因锻炼引起的疼痛。
VSD 引流相关护理	• 保持 VSD 密闭负压吸引，妥善固定，定时更换。 • 观察引流液量、色、性质和黏稠度，密切观察有无大量新鲜血液吸出。 • VSD 引流管勿打折、扭曲，观察伤口表面敷料及引流管型是否塌陷，敷料边缘有无渗出液，保持有效引流。 • 观察创面周围皮肤有无水泡、渗液、红疹、有无异味。无味、呈暗红或淡红均属正常。 • 当引流管中有引流物堵塞管腔，使敷料鼓起，不见管型，需停止负压，缓慢注入生理盐水，待堵塞的引流物变软后，重新接通负压。 • 观察生命体征、意识状态、体温变化及肢体末梢血运、感觉、活动。
伤口感染风险	• 评估有无感染症状，监测体温、白细胞数。 • 严格无菌操作，彻底清创、通畅引流。 • 密切观察伤口边缘颜色及周围皮肤温度的变化。 • 遵医嘱合理使用抗菌药物。

　　10 月 11 日查血红蛋白浓度 98.0 g/L ↓，查体：患者左足背动脉可触及，左下肢皮温高，末梢血运恢复，感觉正常。患者主诉左足、小腿

笔记

疼痛明显减轻，可耐受，遵医嘱依诺肝素钠 4000 U 皮下注射，1 次 / 日。10 月 16 日患者左足、小腿肿胀消退，末梢血运、感觉正常，活动好，无发热等不适，双下肢血管彩超示静脉血管通畅，无血栓形成。10 月 17 日患者在腰麻下拆除左小腿 VSD 装置，伤口进行清创缝合术，连续 3 天进行伤口分泌物培养，无菌生长。于 10 月 24 日在腰麻下行左跟骨骨切开复位内固定术，采用 L 型手术切口，切口处留置一条负压引流管，手术当日引流量约 50 mL，呈血性液，48 小时后拔除引流管。术后给予消肿、抗感染、对症治疗。

评判性思维和护理措施见表 10-2。

表 10-2 评判性思维和护理措施（2）

评判性分析
[1] 跟骨骨折 L 形切口愈合不良发生率为 21.0% ～ 24.9%，由于严重创伤应激降低足跟外侧组织的血液灌注；另外，跟骨骨折后跟骨塌陷，横径增宽，可刺激、压迫足跟外侧手术区域需要切开的皮肤软组织，产生局部炎症反应并形成微血栓（肉眼可见的瘀血、青紫），阻塞原有的正常微血管循环，进一步降低组织灌注，而且跟骨外侧组织较薄，表面血管分布不均，所以常导致术后出现切口延迟愈合、不愈合、感染及内固定外露等切口并发症。因此术后应注意抬高肢体，早期进行无负重功能锻炼，以促进伤口愈合。 [2] 功能锻炼是保障手术后关节功能恢复的重要措施，还可以有效防止肌肉萎缩，关节僵硬、粘连，促进血液循环，降低 DVT 风险，因此术后应重视功能锻炼。

护理问题	护理措施
切口愈合不良风险	• 严格无菌操作，定期换药。 • 密切观察伤口周围有无红肿，伤口是否有渗液。 • 遵医嘱合理使用抗菌药物。 • 早期适当无负重功能锻炼。 • 如切口出现红肿、异常分泌物、皮缘血供差，及时评估、调整治疗方案。
功能锻炼	• 术后麻醉消退即可鼓励患者自主活动足趾，疼痛减轻后开始行踝关节环绕运动。 • 术后第 1 天开始股四头肌等长收缩锻炼，8 ～ 12 周避免负重。 • 术后避免长期制动，遵医嘱早期进行功能锻炼，避免关节僵硬。
下肢 DVT 风险	• 观察患肢疼痛部位、程度，足背动脉搏动情况，皮肤温度、色泽、肢端感觉，测量并记录肢端周径。 • 术后抬高患肢，在床上做踝泵运动，促进静脉回流。 • 遵医嘱使用抗凝药物，并观察出血倾向。 • 及时补充足够血容量，合理饮食，多饮水。

[出院状况] 患者生命体征平稳，伤口敷料干燥、无渗血，伤口无红肿及异常分泌物；左踝关节及足趾活动自如，末梢血运、感觉正常。复查左足 X 片提示骨折复位满意，内固定位置好，于 11 月 15 日出院。

出院嘱咐：①进食高热量、高蛋白、富含维生素的食物。②伤口2～3 天换药 1 次，术后 3 周视伤口愈合情况拆线。③继续抗凝治疗。④定期复查，在医师的指导下逐渐增加锻炼强度和适当负重。

[随访/临床转归] 出院 6 个月随访，患者精神、食欲好，情绪稳定。患肢切口愈合良好，左踝关节及足趾活动自如，末梢血运、感觉正常。

病例分析

1. 疾病知识链接

骨筋膜室综合征（osteofaceial compartment syndrome）是指由骨、骨间膜、肌间隔和深筋膜形成的骨筋膜室内肌肉和神经因急性缺血而产生的一系列早期综合征，好发部位为前臂掌侧与小腿。常因局部压迫导致骨筋膜室容积骤减，或者水肿、出血导致骨筋膜室内容物体积骤增。根据缺血的不同程度分为：濒临缺血性肌挛缩、缺血性肌挛缩、坏疽（表 10-3）。

表 10-3 骨筋膜室综合征的临床表现

	临床表现
疼痛	持续剧烈疼痛，晚期可转为无痛，被动牵伸指（趾）时，可引起剧烈疼痛
温度	早期患肢皮肤温度稍高、肢体肿胀、严重压痛，触诊可感到室内张力增高
脉搏	早期肢端末梢毛细血管充盈时间正常，可触及脉搏，晚期脉搏消失
血运	当肢体呈苍白色时说明肢体动脉供血不足
感觉	感觉障碍，尤其是两点分辨力的变化
"5P"征	随着缺血加重，发展为缺血性肌挛缩和坏疽，可出现"5P"征：疼痛转为无痛（Painless）；苍白（Pallor）或发绀、大理石花纹；感觉异常（Paresthesia）；肌肉瘫痪（Paralysis）；无脉（Pulselessness）

2. 临床问题解析

（1）骨筋膜室综合征切开减压后使用 VSD 的意义是什么？

骨筋膜室切开术后无法一期闭合创面，需待肿胀消退，创面情况允许，再二期行手术封闭创面。一期清创后传统方法为普通敷料覆盖创面，由于骨筋膜室综合征切口减张术后创面渗液较多，普通敷料渗出液极易透过，会增加感染机会，而且敷料频繁更换会增加患者痛苦。安装VSD 可有效充分引流，消灭无效腔，减少感染的发生；而且及时引流创面的坏死组织及分泌物，使肌肉等软组织能快速消肿，同时避免坏死组织吸收后的全身毒性反应；负压环境可以引导组织向心性生长，促进创面肉芽组织生长；VSD 敷料封闭创面后，使开放性伤口转变为闭合性伤口，阻止了外部细菌进入，进一步降低感染率。

（2）发生骨筋膜室综合征时，如何进行患肢的体位管理？

一旦筋膜室发生高压时，患肢严禁抬高，以免抬高患肢后由于重力作用加重近心端血管压力进而加重缺血，导致更严重的并发症。而当患肢切开减压后，患肢需抬高以促进血液回流。

（3）在护理过程中，发现骨筋膜室综合征早期征象的意义是什么？

高能量损伤的四肢骨折往往合并严重软组织损伤，要高度警惕骨筋膜室综合征的发生，软组织受损伤程度与骨筋膜室综合征发生率成正比。骨筋膜室综合征起病急，发展快，若延治或误治，轻者致肌肉挛缩和神经功能不可逆损害，重者致肢体坏死、肝肾功能衰竭危及生命，因此早期及时发现尤为重要，如若到"5P"征全部出现，将失去减压的最佳时机。当出现2个或2个以上"5P"征的部分征象时，及时切开减压，可以避免严重的缺血、坏死发生。因此，在护理过程中，要做好危险因素的分析，及时发现问题的早期表现，并能够报告医师采取措施尤为重要，切勿随意使用镇痛剂。

专家点评

骨筋膜室综合征起病急、发展快，处理不当会给患者带来极大损害。跟骨骨折虽不是骨筋膜室综合征好发部位，但当软组织损伤严重、高度肿胀时，仍然有并发骨筋膜室综合征的风险。本例患者跟骨高能量骨折后24小时内发生了骨筋膜室综合征，经过切开减压及二期手术，最终康复。在对此患者护理中，总结经验如下。

（1）骨筋膜室综合征不仅仅好发于前臂和小腿，也不仅局限于骨折部位，高能量骨折合并严重软组织损伤时，也有发生骨筋膜室综合征的可能。

（2）跟骨骨折早期，软组织肿胀明显时，应严密动态观察肢体的血运及感觉。"5P"征往往不是同时发生，而是相继出现，达到2个及2个以上时，应及时手术减压。对"5P"征的准确判定是创伤骨科护士必须掌握的基本功。

（3）跟骨骨折患者主诉疼痛和疼痛减轻时医务人员均要引起高度重视，及时查体，不可盲目镇痛或者仅考虑镇痛药物的效果，避免掩盖"5P"征的表现。

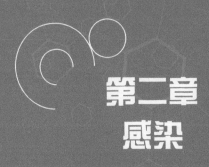

第二章
感染

011　颈椎结核导致脊髓损伤1例

[关键词]　颈椎结核；脊髓损伤；四肢瘫痪；气管食管瘘；颅骨牵引

病历摘要

　　患者，男性，27岁，工人，初中文化。2012年9月患者无明显诱因出现颈部疼痛伴活动受限，左前臂及手部感觉减退，双上肢活动无障碍，无头痛、头晕症状，就诊于重庆市某医院，考虑为颈椎病，建议住院治疗，患者未遵医嘱。后上述症状加重，11月1日于大同市某医院行CT检查示颈2、颈3、颈4椎旁脓肿，建议转上级医院继续治疗。于11月3日就诊于我院，检查后诊断为颈椎结核，椎旁脓肿形成，建议口服抗结核药3周后住院手术治疗，患者遂回家口服药物治疗。11月6日，患者出现排尿困难、呕吐等症状，再次就诊于我院，考虑为颈椎结核合并脊髓损伤，立即收治入院。

笔记

[护理评估]　①生命体征：体温 36.4 ℃；血压 128/89 mmHg；心率 86 次 / 分；呼吸 20 次 / 分；血氧饱和度 98%。②体重指数 18.34 kg/m²。③既往史及个人史：既往体健，无慢性病史，无烟酒嗜好，家族无类似疾病，近 2 个月体重下降约 10 kg。④精神心理状况：情绪稳定，配合治疗、护理。⑤高风险评估：Morse 跌倒评分 25 分（中风险）。

[专科查体]　颈部生理曲度消失，下颌靠近胸壁，活动严重受限，不能自主抬头及环转运动，压颈试验（−），双手牵拉试验（＋），颈 3、颈 4 棘突及椎旁压痛（＋），颈部未触及肿块。双上肢各肌群肌力正常，各关节活动正常，双前臂及双手感觉减退，以左侧较重，双侧桡动脉搏动正常，末梢血运良好，双手握力正常，双侧 Hoffmann 征未引出。双下肢各肌群肌力均为 5 级，感觉及血运正常。

[影像学检查]　①颈椎 CT 检查示颈 3、颈 4 椎体破坏（图 11-1）。②颈椎 MRI 检查示颈椎椎旁寒性脓肿形成，椎管狭窄，脊髓变性（图 11-2）。

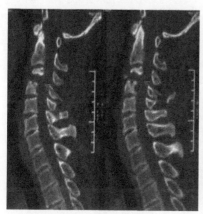
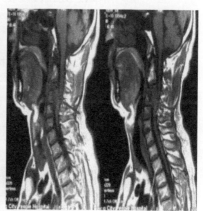

图 11-1　颈椎 CT　　　　　　　　　图 11-2　颈椎 MRI

[实验室检查]　血红蛋白 108.7 g/L ↓，白蛋白 31 g/L ↓，血沉 63.2 mm/h ↑，C- 反应蛋白 45 mg/L ↑，余检查未见明显异常。

[病情 – 治疗 – 护理]　入院后给予脊柱结核常规护理，指导患者进食高热量、高蛋白、高维生素，易消化食物，取平卧位休息，留置尿管，禁止下床活动，继续服用抗结核药物异烟肼、吡嗪酰胺、利福平、乙胺丁醇等。入院当日医师于局麻下行颅环安置术，给予颅骨牵引，重量为 6 kg。

笔记

评判性思维和护理措施见表11-1。

表11-1 评判性思维和护理措施（1）

评判性分析

[1] 该患者骨质腐蚀严重，极不稳定，椎体两侧和前方脓液大量积聚，有压迫脊髓及神经根的风险，甚至可能危及生命，因此需严格卧床，颈部制动，颅环平卧位牵引，防止加重脊髓损伤。

[2] 结核病是一种消耗性疾病，并发脓肿后机体消耗更大，可能是患者近2个月体重迅速下降的原因，应注意加强营养补充。

[3] 颅环牵引对患者生活自理方面影响较大，护理难度大，卧床易引起各种并发症，注重并发症的预防。

[4] 服用抗结核药物可引起各种毒副作用，用药期间应进行指导并做好观察。

护理问题	护理措施
脊髓损伤加重风险	• 严格卧床休息，以平卧位为主，保持颈托制动。卧床期间指导并协助患者进行生活护理。 • 做好颅骨牵引护理，外出检查松解牵引后需佩戴颈托固定颈椎，尽量使用整体型"过床易"（图11-3）进行整体搬运，减少搬动和翻身次数。 • 禁止患者随意翻身，应在护士协助下进行轴线翻身，一般由三人配合进行。 1）颅环牵引三人轴线翻身法：一名护士站在床头在牵引状态下扶颅环（图11-4）；另两人与床头护士配合，三人同时翻身。 2）佩戴颈托轴线翻身法：一名护士站在床头扶头颈部（图11-5），保持颈椎稳定。 • 翻身侧卧后，患者头下垫软枕。软枕的高度应与一侧肩部的宽度一致，以使脊柱保持一条直线（图11-6）。

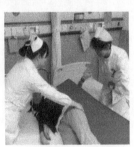

图11-3 整体型"过床易"的使用

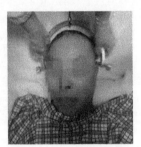

图11-4 一人床头手扶颅环

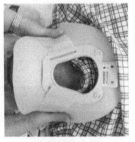

图11-5 一人扶头颈部保持颈椎稳定

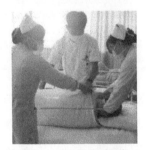

图11-6 三人同时翻身

续表

护理问题	护理措施
颅骨牵引相关护理	·牵引前剃除头发，清洗头皮，以免引起感染。 ·选择适当的牵引重量和体位，向患者及家属做好解释签同意书，禁止自行改变重量。 ·密切观察患者生命体征，尤其是呼吸及血氧饱和度；观察四肢感觉、活动情况，谨防过伸、过牵。 ·指导患者少量多餐、小口进食、细嚼慢咽，观察有无吞咽困难、呛咳或误吸，必要时留置胃管，鼻饲饮食。 ·每日观察颅骨牵引钉有无脱出的征象，防止牵引钉滑脱；每日以葡萄糖氯己定醇消毒钉眼处2次，防止感染。 ·注意避免头部压力性损伤，枕后可使用泡沫敷料减压。
营养不足	·指导患者高营养、高蛋白、高维生素、易消化饮食，尤其增加优质蛋白摄入，每日总热量摄入为2500～3000 kcal。 ·关注化验指标，及时发现和纠正贫血、营养不良、电解质紊乱等。
肺部感染风险	·保证空气湿度50%～60%，每日饮水量大于1500 mL。 ·协助患者翻身拍背、指导患者有效咳痰，协助排痰，必要时配合药物雾化吸入。 ·指导患者进行呼吸功能锻炼，如腹式深呼吸、吹气球、缩唇呼吸等。
口服结核药物相关护理	·指导患者结核药物服用时间、剂量、方法及注意事项。 ·询问患者有无耳鸣、口唇麻木、恶心、呕吐等不良反应，如发现异常及时通知医师。 ·定期监测肝肾功能，遵医嘱使用保肝药物。

　　11月9日11：00患者在医师陪同下外出行颈椎MRI检查，放松颅环牵引改为颈托制动。检查结束后，患者主诉颈后疼痛，双上肢麻木，立即返回病房，给予心电监测、低流量吸氧，生命体征基本平稳。查体：患者神志清楚，呼吸平稳，自肩以下、胸骨角以远感觉运动完全丧失。立即继续给予颅环牵引，给予甘露醇250 mL静脉滴注，地塞米松10 mg小壶加药。40分钟后查体：患者双上肢至腕关节感觉有所恢复，其余未见明显改善。同时积极联系相关科室安排急诊手术，抢救神经功能。当日17：00患者于急诊全麻下行颈椎结核伴脓肿形成经前路病灶清除，死骨清除植骨融合内固定术，伤口处留置一条负压引流管。患者术后血氧饱和度波动于88%～92%，未能拔除气管插管，考虑为急性损伤导致脊髓水肿平面升高，转入ICU治疗，术后给予重症护理，颈托制动、镇静、呼吸机辅助呼吸、抗感染、补液、脱水、抗结核等治疗。

评判性思维和护理措施见表 11-2。

表 11-2 评判性思维和护理措施（2）

评判性分析

[1] 颈椎结核患者椎体两侧和前方大量脓肿形成，可腐蚀椎体骨，骨质破坏后由于其不稳定性，随时有可能因为病情的发展或外力影响加重脊髓受压。本例患者在外出检查过程中，考虑由于搬运、翻动幅度较大，出现脊髓损伤加重症状。

[2] 颈髓损伤急性期伴有水肿，可能使受损平面提高 1～2 个节段，加重临床症状，除肢体运动感觉障碍加重外，患者还可能出现一系列自主神经功能障碍表现，需要密切监测生命体征变化，尤其是呼吸系统和心血管系统。

[3] 患者严格卧床、镇静、四肢瘫痪且留置尿管，应注意预防卧床相关并发症。

护理问题	护理措施
脊髓损伤加重	•严密观察体温、心率、血压、血氧饱和度、心电图变化，及时发现病情变化。 •给予颈托制动，轴线翻身。 •给予脱水治疗，降低脊髓压力，保护神经功能。 •停镇静药患者清醒时，观察肢体感觉、运动和肌力情况。
呼吸功能障碍	•做好镇静和气管插管的护理，保持导管通畅，避免脱出。 •观察机械通气效果和患者氧合状况、血气分析结果。及时调整呼吸机参数，积极进行呼吸肌训练和咳嗽训练，避免呼吸肌失用性萎缩，为拔管做准备。 •吸痰，观察痰液性质、量、颜色，必要时进行痰液细菌分析。 •床头抬高，严格执行手卫生，预防呼吸机相关性肺炎发生。
卧床相关并发症风险	•DVT 1）遵医嘱使用药物预防，如低分子肝素。 2）每日被动锻炼双下肢，进行踝泵运动促进静脉回流，双下肢压力泵治疗。 3）观察双下肢有无色泽、皮温改变及水肿、浅静脉怒张；一旦血栓形成，患肢制动，禁止热敷、按摩揉捏。 4）对突然发生的呼吸困难、发绀，高度提示肺栓塞。 •皮肤损伤 1）平卧位或侧卧于气垫床，病情允许时可取半坐卧位，每 2 小时采用轴线翻身法翻身 1 次，避免拖、拉、拽而损失皮肤。 2）慎用冷、热水袋。 3）骨突出可使用水胶体等敷料局部保护。 •泌尿系感染 1）指导患者多饮水。 2）保持会阴部清洁、干燥，每日 2 次尿道口护理。 3）妥善固定并定期更换尿管及集尿袋，定时开放导尿管，训练膀胱括约肌收缩功能，帮助建立自主排尿节律。 4）观察尿液性质、量、颜色，必要时进行尿常规及尿培养检查。

患者生命体征正常，于 11 月 12 日顺利拔除气管插管，呼吸均匀通畅，在护士辅助下能自行咳痰，四肢感觉稍有恢复，各肌群肌力均为 0 级，于次日转回骨科继续治疗，给予低流量吸氧、半坐卧位，继续口服抗结核药物，并遵医嘱指导患者进食高营养流质饮食。患者少量饮水后多次出现明显呛咳，通知医师，行电子胃镜检查发现食道距门齿约 20 cm 处，表面有气泡及脓液漏出，考虑为气管食管瘘，停止经口进食进饮，留置胃管进行胃肠减压，留置空肠管进行肠内营养支持。请营养科会诊后，给予静脉高营养联合肠内营养治疗，每日鼻饲输入百普利 500 mL 及瑞高 1000 mL，静脉输注营养制剂 570 mL。

　　11 月 25 日嘱患者开始尝试经口少量进水，进水后无呛咳。当日食管造影显示瘘口已封闭，于次日晨拔除胃肠减压及空肠管。进食高热量、高蛋白、高维生素、易消化流食，患者进食后无呛咳。

　　评判性思维和护理措施见表 11-3。

[出院状况]　11 月 27 日患者生命体征平稳，精神逐渐好转。除血沉及 C- 反应蛋白偏高外，余化验趋于正常，切口愈合良好，四肢感觉均有所恢复，四肢各肌群肌力 0 级，办理出院。

　　出院嘱咐：①加强营养，高热量、高蛋白、高纤维素、高维生素、易消化饮食。②做好卧床期间的观察和护理，预防肺炎、压力性损伤、DVT、泌尿系感染、便秘等。③加强安全防护，防止烫伤、冻伤等意外伤害，帮助患者建立信心，预防自伤、自杀等情况。④规范服用抗结核药物，并定期复查肝肾功能、血沉、C- 反应蛋白。

[随访 / 临床转归]　出院 2 个月随访，患者精神、食欲好，情绪平稳，四肢感觉较出院好转，双下肢股四头肌肌力为 1 级，其余肌群及双上肢各肌群仍为 0 级。

表 11-3　评判性思维和护理措施（3）

评判性分析
[1]　术前食管长期脓液浸泡、手术牵拉食管、有创性气管插管、金属内固定装置摩擦等均可能是该患者发生食管瘘的危险因素。此时，避免胃内容物通过瘘口进入肺内，加强营养、控制感染是保证食管瘘口自然愈合的主要措施。 [2]　患者长期卧床、瘫痪、留置尿管，加之胃肠减压后长期外周静脉高营养和鼻饲饮食的营养干预，因此应注意各种卧床相关并发症的发生。 [3]　患者经历突然瘫痪，且术后四肢各肌群肌力仍为 0 级，未达到心理预期，因此这个时期心理关注及护理尤为重要。

护理问题	护理措施
肺部感染风险	·保持呼吸道通畅，协助患者咳痰，及时清除呼吸道分泌物，加强翻身拍背，雾化吸入，促进痰液排出，观察痰液的量及性质，必要时进行细菌培养，遵医嘱正确应用抗菌药物。 ·观察患者血常规及体温的变化。
营养支持	·禁饮食，持续胃肠减压，做好胃管护理，保持引流通畅，避免管路脱出。 ·遵医嘱给予静脉高营养支持治疗，注意预防外周静脉炎的发生。 ·保持空肠营养管通畅，避免脱出；遵医嘱泵入肠内营养液，以恒温加热器于体外加温至 37 ～ 40 ℃。 ·观察患者有无腹胀、便秘、腹泻等胃肠功能紊乱的表现。 ·积极监测化验结果，及时发现电解质紊乱及低蛋白血症。
肠道功能紊乱风险	·便秘及腹胀：多食粗纤维食物，同时可服用缓泻剂帮助排便，必要时采用甘油灌肠剂或肥皂水帮助患者排除大便。四肢瘫痪患者灌肠原则：少量、多次、深部、低压力。 ·腹泻：酌情服用益生菌制剂，做好肛周皮肤护理。 ·指导患者家属进行胃肠功能的锻炼，包括直肠功能训练及腹部按摩。
卧床相关并发症	同前。
心理障碍	·加强对患者的心理关注，鼓励患者适当表达情绪，指导患者听音乐、腹式呼吸，积极倾听患者的主诉，及时发现患者的不良情绪。 ·正确及时地进行家属的健康教育，重视心理问题。 ·进行心理支持护理，必要时请精神卫生科会诊。

病例分析

1. 疾病知识链接

（1）脊柱结核（spinal tuberculosis）是一种慢性破坏性疾病，原发病灶大多为肺部，结核菌随血液播散到骨组织。抗结核药物可使大多数结核菌被消灭，少数结核菌可隐藏在骨组织内，当机体免疫力下降时定植感染，造成骨质破坏，形成骨结核。脊椎椎体以松质骨为主，其滋养动脉为终末动脉，血流丰富，静脉血流速度缓慢，故结核杆菌容易停留在椎体部位。因而，脊柱结核是骨结核中最常见的类型，其中以腰椎结核发生率最高，胸椎结核次之，颈椎较为少见。

颈椎结核初期常有全身不适、倦怠乏力、食欲减退、消瘦等症状，随着结核菌的定植感染，脓肿形成和骨质破坏可使脊髓受压，压迫较轻者可表现为不完全性瘫痪及括约肌功能障碍，严重者可出现高位截瘫。

局部制动，规范抗结核药物治疗是脊柱结核最基本的治疗方法，若骨质破坏明显、脓液产生过多或伴有脊髓损伤时，需手术清除病灶。

（2）气管食管瘘（tracheoesophageal fistula）是指因先天或后天撕裂、穿孔、病变侵蚀等原因所致的食管与邻近器官的异常交通。反复气管插管机械性磨损、胃管放置、慢性阻塞性肺病或长期的代谢性疾病、肺及纵隔感染、胃食管反流等是导致食管瘘常见的原因，也可由手术创伤和内固定器材所致。气管食管瘘后应早期禁食，给予鼻饲饮食或补液，抗感染治疗，严重时根据病情行手术治疗。

2. 临床问题解析

（1）结核病常见的临床症状有哪些？

结核分枝杆菌可通过呼吸道、消化道或皮肤损伤侵入易感机体，引起多种组织器官的结核病，以肺结核为最多见，也可感染入侵其他器官。结核早期可无任何症状或症状较轻微，因而常常被忽视，当病变处于活动进展阶段时才会出现症状，如肺结核可出现咳嗽、咳痰，痰内可带血丝或小血块；胃结核出现上腹部不适或疼痛，常伴有反酸、嗳气；肝结核最常见的症状为发热和乏力，肝区或右上腹痛；肾结核出现膀胱刺激征、血尿、脓尿、腰痛等；骨结核出现关节功能障碍，局部肿胀、疼痛、畸形，脊柱结核常有脊髓压迫，出现四肢感觉运动障碍，以及排尿、排便障碍。大部分的结核均伴有全身结核症状，如乏力、体重减轻、下午发烧、夜间盗汗等。

笔记

（2）抗结核药物治疗的基本原则是什么？常用药物及不良反应有哪些？

抗结核药物治疗应遵循早期、足量、联合、规律、全程的原则。对结核病一定要早诊断、早治疗，早期治疗可以避免机体组织的不可逆破坏。

常用药物有异烟肼、吡嗪酰胺、利福平、乙胺丁醇、链霉素、对氨基水杨酸钠等，其对消化系统、神经系统、泌尿系统，特别对肝肾等重要脏器可产生不良反应（表11-4）。

表11-4　常用抗结核药物介绍

药名	剂量（g）	给药途径	给药时间	不良反应
异烟肼（INH）	0.3～0.4	口服	顿服	偶有周围神经炎，肝功能损害
吡嗪酰胺（PZA）	0.75～1	口服	顿服	肝功能损害
利福平（RFP）	0.45～0.6	口服	晨起空腹	变态反应及肝损害、胃肠道反应
链霉素（SM）	0.75～1	肌注	1次/日	损害听觉神经，可以引起眩晕、共济失调、口唇周围和面部的麻木感
对氨基水杨酸钠（PAS）	8～12	避光静点	晨6点	胃肠道不适，食欲不振、恶心、呕吐
乙胺丁醇（EMB）	0.75～1	口服	顿服	视神经炎、高尿酸血症、周围神经炎

（3）临床胃镜检查的目的和注意事项有哪些？

胃镜是借助一条纤细、柔软的管子伸入胃中，能直接观察到食道、胃和十二指肠病变的真实情况，还可对可疑病变部位进行病理活检及细胞学检查，以进一步明确诊断，是上消化道病变的首选检查方法。

常规进行胃镜检查前一天嘱患者晚饭吃少量易消化的食物，晚上7时以后不得进食，需禁食8小时、禁水4小时，贲门狭窄、幽门梗阻者需少量流食1天，禁食1天，当日空腹。高血压心脏病等需服药患者可指导晨 6 时小口水服用。若为急症胃镜，则至少禁食、禁水 4 小时。

专家点评

　　颈椎结核伴有寒性脓肿时往往同时伴有骨质严重破坏，椎体不稳定，极易发生脊髓受压，导致瘫痪，预后差。本例患者病情进展快，从发现病情时未及时治疗到进展为瘫痪仅 2 个月，尽管经过积极治疗，患者仍恢复不理想。通过对该患者的治疗护理，总结经验教训如下。

　　（1）脊柱结核一旦发现，尽早治疗。

　　（2）此类患者脊髓损伤风险高，应严格卧床，颈部制动，减少搬动，轴线翻身，外出检查时也应严格限制脊柱活动。

　　（3）密切观察患者的神经功能变化，重视患者主诉，及时发现脊髓损伤症状。

　　（4）颈椎结核伴寒性脓肿者，气管食管长期受细菌和坏死组织的侵蚀，加之手术牵拉、气管插管和内植物摩擦等，容易导致食管受损。除常规的结核病饮食，还应指导软食和少渣饮食，减少对食道的刺激，必要时置管进行肠内营养。

　　（5）短期经历突然瘫痪、丧失行动能力的患者，心理负担较重，应积极给予心理支持。

012　肾病综合征合并腰椎结核并发奴卡菌感染1例

[关键词]　腰椎结核；肾病综合征；低蛋白血症；奴卡菌感染

病历摘要

患者，男性，61岁，农民，初中文化。2018年6月患者因腰背部酸痛就诊于当地医院，行腰椎CT示腰2椎体骨质破坏伴周围软组织肿胀，考虑为腰椎结核。经常规抗结核治疗2个月后，症状无明显缓解。后转入结核病专科医院，继续抗结核治疗1个月。9月时患者腰背部酸痛症状加重并出现行走困难，近4日出现右腹股沟区疼痛，为求进一步诊断和治疗，于10月24日入我院。入院诊断为腰2椎体病变（性质待查），肾病综合征，脑梗死后遗症期。

[护理评估]　①生命体征：体温36.8℃；血压102/72 mmHg；心率76次/分；呼吸23次/分；血氧饱和度96%（未吸氧）。②体重指数22.49 kg/m²。③既往史及个人史：10余年前患脑梗死，本次发病前仅表现为言语含糊。2016年4月诊断为肾病综合征，平素口服醋酸泼尼松片25 mg，1次/日。无烟酒嗜好。④高风险评估：Braden压力性损伤评分10分（极高危）；Caprini血栓风险因素评分4分（高危）；NRS（2002）营养风险评分4分（营养不良）。⑤精神、食欲及心理状况：精神不佳，食欲差，偶有情绪低落，可配合治疗护理。

[专科查体]　脊柱生理弯曲存在，无明显畸形。腰2、腰3棘突间隙及椎旁压痛（＋），右腹股沟区压痛（＋），双下肢各肌群肌力4级，双侧膝关节、踝关节活动正常，鞍区及会阴部感觉正常，双下肢感觉正常，双下肢直腿抬高试验（－），加强试验（－），双下肢股神经牵拉试验（－），双侧膝跟腱反射（＋），双侧Babinski征（－），双Hoffmann征（－），余肢体未见明显异常。

[影像学检查] ①腰椎 X 线检查示腰 2 椎体骨质破坏（图 12-1）。②腹部彩超检查示双肾皮质弥漫性、不均质高回声病变。③胸部 X 线检查示双肺纹理增多，散在粗大钙化点，左侧第 6、第 7 后肋陈旧性骨折。④腰椎 CT 检查示腰 2 椎体骨质破坏，椎旁脓肿形成，椎间隙变窄，椎体内可见斑点样钙化（图 12-2）。⑤上腹部及盆腔 CT 检查示椎体破坏伴右侧占位性病变，右侧腰大肌、髂肌、髂腰肌体积增大。⑥全身骨扫描示第 2、第 3 腰椎骨质代谢异常活跃。

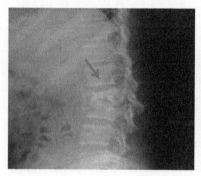

图 12-1 腰椎 X 线检查，箭头示腰 2、
腰 3 椎体骨质破坏楔形变

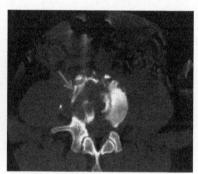

图 12-2 腰椎 CT

[实验室检查] 血红蛋白 88 g/L ↓，血沉 120 mm/h ↑，C- 反应蛋白 142 ng/mL ↑，白蛋白 17.8 g/L ↓，白细胞 18.77×10^9/L ↑，D- 二聚体 3321 ng/mL ↑。结核感染 T 细胞检测斑点试验（T-SPOT-TB）：A 188 SFCS/2.5×10^5 PBMCs；B 163 SFCS /2.5×10^5 PBMCs；结核感染 T 细胞检测判读（ + ）。尿潜血（ + + ），尿蛋白（ + + ），尿镜检红细胞 198/µL，镜检白细胞 18/µL，管型 20/µL，24 小时尿蛋白定量 12.7 g ↑。

[病情 – 治疗 – 护理] 入院后给予腰椎结核常规护理，平卧位休息。积极完善相关检查，继续口服醋酸泼尼松、抗结核药物以及保肝药物。经多学科会诊，考虑患者目前存在肺部感染和低蛋白血症，给予静点头孢哌酮舒巴坦及人血白蛋白，同时按照营养师建议口服水解蛋白粉 10 g，3 次 / 日。

评判性思维和护理措施见表 12-1。

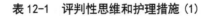

表 12-1　评判性思维和护理措施（1）

评判性分析

[1]　因患者既往有肾病综合征病史，目前化验结果显示有大量蛋白尿但肾功能正常，围手术期应警惕出现肾衰竭和氮质血症。因此应避免使用加重肾脏损害的药物，进食上应严格低钠、低脂，并尽量选用富含优质蛋白的食物；控制饮水量，以免引起水肿。

[2]　患者同时患有结核和肾病综合征，每日消耗大量蛋白质，已出现营养不良、低蛋白血症，营养支持非常重要。但患者食欲不振，治疗时应肠内、肠外双管齐下，方能达到效果。

[3]　患者腰椎椎体骨质破坏，不宜采取半卧位和坐位，针对肺部感染，应加强呼吸功能训练，帮助患者有效咳痰，以利于炎症的控制。

[4]　患者脑梗死后言语含糊，与人交流少，加之数月的卧床治疗，易引发焦虑情绪，因此对患者及主要照顾者的心理疏导十分重要，可鼓励家属积极调动支持系统，为患者提供最大限度的物质和精神支持。

护理问题	护理措施
低蛋白血症	• 根据营养科会诊意见，结合患者病情及饮食习惯，制订搭配合理的食谱，每日优质蛋白经口摄入量 0.8 g/（kg·d）；热量供给充足，不少于 30 ～ 35 kcal/（kg·d）。 • 遵医嘱静点人血白蛋白，预防不良反应发生，及时复查血清蛋白值以评价疗效。 • 指导患者正确服用口服水解蛋白粉，温水冲服，3 次/日。
肾功能损害风险	• 遵医嘱正确口服抗结核药物，定期复查肝肾功能，避免使用加重肾脏损害的药物。 • 记录尿量，观察尿色，密切监测尿常规及血液生化指标。 • 控制饮水量，每日饮水量为前日尿量加 500 mL，每日晨将当日饮水总量及次数设定告知患者及家属。 • 控制饮食中钠盐的摄入量，每日不超过 6 g，同时避免进食腌制品及含盐量高的调味品。 • 饮食宜低脂并富含纤维素，注意补充维生素及微量元素，如钙、铁等。
卧床并发症风险	• 每 2 小时协助患者轴线翻身，合理使用支撑面，受压部位使用水胶体敷料保护，避免皮肤压力性损伤。 • 保持口腔及义齿清洁，每日使用软毛刷刷牙，防止口腔内破损及感染。 • 每日叩击胸背部，指导和协助患者有效咳嗽，利于痰液咳出。 • 指导患者进行扩胸、双上肢握拳、上举运动，以及深呼吸训练，以预防肺不张和增强上肢肌力。 • 指导患者加强双下肢主动活动，如双足背伸跖屈同时配合呼吸运动，每 2 小时 1 次，每次 15 分钟，以预防 DVT。 • 每日环形按摩腹部，保持大便通畅。

　　10 月 30 日患者在全麻下行腰椎结核病灶清除钛笼植入内固定术，术程 2 小时 15 分钟，出血量约 200 mL，输注去白细胞悬浮红细胞 2 U、血浆 200 mL。术中可见病灶处已形成脓腔，其内有大量淡黄色脓液，其间夹杂散在干酪样坏死组织，取样分别送病理检查和细菌培养。

10月31日18：00患者出现寒战伴双下肢网纹样花斑（图12-3），后体温升至39.1 ℃，口服阿司匹林泡腾片退热，休温下降不明显。急查血常规，并在左上肢、右下肢同时抽取血标本进行血培养。结果回报：白细胞 22.10×10⁹/L，C-反应蛋白 209.12 ng/mL，更换抗菌药物为亚胺培南。后体温渐降至正常。术后第2天患者自述腰背部及右腹股沟区疼痛缓解，拔除尿管，可顺利自解小便。引流管共引流 450 mL 血性液，于

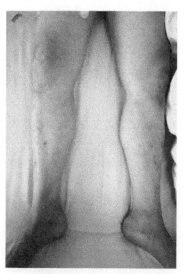

图12-3 双下肢花斑

术后第3日拔除。拔管后在胸背部支具保护下协助患者逐渐在床上坐起。11月2日血培养结果回报均为（−）。11月6日病理组织检查结果示腰大肌筋膜病灶可见多灶上皮样结节，个别朗罕巨细胞，少量干酪样坏死，考虑为增殖型结核，抗酸染色（＋）。脓液细菌培养结果示奴卡菌（＋），敏感抗菌药物为亚胺培南、阿米卡星、利奈唑胺等。明确诊断为腰椎结核合并奴卡菌感染，继续静点亚胺培南。

评判性思维和护理措施见表12-2。

[出院状况] 患者连续3日体温均正常，11月6日复查血常规，白细胞 8.6×10⁹/L，血红蛋白 92 g/L，白蛋白 22.3 g/L，肾功能正常。患者情绪稳定，精神、食欲好，伤口愈合良好，腰背部及右腹股沟区疼痛明显缓解，于11月8日出院。

出院嘱咐：①伤口每2天换药1次，若渗血、渗液应立即更换，3周后酌情拆线。②继续口服抗结核及保肝药物，定期监测肝肾功能，一旦发生异常及时到医院就诊。③加强营养，进食宜低盐、低脂、易消化、富含优质蛋白，以促进伤口愈合，提高机体抵抗力。④术后卧床4周，床上轴线翻身，在胸背部支具保护下可床上坐起。加强呼吸及双下肢功能锻炼，4周后拍片复查，遵医嘱下床活动。⑤加强自我观察，若

出现发热、肢体肿胀或伤口异常，尤其是愈合后又出现红、肿、热、痛、渗液等情况时，及时诊治。

表 12-2　评判性思维和护理措施（2）

评判性分析
奴卡菌作为一种条件致病菌，仅在机体免疫力低下时感染人体。使用甲强龙超过 1 个月或甲泼尼龙 1g 冲击治疗连续超过 2 次即为奴卡菌感染的独立高危因素。该患者患肾病综合征，大量蛋白尿使体内缺乏免疫因子 lgG，机体免疫力低下，加之其连续 3 年口服泼尼松片 25 mg/d，存在奴卡菌感染的高危因素。患者长期从事农业活动，接触细菌机会较多，极易成为奴卡菌的易感宿主。

护理问题	护理措施
体温过高	• 监测生命体征变化，观察患者发热情况及有无烦躁、谵妄等神志改变，防止出现感染性休克。遵医嘱抽取血培养进行检测。 • 卧床休息，加强基础护理，寒战时注意加被保暖，高热期间及时更换汗水浸湿的衣物床单。 • 体温低于 38.5 ℃时给予温水擦浴物理降温，降温效果不佳时遵医嘱口服阿司匹林泡腾片。大量出汗时注意补液，防止发生电解质紊乱与酸中毒。 • 记录出入量。经口摄入不足时，经静脉途径补液。
感染	• 监测体温，记录热型，处理高热。 • 根据药敏结果遵医嘱按时正确应用抗菌药物，观察用药后疗效及不良反应。 • 加强手卫生，限制陪探视人员，避免交叉感染。 • 保持病室干净、整洁，定时开窗通风，空气流通，维持适宜的温度及湿度。 • 加强基础护理，保持口腔清洁，必要时行口腔护理。 • 指导患者有效咳嗽，给予雾化吸入联合胸部叩击，使痰液稀释、松动，易于咳出。 • 妥善固定尿管，尿袋不可高于耻骨联合处，防止逆行感染。尿道口护理每日 2 次，观察尿液颜色、性质。 • 积极治疗原发病，避免加重感染。

[随访/临床转归]　出院后 10 日，患者腰背部伤口愈合良好，左下肢肿胀、发红、皮温升高、足背动脉搏动弱，血管彩超示左小腿肌间静脉血栓形成，诊断为左下肢 DVT，入住我院血管科。患者拒绝安放滤器，给予抗凝治疗后病情好转出院。术后 3 个月随访，患者精神、食欲好，无发热，伤口愈合良好，可自行下地活动，左下肢肿胀消退，皮温正常。

评判性思维和护理措施见表 12-3。

笔记

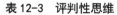

表 12-3 评判性思维

评判性分析

　　该患者在出院后发生了下肢 DVT，考虑和以下因素有关：①肾病综合征导致血液浓缩，有效血容量减少及高脂血症，患者血液黏稠度增加；②大量蛋白质从尿中丢失及肝代偿性合成蛋白增加，引起机体凝血、抗凝和纤溶系统失衡；③肾病综合征导致血小板功能亢进，应用糖皮质激素、限制饮水量等还可进一步加重高凝状态。因此，肾病综合征容易发生血栓、栓塞等并发症。据有关文献报道，肾病综合征患者血栓的发生率为 8%～10%。其中以肾静脉血栓最为多见，下肢 DVT 的发生率在成年人中约为 6%。

　　该患者围术期，因存在尿潜血（＋＋），为避免增加出血的风险，虽 Caprini 血栓风险因素评分达 5 分但仍未进行药物抗凝，而仅采取基础预防措施。加之患者离院回家卧床期间，未严格遵医嘱进行床上活动及双下肢功能锻炼。可能导致了 DVT 和二次住院。

📋 病例分析

1. 疾病知识链接

　　（1）脊柱结核（spinal tuberculosis）是结核杆菌侵入脊柱引起的化脓性病变，多见于成人，起病缓慢，常有低热、疲倦、消瘦、盗汗、食欲不振与贫血等全身表现。疼痛是其最先出现的局部症状，通常为病变部位的轻微疼痛，休息后减轻，劳累后则加重。腰椎的活动度在整个脊柱中最大，其结核的发生率也最高，约占骨关节结核总数的 50%。其中椎体结核占绝大多数，由于椎体以松质骨为主，它的滋养动脉为终末动脉，所以结核杆菌容易停留在椎体部位。椎体破坏后发生塌陷并形成寒性脓肿，表现为椎旁脓肿和流注脓肿。塌陷的椎体、死骨、肉芽组织和脓肿形成，可使脊髓受压或血供受累而发生截瘫。腰椎结核（lumbar vertebral tuberculosis）的治疗需要在辅以全身支持及抗结核药物治疗的情况下，采用手术治疗，清除结核病灶。

　　肾病综合征（nephrotic syndrome，NS）系由多种病因引起肾脏损害，肾小球基膜通透性增加，而出现的以大量蛋白尿、低蛋白血症、高度水肿、高脂血症为特征的一组临床症候群。其易引发感染、急性肾衰竭、血栓和蛋白质及脂肪代谢紊乱四大并发症。目前，肾病综合征主要治疗方法为抑制免疫与炎症反应，常使用糖皮质激素、细胞毒性药物、免疫抑制剂进行治疗。

笔记

（2）奴卡菌（nocardia）是一种分布于土壤中的弱革兰阳性需氧放线菌，广泛存在于自然界中，为条件致病菌，极少出现在免疫功能正常的宿主。当人体免疫功能降低时，土壤、尘埃或食物中的奴卡菌可通过呼吸道、破损皮肤、伤口、消化道进入人体内，后局限于某一器官或组织，或经血液循环播散至脑、肾或其他器官，引起局部或弥漫性疾病的机会性感染。奴卡菌感染常发生在长期使用激素及免疫抑制剂、艾滋病及慢性阻塞性肺病（chronic obstructive pulmonary disease，COPD）的患者。主要表现为免疫功能低下宿主的急性、亚急性或慢性肺部或其他被感染器官的脓肿形成。

奴卡菌侵入机体后，肺为常见受累部位，可引起急性或亚急性病变，呈小叶或大叶性肺炎；转为慢性时，可出现与肺结核相似的表现，并可由肺部病灶播散至全身。磺胺类药物为治疗奴卡菌的首选药物，给药剂量宜足，疗程宜长，至少应持续6个月以上，链霉素、氯霉素、头孢类抗菌药物疗效也较好，但药物治疗的同时应注意全身支持治疗。

2. 临床问题解析

（1）为什么该患者会同时合并结核菌和奴卡菌感染？

结核病的感染源主要为结核病患者，带菌者咳嗽、打喷嚏、高声说话时，喷出的飞沫中的结核菌在空气中传播，进入患者的呼吸道造成感染。而奴卡菌广泛分布于土壤、家畜和水中，其与结核菌一样多从呼吸道侵入人体，引起呼吸道、肺或胸腔感染，也可从皮肤或消化道侵入人体，并血源播散到受累器官。

该患者患有肾病综合征，长期服用激素治疗，机体免疫力较差。其平素务农，生活卫生条件差，奴卡菌和结核菌容易从呼吸道、皮肤、消化道等多种途径侵入体内，并定植在身体特定部位，引起相应部位感染及相关的症状。

（2）该患者同时使用抗结核、糖皮质激素和抗感染药物，如何进行药物指导？

结核病患者抗结核治疗应严格遵守早期、适量、联合、规律、全程治疗的原则。奴卡菌感染药物治疗首选磺胺类药物，但因磺胺类药物在临床上总体耐药率高达40%，故目前多选择利奈唑胺及碳青霉烯类药物，如亚胺培南对其他药物治疗无效的奴卡菌病有一定的疗效，本例患者使用亚胺培南治疗奴卡菌感染效果显著。肾病综合征患者口服激素类药物治疗，应遵循起始足量、缓慢减药、长期维持的原则，尤其要注意根据尿蛋白检测值，逐渐调整剂量，减撤药要慢，避免突然停药。

本例患者有肾病综合征，而抗结核药物对肝肾功能有影响，服药期间应严格要求患者按时、按量服药，保证服药到口，并注意监测肝肾功能，防止脏器损害。

（3）骨结核的好发人群有哪些？

骨结核好发于儿童及青少年，30岁以下的患者占80%，多为继发性结核病，原发病灶多为肺结核或消化道结核。在我国，以原发于肺结核的占绝大多数。在原发病灶活动期，结核杆菌经血液循环到达骨与关节部位，但不一定会立刻发病，其在骨关节内可以潜伏多年，待机体的抵抗力下降，如外伤、营养不良、过度劳累等诱发因素，都可以使潜伏的结核杆菌活跃起来而出现临床症状。长期使用皮质激素类、免疫抑制剂者，以及卫生条件差时也易患结核病。

专家点评

此案例患者为肾病综合征合并腰椎结核，发病初期影像检查结果符合腰椎结核表现，但抗结核治疗数月后症状却无明显改善。最终经过手术、病理、细菌培养检查发现患者同时伴有奴卡菌感染。明确诊断后给予对因处理，症状得到缓解。虽然通过综合诊治，成功进行手术，但由于患者的遵医行为差，以及围术期治疗的相互掣肘，导致术后血栓形成，二次住院治疗，对此护理体会如下。

（1）肾病综合征患者长期服用激素，容易合并机会性感染。出现感染征象时，应考虑可能合并其他感染，尽早从血液、痰、脓液、胸腔积液中查找病原体，明确诊断。

（2）肾病综合征患者病程较长，机体抵抗力差，容易引发感染、急性肾衰竭等并发症，应从多角度、多方向、细致观察，早期发现异常征象，及时处理。

（3）患者同时使用激素、抗结核药物及抗菌药物，用药期间应做好饮食、用药、活动指导，注意密切观察药物疗效及毒副作用，保护肾功能。

（4）肾病综合征患者具有高血栓栓塞倾向，容易发生血栓、栓塞等并发症。在延续性护理中，应向患者强调血栓发生的风险性和床上活动的重要性，提高患者的依从性，降低血栓发生的风险。

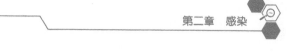

013　Ilizarov 外固定架技术治疗胫骨慢性骨髓炎 1 例

【关键词】慢性骨髓炎；Ilizarov 技术；外固定架功能锻炼教育；外固定架护理

病历摘要

患者，男性，18 岁，学生。于 2012 年 4 月体育课大量运动后出现右小腿肿胀、疼痛，伴全身发热，在当地医院诊断为右胫骨骨髓炎急性发作，经切开引流治疗后缓解。2013 年 5 月右小腿再次肿胀，破溃流脓，诊断为右胫骨慢性骨髓炎，在当地医院保守治疗后缓解。2017 年 8 月徒步长距离行走后右小腿疼痛、红肿，于 2017 年 9 月 7 日入我院，诊断为右胫骨慢性骨髓炎急性发作。

[护理评估]　①生命体征：体温 36.4 ℃；血压 123/88 mmHg；心率 76 次 / 分；呼吸 20 次 / 分。②体重指数 28.9 kg/m²。③既往史及个人史：无其他慢性病史，无烟酒嗜好。④精神心理状况：情绪稳定、配合治疗及护理。⑤高危风险评估：Morse 跌倒评分为 45 分（高风险）。

[专科查体]　右小腿中下段可见一长约 20 cm 的手术切口瘢痕，其周围皮肤感觉减退，右足内踝可见一 5 cm × 5 cm 大小的皮肤肿胀，局部皮肤发红（图 13-1），皮温升高，压痛（ + ）。右下肢肌力、肌张力、感觉正常，足背动脉可触及。

[影像学检查]　①右下肢 X 线检查示右侧胫骨中下段骨髓炎（图 13-2）。②右下肢 CT 检查示右侧胫骨中下段骨皮质增厚，髓腔增宽（图 13-3）。

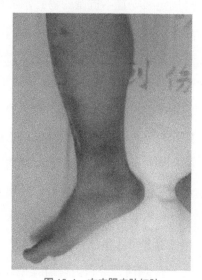

图 13-1　右内踝皮肤红肿

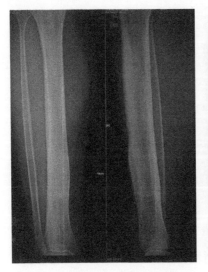

图 13-2　右下肢 X 线检查

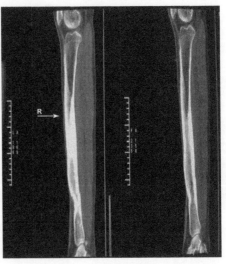

图 13-3　右下肢 CT 检查

[实验室检查]　白细胞 9.7×10^9/L ↑，C- 反应蛋白 37.8 mg/L ↑，血沉 15 mm/h，降钙素原 0.2 ng/mL。

[病情 – 治疗 – 护理（1）]　患者入院后，给予慢性骨髓炎常规护理，减少活动，积极完善相关检查和手术准备，给予 Ilizarov 外固定架术前教育。9 月 14 日患者在腰麻下行右胫骨骨髓炎病灶清除＋ Ilizarov 外固定架安置＋抗菌药物骨水泥植入术。术后患者生命体征平稳，给予抗感染、补液对症治疗，X 线检查显示感染骨祛除，骨缺损处抗菌药物骨水泥填充（图 13-4）。伤口无渗出，外固定架固定妥当，针道干燥无渗出。指导患者卧床休息 3 ～ 5 天，观察伤口出血、渗血，检查外固定架固定情况。之后视情况嘱患者挂拐进行患肢不负重床边活动。在患者可耐受情况下，每日 2 次定量（10 分钟 / 次起）进行挂拐患肢部分负重室内活动。

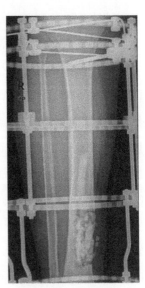

图 13-4　骨缺损处
骨水泥填充

评判性思维和护理措施见表 13-1。

表 13-1 Ilizarov 外固定架术前教育

评判性分析
[1] Ilizarov 外固定架不仅可以实现对缺损区域骨与组织的固定，还可以进行骨与组织的牵拉治疗，为下一步骨与组织的再生打下良好基础。
[2] Ilizarov 外固定架安置或佩戴期间，需要扶拐行走，应对患者进行安全知识的宣教。
[3] Ilizarov 外固定架佩戴期间可以行走活动，要在术前进行功能锻炼的宣教与练习。

护理问题	护理措施
感染加重风险	• 严格无菌操作，进行床边隔离。 • 实施手卫生，预防交叉感染。
跌倒风险	• 挂警示标识，告知患者及家属跌倒的危险性和严重后果。 • 保证病室的物理环境安全。 • 指导患者渐进坐起，穿舒适鞋和衣服。
功能锻炼	• 术前指导患者在床上进行踝泵运动、股四头肌运动等增加腿部肌肉力量，便于术后功能锻炼有效地实施。 • 术前指导患者练习使用双拐活动，进行协调性练习。
焦虑	• 耐心给予患者手术相关知识解答。 • 介绍成功案例，树立患者信心。 • 建立良好的护患关系，取得患者信任，倾听患者，解除焦虑。

[出院状况（1）] 外固定架固定妥当，针道干燥无渗出。患者掌握挂拐活动，于 2017 年 9 月 20 日出院。

出院嘱附：①每周 1～2 次规律门诊随访。②外固定架每日酒精擦拭，保持清洁。③针道无红肿、无渗出不做干预，若有异常情况门诊随诊。④日常生活注意保暖，可制作肥腿裤将外固定架一并包裹。

[病情 - 治疗 - 护理（2）] 2018 年 1 月 8 日患者再次入院，于 1 月 10 日在腰麻下行右胫骨骨髓炎抗菌药物骨水泥取出术＋清创＋外固定架调整术，术后 5 天开始进行骨延长（表 13-2），延长"处方"为 0.85 mm/d（具体方法见"临床问题解析"）。

[出院状况（2）] 外固定架固定妥，针道干燥无渗出，开具骨延长治疗"处方"，患者掌握骨延长期间功能锻炼及延长速度的调节，于 2017 年 1 月 18 日出院。

出院嘱附：①每周 1～2 次规律门诊随访。②外固定架每日酒精擦拭，保持清洁。③针道无红肿、无渗出不做干预，若有异常情况门诊随诊。④日常生活注意保暖，可制作肥腿裤将外固定架一并包裹。⑤切记延长螺母的调整时间和方向，不清楚随时联系。⑥患肢出现痛、麻、张力性水泡等不适时，应停止调节螺母，立刻就医。

表 13-2　Ilizarov 外固定架骨延长护理

评判性分析
[1] 骨质疏松是骨延长过程常见的并发症，需要做好预防骨质疏松的教育和引导。
[2] 针道感染是佩戴外固定架期间不可避免的并发症，减少和降低针道感染是护理重点也是护理的难点
[3] 功能锻炼是保障术后恢复肢体功能重要措施，因此术后应指导患者进行规范、有效的功能锻炼。

护理问题	护理措施
骨质疏松	•改善生活习惯。多晒太阳，合理饮食，多食含钙量高的食物。 •药物预防。遵医嘱服用钙剂。服药期间注意补水，结合维生素的摄入。 •物理预防。进行适当的功能锻炼。
针道感染	•术后1周内，针道周围皮肤即有纤维性包裹，在保持皮肤清洁、干燥的同时，要定期对针道进行护理。 •针道护理时，对于有感染和无感染针道应分别处理，以防止交叉感染。发生针道感染时应及时由专业人员进行治疗。同时，患肢抬高制动，必要时使用药物控制感染。
功能锻炼	•一般患者术后5～7天即可进行床上的肌肉收缩及关节活动，扶双拐部分负重离床活动；3周后逐步开始完全负重行走。在锻炼过程中，若针道出现红、肿、痛等炎症表现时，应停止活动，抬高患肢卧床休息。 •功能锻炼需遵医嘱进行，不宜操之过急，具体方法如下： 1）直腿抬高，绷直膝关节，离床大约2～3 cm。缓慢放下，重复前尽量松弛。开始时做10次，逐渐加量，目标30次。 2）仰卧屈膝，足跟接触床，以尽量使足跟向臀部靠拢，缓慢地重复10次。 3）俯卧屈膝，弯曲膝关节使足跟接触到臀部（图13-5）。开始时重复10次，目标30次。 4）床边抬脚，然后绷直膝关节，脚趾尖抬向天花板几秒钟。开始时重复10次，目标30次。 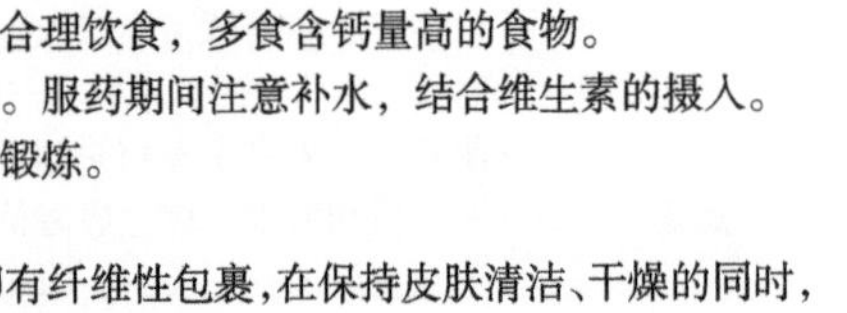 图 13-5　俯卧屈膝 5）端坐屈髋，患肢绷直，另外一只腿弯曲，向髋关节方向倾斜身体。保持10秒，重复10次。

[随访/临床转归（1）] 根据新生骨的矿化（图 13-6）、软组织情况及患者的耐受程度，不断调整延长速度。定期门诊随访，调整骨延长"处方"，2018 年 5 月 3 日调整为 1 mm/d。2018 年 7 月 12 日骨延长完成（图 13-7）。

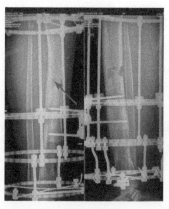
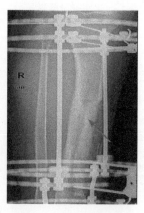

图 13-6 新生骨形成　　图 13-7 骨延长完成

[病情 – 治疗 – 护理（3）] 2018 年 7 月 24 日入院，择期手术拆除 Ilizarov 外固定架（表 13-3），术后患肢进行石膏固定。

[出院状况（3）] 患肢石膏保护，2018 年 7 月 28 日出院。

出院嘱附：①1 周后门诊随访。②忌剧烈活动，谨防再次骨折。③4 周后改为支具固定，继续支具保护 4 周。

表 13-3　拆除 Ilizarov 外固定架后护理教育

评判性分析

[1] 当生成的新骨完全填补原有的骨缺损量时，治疗进入断端愈合阶段。该阶段是利用 Ilizarov 技术的加压技术给对合端压力，从而促进骨质愈合，所以切勿在断端愈合前进行剧烈的活动，以免造成断端错位或骨折形成。

[2] 在拆除外固定后，需要继续石膏或支具保护，期间要注意石膏或支具边缘对软组织的压迫，谨防器具性压力损伤的发生（图 13-8）。

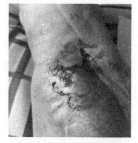

图 13-8 器具性压力损伤

笔记

续表

护理问题	护理措施
再次骨折风险	• 继续适当功能锻炼。 • 患肢石膏或支具保护4周左右。 • 避免剧烈活动。
器具性压力损伤	• 及时、充分评估骨延长区域软组织或患肢皮肤感觉情况。 • 有皮肤感觉障碍者，应充分加衬垫，勤观察。 • 倾听患者的主诉，观察患肢肿胀程度，及时调整束缚物的松紧程度。

[随访/临床转归（2）]　愈后1年、1年半各随访1次，患者精神、食欲好，情绪稳定，骨髓炎未复发，局部皮肤正常，双下肢等长，可自由上下楼梯、进行独立活动，已融入社会生活，患者满意。

病例分析

1. 疾病知识链接

　　各种原因导致的骨组织感染被称为骨髓炎，其病程长、并发症多、治疗难度大，往往反复发作形成慢性骨髓炎。慢性骨髓炎导致局部血液供应和骨质、骨量遭受破坏，可造成大范围的骨缺损，患者有截肢风险。Ilizarov技术的治疗优势在于利用安置环形外固定架，可有效避免供区损伤，降低受区不愈合、感染、坏死等风险。骨延长术主要是通过Ilizarov技术的张力—应力牵拉法则，实现骨与组织的再生，进而重建缺损区域骨骼与软组织、神经、循环等功能。

2. 临床问题解析

　　（1）什么是Ilizarov技术？

　　Ilizarov技术在广义上属于骨外固定技术范畴，是治疗骨折的一种方法。外固定的特点是通过在骨折的近心和远心骨段经皮穿放钢针，再用连接杆与固定夹把裸露在皮肤外的针端彼此连接起来，构成一个新的空间力学稳定体系，用以固定骨折。Ilizarov技术在环式外固定、牵拉成骨机制、无血技术和创造性应用被世界范围认可后，如今俨然成为骨外固定技术的代名词。其与最初的"外固定"相比而言，应用范围不仅局限于骨折的固定，而是已扩展到骨髓炎、骨缺损、肢体功能重建等疾病治疗和组织的再生及修复等方面。

（2）Ilizarov 技术在进行骨延长时是如何掌握延长速度的？

延长速度是整个治疗周期非常重要的一个环节。调节速度一般为 0.5 ～ 1 mm/d，通常每天分 4 ～ 6 次完成。

以 1 mm/d 速度短缩调节为例，每天分 4 次完成，即 0.25 mm/ 次。每个调节螺母 6 个面，每旋转 1/4 圈（1.5 个面）=0.25 mm，逆时针旋转 1 圈（6 个面），即调节 1 mm 距离。调节时间可定为 6 a.m.、12 p.m.、6 p.m.、12 a.m.。

以 1 mm/d 速度延长调节为例，每天分 6 次完成，即 0.17 mm/ 次。每个调节螺母 6 个面，每旋转 1/6 圈（1 个面）=0.17 mm，顺时针旋转 1 圈（6 个面），即调节 1 mm 距离。调节时间可定为 6 a.m.、10 a.m.、2 p.m.、6 p.m.、10 p.m.、2 a.m.。

同时，要特别注意螺母的旋转方向：旋转时必须是调试者目视螺母，顺时针调节代表延长，逆时针调节代表短缩（图 13-9）。

这些关键重要的知识要指导在患者出院前掌握，特别指出患者要有良好的依从性，不可擅自加减"处方"量。1 mm 的调节距离每天不得少于 4 次进行，每次旋转不可大于 1/4 圈，且旋转方向必须正确。

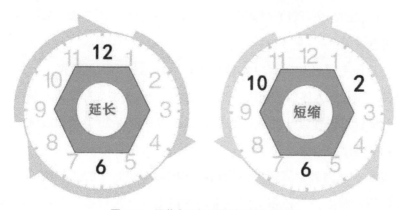

图 13-9　调节方向与调节时间点关系示例

（3）针道护理时消毒剂该如何选择？

目前国内外对于针道护理均有很多相关报道，查阅大量文献后，常用的消毒剂有酒精、碘伏、生理盐水及洗必泰等。

临床常用75%酒精溶液作为消毒剂滴入牵引针眼用于预防针眼感染。但酒精滴入针眼的方法消毒范围有限，且酒精易挥发、不稳定、对皮肤黏膜有刺激性，可引起患者疼痛等不适感。

国内研究中提到碘伏消毒牵引针眼及周边皮肤的效果优于酒精滴牵引针眼的方法。碘伏属中效消毒剂，与酒精相比具有下列特点：①碘伏是碘与表面活性剂结合而成的不稳定结合物，表面活性剂起超载体与助溶作用。碘与菌体蛋白质中的氨基酸结合使其变性，并在治疗创面形成极薄杀菌膜，缓慢持久地释放有效碘，对各类细菌、芽胞、病毒、真菌、原虫均有较强的杀菌作用。②碘伏性质温和，无毒、无味、无致敏性，对黏膜无刺激性，还有清洁作用，具有速效、稳定性好等特点。③碘伏对铜、铝、碳钢等二价金属有腐蚀性，但目前临床外固定架及克氏针多为不锈钢制品，具有抗腐蚀性强的特点，因此使用碘伏消毒牵引针眼是安全的。④碘伏受有机物影响大，脓血等有机物存在可降低其杀菌效果，因此，消毒时若针眼处有分泌物或结痂，应先用棉签拭去，以免发生痂下积脓，并可使碘伏充分发挥消毒效果。⑤碘伏棉签消毒针眼及周边皮肤的方法，较酒精滴牵引针眼的方法消毒范围扩大，故能有效提高消毒效果。

国内也有研究中写到以生理盐水作为针道护理的消毒剂，效果优于酒精。因其是人体的平衡液，可以减少对针道周围局部皮肤的刺激，进而降低针道护理时针道不适度。Nikolas等和Rahsan等报道过洗必泰在针道护理中的应用。

此外，国内外学者还对使用消毒剂的频率进行了较多的研究，形成2种不同观点：一种是提倡经常使用消毒剂消毒针道，保持局部清洁，防止细菌繁殖；另一种是少用消毒剂，减少对针道刺激，敞开引流，保持局部皮肤干燥。但尚无科学证据证明哪种方法更好。

专家点评

该病例为自发性骨髓炎病情反复发作后形成慢性骨髓炎，利用 Ilizarov 技术治疗后，感染得到有效控制，未复发；坏死骨清除后利用骨延长术生成新骨，未重新植骨和使用人工骨材料，减少患者损伤和痛苦的同时，也降低了植骨的风险和费用，最终保留患肢，恢复肢体长度，治疗效果好，患者满意。通过对该患者的护理，获得如下经验。

（1）Ilizarov 技术在骨髓炎患者中的应用尚不为大众所熟悉，需要向社会人群进行知识的普及，争取早期规范治疗，避免病情反复，改善预后，提高患者生活质量。

（2）Ilizarov 技术的全程治疗理念，推生"后手术"时代的产生，给专业护理人员提供了广阔的护理空间和研究领域。逐步完善全程心理护理、知识教育、功能锻炼及并发症防治等，均有助于减轻患者痛苦、提高治疗效果。

（3）多次手术、连续跟踪观察才能做出准确的治疗决策，要求护理人员不间断地掌握患者信息，全程指导、教育。医护密切配合、护患相互信任是开始治疗的前提，也是治疗效果的保证；否则，任何一个环节的"失联"都将给治疗带来不可预知的灾难结局。

014 艾滋病并发踝关节结核 1 例

[关键词] 踝关节结核；艾滋病；结核菌感染；机会性感染；职业防护

病历摘要

患者，男性，30 岁，农民，初中文化。患者于 2 周前无明显诱因出现左踝关节疼痛，左外踝处可见一小包块，自以为崴脚，未诊治。之后包块进行性增大，疼痛加重，以行走时为著，伴左踝关节肿胀，局部压痛明显，皮温高。就诊于当地医院，行相关检查后考虑为踝关节结核，于 2016 年 6 月 22 日 15：30 转入某感染性疾病专科医院，入院诊断为左踝关节肿胀原因待查（结核性可能），艾滋病。

[护理评估] ①生命体征：体温 36.5 ℃；血压 114/66 mmHg；心率 92 次 / 分；呼吸 20 次 / 分；血氧饱和度 96%（未吸氧）。②体重指数 17.99 kg/m^2。③既往史及个人史：2015 年被诊断为血行播散型肺结核、多发性结核性浆膜炎（双胸腔、腹腔、心包腔）及艾滋病，规范服用抗结核药物，结核控制良好，规范进行高效抗反转录病毒治疗（highly active anti-retroviral therapy，HAART）。无烟酒嗜好。④精神心理状况：轻度焦虑，情绪稳定，能配合治疗。

[专科查体] 患者神志清楚，精神、食欲好。左足水肿，压之凹陷，皮肤瘙痒，可见散在抓痕（图 14-1）。左踝关节外侧肿胀，范围约 5 cm×6 cm，局部压痛明显，皮温高，左踝关节活动明显受限，不能跖曲及内外翻，背伸受限。余关节无肿胀、疼痛。

[影像学检查] ①左小腿及踝关节 X 线检查示左侧踝关节骨质虫蚀样破坏，周围软组织肿胀（图 14-2）。②左踝关节 CT 检查示左侧腓骨外踝溶骨性骨质破坏，其内可见碎裂样死骨及软组织填充，其外侧可见明显较大软组织肿块影，与周围结构分界不清。余骨质未见明显破坏。③胸部 CT 检查未见明显异常。

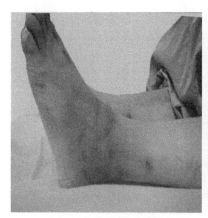
图 14-1 左踝关节外侧肿胀

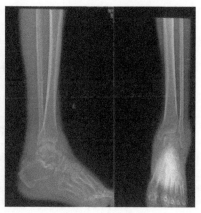
图 14-2 左小腿及踝关节 X 线

[实验室检查] 白细胞 13.71×10^9/L ↑，红细胞 3.67×10^{12}/L，血红蛋白 107 g/L ↓，丙氨酸氨基转移酶 63.18 U/L ↑，血沉 94 mm/h ↑，C-反应蛋白 116.6 mg/L ↑，乙肝表面抗原（＋）641.817 mIU/mL，CD4 绝对计数 90 个 /μL。

[病情 – 治疗 – 护理] 患者先进入感染科，给予抗结核、HAART、保肝治疗，积极完善相关检查，进行术前准备。所服抗结核药物为异烟肼、利福平、吡嗪酰胺、乙胺丁醇，抗病毒药物为替诺福韦（TDF）、拉米夫定（3TC）、依非韦伦（EFV），保肝药物为复方甘草酸苷、双环醇。6 月 23 日行左踝关节诊断性穿刺，抽出 5 mL 脓性分泌物送检，化验结果回报：抗酸杆菌涂片（＋），结核 -RNA（＋），结核 -DNA 2.17×10^4，确诊为踝关节结核。

评判性思维和护理措施见表 14-1。

术前准备稳妥后，患者转外科手术治疗。于 6 月 30 日 14：00 进入手术室，在腰麻下行踝关节结核病灶清除融合术，术中见腓骨下端骨质缺损，局部有坏死骨形成、大量干酪样物和肉芽组织，给予刮除局部坏死组织，以及异烟肼、利福平处理创面，手术过程顺利，术中出血约 100 mL，伤口留置 1 条引流管，未留置尿管。术后给予抗感染、对症、支持治疗，继续抗结核、抗 HIV 治疗。患者术后生命体征平稳，无发热，左下肢支具固定，踝关节制动，伤口引流量少，术后第 3 日拔除引

笔记

流管。术中病理组织检查回报为炎性肉芽组织，有多量浆细胞浸润，抗酸杆菌染色（＋）。

评判性思维和护理措施见表 14-2。

表 14-1 评判性思维和护理措施（1）

评判性分析
[1] 患者 1 年前因肺结核入院治疗，同时发现合并 AIDS、乙型肝炎，考虑患者感染 HIV，并进入艾滋病期，目前合并结核菌、乙肝病毒等机会性感染。本次患者因踝关节肿胀入院，诊断为踝关节结核，而胸片提示无活动性肺结核，考虑为体内潜伏的或体外结核菌进入血液播散至踝关节，造成踝关节脓肿形成和关节破坏。
[2] 入院时查 CD4 绝对计数 90 个 /μL，提示患者 $CD4^+T$ 淋巴细胞水平偏低，机体细胞免疫功能差，因此手术前积极抗病毒治疗，并预防感染。
[3] 患者长期服用大量药物，应做好用药指导，提高患者服药的正确性和依从性。密切观察药物的不良反应，定时复查肝肾功能、骨密度。
[4] 给予术前心理指导，安慰患者，消除恐惧和焦虑心理，树立信心，积极配合治疗。

护理问题	护理措施
服药管理	• 准确按时服药，定服药时间，不漏服、不错服。 • 抗 HIV 药物与其他药物间隔至少 2 小时服用，若漏服，需及时补服。 • 依非韦伦宜睡前空腹服用。 • 服用替诺福韦者定期监测肾功能、骨密度变化。 • 定期监测肝功能，观察患者有无恶心、呕吐、皮肤黏膜黄染。
疼痛、肿胀	• 指导患者卧床休息，踝关节制动、抬高。 • 指导患者禁止抓挠皮肤，以免破溃。 • 必要时遵医嘱口服镇痛剂。
感染风险	• 保持病房环境整洁，保持空气流通，室内温、湿度适宜，预防感冒。 • 医务人员严格执行手卫生，避免交叉感染。 • 踝关节穿刺部位覆盖无菌敷料，观察有无分泌物渗出，保持伤口敷料清洁、干燥，渗出明显时及时通知医师更换。 • 规范抗病毒、抗结核治疗，观察患者有无低热、盗汗等症状。 • 指导患者禁止抓挠皮肤，避免增加感染的机会。 • 指导患者进高维生素、高蛋白、易消化食物，增强抵抗力。 • 防止便秘，以免损伤肠黏膜。
心理护理	• 同情、理解、关爱患者，不歧视患者。 • 加强沟通，鼓励患者说出自己的心理感受。 • 向患者讲解疾病的相关知识，鼓励患者树立信心，积极配合治疗。 • 动员患者亲友给予患者精神上的支持。
卧床并发症风险	• 指导患者多饮水，增加膳食纤维的摄入，预防便秘。如大便干燥或 3 天无大便应告知医师给予处理。 • 患肢踝关节制动期间，被动按摩小腿肌肉，并指导患者加强足趾活动及小腿、大腿肌肉的主动运动。健肢也应注意加强活动，预防 DVT。

笔记

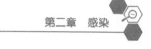

表 14-2　评判性思维和护理措施（2）

评判性分析

[1] 该患者麻醉清醒后疼痛明显，给予镇痛。

[2] 患者腓骨下端骨质破坏明显，术后需卧床休息时间长，卧床期间应注意 DVT、肺部感染、便秘等并发症。

[3] 患者机体免疫功能受损，且结核病属慢性消耗性疾病，术后应继续规范抗结核、抗病毒治疗，并进行营养支持，提高机体抵抗力，同时预防其他机会性感染的发生。

护理问题	护理措施
疼痛	• 做好宣教工作，说明镇痛药物的作用及注意事项，鼓励患者积极表达不适状况。 • 遵医嘱静脉使用镇痛泵，3 天后改口服镇痛药。
患肢护理	• 患肢保持功能位，支具固定踝关节，患肢抬高于心脏水平，避免过高或下垂。夜间入睡后避免不自觉活动压迫患肢。 • 严密观察患肢末梢血运情况，如颜色、温度、毛细血管充盈时间及肿胀程度，发现异常，及时处置。 • 鼓励患者股四头肌功能锻炼，以及跖趾关节和趾间关节活动，预防肌肉萎缩。
DVT 风险	• 术后 8 小时开始遵医嘱给予低分子肝素钙 4100 U 皮下注射，1 次 / 日，观察有无出血倾向。 • 麻醉清醒后指导和鼓励患者患肢进行肌肉收缩和足趾活动锻炼，以利于血液循环。 • 健肢应注意加强活动，鼓励患者卧床期间自我照顾。
感染风险	• 保持病房环境整洁，空气流通，室内温、湿度适宜，病房内绝对禁止吸烟。 • 加强口腔卫生，预防口腔感染。 • 鼓励患者有效咳嗽、咳痰，每日进行腹式呼吸或吹气球训练，预防肺部感染。 • 伤口以无菌敷料覆盖，保持清洁、干燥，避免患者抓挠。观察伤口引流液的量、性质和颜色，以及切口的渗血情况，如有异常及时通知医师。 • 鼓励患者多饮水，保持会阴部清洁，预防泌尿系感染。 • 遵医嘱合理应用抗菌药物。

[出院状况]　7 月 15 日患者一般情况可，精神、食欲佳，大小便正常，情绪稳定。生命体征平稳，无特殊不适主诉。查体：双下肢无水肿，患肢仍以支具制动，末梢血运好，切口愈合良好，无红肿、渗出，伤口拆线，出院。

出院后进行终末处理。床单元（含床栏、床头柜、地面等）表面进行清洁和消毒，无明显污染时可采用消毒湿巾进行清洁、消毒，有污染时及时用含氯消毒剂擦拭消毒，时间不小于 30 分钟。不应将使用后或污染的擦拭布巾或地巾重复浸泡至清洁用水、使用中的清洁剂和消毒剂内。最后，对房间进行紫外线消毒。

出院嘱咐：①院外继续规律抗结核、HAART、保肝、增强免疫等治疗。②定期复查血常规、肝肾功能、骨密度等，监测药物的不良反应。③左踝关节继续制动，术后1个月复查，根据情况进行功能锻炼，避免病理性骨折。④注意休息，劳逸结合，预防机会性感染，如肺孢子菌肺炎、细菌性肺炎、结核性脑膜炎等。

[随访/临床转归]　出院1个月随访，患者精神、食欲好，情绪稳定，继续患肢制动4周。复查CD4绝对计数350个/μL，未发生其他机会性感染。

病例分析

1. 疾病知识链接

艾滋病，即获得性免疫缺陷综合征（acquired immuno deficiency syndrome，AIDS），是由人类免疫缺陷病毒（human immunodeficiency virus，HIV）引起的一种严重侵犯人类全身免疫系统的传染性疾病。HIV病毒侵入人体后，会在体内不断复制，逐渐破坏人体细胞免疫功能，使人体抵御疾病的能力降低，易发生多种机会性感染和肿瘤，最终死亡。

HIV病毒感染人体后，可无症状或表现为急性感染综合征。急性期后临床症状逐渐消失，但体内HIV病毒继续复制。进入艾滋病期后，患者细胞免疫系统受到严重破坏，机体免疫功能下降。当$CD4^+T$淋巴细胞计数下降到不同水平时，就容易感染各种类型的病原微生物。根据病原微生物的种类，AIDS相关机会性感染可以划分为分枝杆菌感染、真菌感染、病毒感染、寄生虫感染以及细菌感染，其中结核分枝杆菌感染导致的结核病是全球HIV感染者的主要死因。AIDS患者感染结核分枝杆菌后，易随血流播散至全身，淋巴结和胸膜是最常受累的部位。结核菌还可能定植在骨组织和关节腔内，引发骨与关节结核。

踝关节为下肢关节中位置最低者，负重大，易损伤，关节周围缺少肌肉覆盖易为结核杆菌所侵袭而发病。踝关节结核的发病率仅次于髋、膝、肘关节，居关节结核的第4位，发病年龄多为20～30岁的年轻人，男性略多于女性。踝关节结核起病缓慢，早期多无明显体征，仅感踝部不适、乏力，病情继续进展可表现为疼痛、肿胀、功能障碍、脓肿及瘘管形成等。

2. 临床问题解析

（1）什么是抗HIV的HAART治疗？常见的药物不良反应有哪些？

HAART俗称鸡尾酒疗法，是指通过3种或3种以上的抗病毒药物联合使用来治疗艾滋病的方法。目前，临床常用的抗病毒治疗药物有核苷类反转录酶抑制剂（替诺福韦TDF、齐多夫定AZT、拉米夫定3TC等）、非核苷类反转录酶抑制剂（依非韦伦EFV、奈韦拉平NVP）、蛋白酶抑制剂（洛匹那韦/利托那韦LPV/r）、整合酶抑制剂（拉替拉韦钾Ral、多替拉韦钠DTG），以及复合片剂（多替阿巴拉米片、艾考恩丙替片）。

目前，HAART常用的治疗方案有：①两种核苷类反转录酶抑制剂联合一种非核苷类反转录酶抑制剂；②两种核苷类反转录酶抑制剂联合一种蛋白酶抑制剂；③两种核苷类反转录酶抑制剂联合整合酶抑制剂；④复合片剂。

HAART治疗过程中，常见的不良反应有恶心、呕吐、头痛、乏力、皮疹等。依非韦伦、奈韦拉平易损伤肝功能，替诺福韦可引起骨质疏松，部分药物还可能引起出血、骨髓抑制等，应注意观察。

（2）什么是机会性感染？

机会性感染是指有些病原体在人体免疫功能正常时不会致病，但当人体免疫功能降低时，就可能乘机侵袭人体而导致疾病。机会性感染是艾滋病的主要表现形式之一，是HIV感染者和艾滋病患者发病、住院和死亡的主要原因。当$CD4^+T$淋巴细胞计数下降到不同水平，就容易发生不同的机会性感染。常见的机会性感染有肺孢子菌肺炎、肺结核、细菌性肺炎、口腔念珠菌病、皮肤病、肠道疾病、巨细胞病毒感染、淋巴瘤等。结核菌感染是AIDS患者最为常见的机会性感染之一，是HIV感染疾病进展的重要因素，也是AIDS患者死亡的重要原因。

（3）临床护理中对于HIV感染者和AIDS患者，医务人员应如何防护？

艾滋病传播途径有三大类，分别为性传播、血液传播和母婴传播。一般咳嗽、握手、蚊虫叮咬、共用卫生设施、游泳、拥抱、共用电话等日常生活接触，不会感染HIV。因此护理HIV感染者和AIDS患者时，应对传播途径有正确认识，避免过分恐慌和歧视患者。护理人员日常工作中的防护应做到：①严格执行手卫生。②进行有创性操作时穿隔离衣或具有防渗透性能的防水罩袍，戴口罩，必要时戴眼罩，避免分泌物喷溅身体和面部。③医务人员手部皮肤发生破损时，在进行有可能接触患者血液、体液的诊疗和护理操作时必须戴双层手套。④侵袭性操作要有足够光线，谨慎操作，防止针和利器刺伤手套和皮肤。⑤穿刺针使用后，勿将其插入橡胶瓶塞及输液器小壶等处，使用过的注射器针头严禁回盖针帽。严禁将用过的锐器传递给他人。⑥严格按医疗废物处置规定处理废物，处理利器时严格按操作规程进行。

（4）医务人员在治疗护理HIV感染者和AIDS患者中发生职业暴露时如何处理？

医务人员在工作中发生职业暴露时，应立即进行局部紧急处理，同时上报院感科，尽快、尽早进行预防性用药，推荐方案为：替诺福韦（TDF）+拉米夫定（3TC）+洛匹那韦/利托那韦（LPV/r）。预防性用药最好在2小时内服用，不宜超过24小时。如超过24小时也建议服用预防性抗病毒药物。用药疗程连续服用28天，定期检测HIV抗体。如被可疑携带HIV病毒的针刺伤时，局部紧急处理步骤：①损伤后立即由近心端向远心端轻轻挤压，尽可能挤出损伤处血液，禁止在伤口局部挤压，以免污染血液进入体内。②使用肥皂液和流动水进行冲洗，至少3分钟。③使用消毒液（如0.5%

碘伏或 75% 酒精）进行浸泡或擦拭消毒，并包扎伤口。④眼睛等部位的黏膜遭受污染时用生理盐水反复冲洗，直至冲洗干净。

专家点评

本病例为艾滋病合并踝关节结核病患者，住院期间积极手术治疗，同时规范抗病毒、抗结核治疗，围手术期未并发机会性感染，术后伤口愈合出院。在对该患者的护理中，总结经验如下。

（1）艾滋病患者并发各种机会性感染的风险高，应教会患者自我观察并积极预防，发现异常及时就诊。

（2）积极抗结核、抗病毒、保肝治疗是艾滋病患者围手术期管理的重点。

（3）医务人员在对艾滋病患者的治疗护理中，应理解、关爱患者，不歧视患者，同时积极做好职业防护。

（4）艾滋病患者出院后仍应积极抗结核、抗病毒治疗，提高机体抵抗力，尽量减少感染机会。

第三章
退行性疾病

015 颈椎病术后并发硬膜外血肿 1 例

[关键词] 颈椎病；脑梗死；硬膜外血肿

病历摘要

患者，男性，65 岁，退休，高中文化。患者 1 年前无明显诱因出现双下肢疼痛、麻木，无行走困难，于当地医院行颈椎 CT 检查，诊断为颈椎病，给予保守治疗，效果欠佳。1 个月前疼痛、麻木症状加重，以活动后为著，并出现双上肢感觉减退、双下肢踩棉花感、步态不稳、前倾等症状。为行手术治疗于 2014 年 6 月 8 日入我院，诊断为颈椎病（脊髓型），颈椎管狭窄，入院前 4 天遵医嘱停服阿司匹林，改为低分子肝素钙 4100 U 皮下注射，1 次 / 日。

[护理评估] ①生命体征：体温 36.4 ℃；血压 158/86 mmHg；心率 72 次 / 分；呼吸 18 次 / 分。②体重指数 27.8 kg/m²。③既往史及个人史：

患高血压病10年，平素口服苯磺酸左旋氨氯地平片2.5 mg，1次/日；3个月前被诊断为脑梗死，于当地医院治疗后，预后良好，未遗留后遗症，出院后口服阿司匹林肠溶片100 mg，1次/日。吸烟25年，已戒烟3个月，无饮酒嗜好。④高风险评估：Morse跌倒评分60分（高风险）；烫伤评分5分（高风险）。

[专科查体]　右上肢尺侧感觉减退；双上肢三角肌、肱二头肌、肱三头肌肌力5级，双手内在肌肌力4级，双上肢肌张力正常；双下肢前侧麻木，双下肢各级肌力均为4级，双侧Hoffmann征（+）及Babinski征（-）；双下肢肌张力正常。

[影像学检查]　①颈椎X线检查示颈椎退行性改变。②颈椎CT检查示颈椎退行性改变，颈2～颈7椎间盘突出伴椎间盘及椎体层面椎管狭窄（图15-1）。③颈椎MRI检查示颈椎退行性改变，颈2～颈3、颈3～颈4、颈4～颈5、颈5～颈6、颈6～颈7椎间盘突出，椎管狭窄，颈3～颈4、颈5～颈6水平脊髓变性（图15-2）。

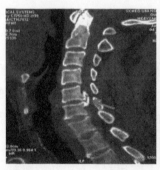
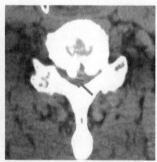

图15-1　颈椎CT检查箭头示后纵韧带骨化

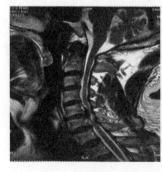
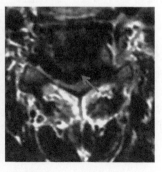

图15-2　颈椎MRI检查箭头示硬膜囊受压，脊髓高信号

[实验室检查] 同型半胱氨酸 20.8 μmol/L ↑，甘油三酯 2.36 mmol/L ↑，D- 二聚体 512 ng/mL ↑，凝血酶时间 21 秒↑，白蛋白 37 g/L ↓。

[病情 – 治疗 – 护理] 入院后给予颈椎病常规护理，积极完善相关检查，进行术前准备。遵医嘱继续口服苯磺酸左旋氨氯地平片，血压控制良好。继续皮下注射低分子肝素钙，于手术前 1 日停止注射。

评判性思维和护理措施见表 15-1。

6 月 11 日 11：15，患者在全麻下行颈后路（颈 3 ～颈 7）单开门椎管扩大成形、钛板内固定术，手术过程顺利，术中出血 100 mL，于 14：10 安全返回病房。查体：患者神志清楚，体温 36.2 ℃，心率 72 次 / 分，呼吸 18 次 / 分，血压 150/93 mmHg，血氧饱和度 96%，切口处留置一条负压引流管，引流液约为 20 mL 血性液，患者双上肢三角肌、肱二头肌、肱三头肌肌力 5 级，双手内在肌肌力 4 级，双下肢各级肌力均为 4 级；主诉双下肢麻木感较术前减轻。给予吸氧、心电监护及抗感染、脱水、对症治疗。

15：45 患者主诉右上肢无力。查体：患者神志清楚，血压 148/90 mmHg，心率 68 次 / 分，呼吸 20 次 / 分，血氧饱和度 94%；无头晕、恶心、呕吐；右上肢三角肌、肱二头肌、肱三头肌肌力 4 级，右手内在肌肌力 3 级，切口处少量渗血，术后伤口共引流出血性液体约 40 mL，挤压引流管未见新鲜引流液。立即通知主管医师，15：50 医师查体示右下肢各级肌力 2 级。考虑患者既往有高血压及脑梗死病史，不能除外脑血管意外可能，拟在监护下行头颅 MRI 检查。16：00 患者左上肢及左下肢各级肌力继续减退，为 2 级，考虑为硬膜外血肿压迫导致。立即协调各科室，于 16：15 行急诊手术探查，术中可见手术减压部位有血肿形成，局部硬脊膜受压，予以清除血肿，彻底止血，手术过程顺利。

评判性思维和护理措施见表 15-2。

表 15-1　评判性思维和护理措施（1）

评判性分析

[1]　该患者为脊髓型颈椎病，双下肢麻木，步态不稳，应注意预防跌倒和烫伤。

[2]　由于术中需长时间采取俯卧位，术前应进行俯卧位训练，以适应术中体位要求。

[3]　由于阿司匹林有抑制血小板聚集的作用，因此被广泛应用于心血管疾病的防治中，但其同时会增加手术出血的风险。由于阿司匹林停用 7～10 天后，血小板方能恢复正常，故手术前需常规停药 7 天。该患者 3 个月前患脑血管病，为避免停服阿司匹林增加围术期脑血管意外的风险，需应用低分子肝素钙进行桥接。低分子肝素钙半衰期约为 3.5 小时，术前 1 天停药可避免增加手术出血的风险。

[4]　患者既往有高血压病史、近期患有脑梗死，应警惕再发脑血管意外。

护理问题	护理措施
跌倒、烫伤风险	• 病房悬挂风险标识，告知存在的风险及其严重性，引起患者及家属的重视。 • 患者外出检查、如厕有人陪同，告知患者穿舒适合适的鞋子、衣物，下床时指导家属协助穿好鞋，并扶持下床。 • 保证病房物理环境安全，注意病室、卫生间、走廊的光线，避免地面有水渍和障碍物。 • 指导患者勿擅自使用保暖物品，如病情需要，应在护士指导下使用。
预防脑血管意外	• 遵医嘱正确应用抗凝药物，观察有无出血倾向。 • 遵医嘱规律服用降压药，定时监测血压变化。 • 指导患者进食低盐、低脂、易消化饮食，多食蔬菜、水果、谷类、鱼类和豆类。 • 指导患者保持情绪稳定，注意保暖，防止感冒；体位变换如起床、坐起时动作宜缓慢，转头不宜过猛、过急；保持大便通畅，避免排便时过度用力。 • 如患者出现眩晕、步态不稳、血压过高、肢体麻木无力加重、言语模糊或失语等异常症状时，立即通知医师。
手术前准备	• 指导患者进行俯卧位训练，方法为：将被子或枕头放于床中间，患者俯卧其上（图 15-3），以能坚持 3 小时为宜。 • 指导患者进行床上大小便练习，以适应术后床上排便，并监督执行情况。 • 术前 1 日剃头，范围为头顶至肩胛下缘，左右过腋中线，术前 1 日清洗术区皮肤，并保持皮肤清洁。 • 手术前帮助患者选择合适的颈托，标准为上缘接触下颌，下缘接触胸骨，避免患者屈颈（低头）；松紧度以颈部的旋转与肩部同步转动为宜（图 15-4）。

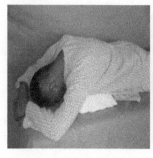
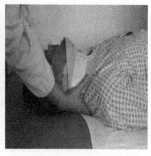

图 15-3　俯卧位训练　　　图 15-4　颈托的选择

笔记

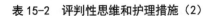

表 15-2　评判性思维和护理措施（2）

评判性分析

[1]　该患者手术过程顺利，术后回房时麻木感较术前减轻，提示手术减压有效。术后 1.5 小时开始出现右侧肌力减退，起初考虑为脑血管意外，在 MRI 检查准备过程中，护士观察到四肢各肌群肌力进行性减退，高度怀疑为急性血肿压迫。一旦血肿形成，可导致肌力、感觉减退，严重者可发生四肢瘫痪，甚至死亡。遂紧急实施手术探查，证实硬膜外血肿形成压迫脊髓，予以清除血肿。

[2]　颈椎手术后血肿形成与引流不畅密切相关。该患者使用负压引流装置，回房时引流管内可见少量血性液，之后虽仍有引流液，但引流量较少（20 mL），导致护士在观察中忽略了引流不畅的问题。因此，颈椎手术后引流量的观察尤其重要，不仅要关注引流液的总量，更要动态性观察每小时的引流状况，尤其术后前 6 小时。当出现肌力、感觉减退时，高度警惕血肿压迫。

护理问题	护理措施
伤口及引流管理	• 观察敷料有无渗血，触诊比较颈部切口两侧有无肿胀及波动感，若有异常及时分析原因并积极处理。 • 保持切口引流通畅，动态观察引流液的颜色、量、性质，判断有无扭曲、打折、漏气、堵塞等，可疑引流管堵塞时立即通知医师。 • 结合手术方式判断引流液的量，颈椎后路手术后 24 小时内一般为 100～300 mL，以术后 6 小时内较多，并逐渐减少，若过少或过多通知医师查明原因。
脊髓神经功能的观察	• 定时进行专科查体，动态评估感觉平面及肌力情况，并与术前比较，若出现肌力、感觉减退，立即通知医师。 • 告知患者自我观察的方法，鼓励患者反映不适主诉。 • 将伤口引流与肢体感觉、活动相结合进行观察，及时发现神经压迫症状。
硬膜外血肿形成	• 一旦怀疑硬膜外血肿形成，应立即协助医师进行处理（图 15-5）。 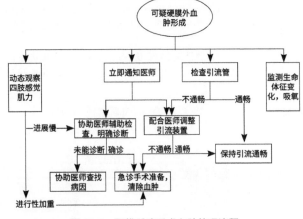

图 15-5　颈椎后路手术血肿处理流程

17：30 手术结束返回病房，查体：患者神志清楚，双上肢三角肌、肱二头肌、肱三头肌肌力均为 5 级，双手内在肌肌力 4 级，双下肢各级肌力均为 4 级。切口处敷料无渗血，留置一条负压引流管，患者主诉四肢麻木减轻。术后生命体征平稳，引流通畅，回房至次日晨引流 160 mL/14 小时血性液，后引流液逐渐减少，术后第 5 日拔除引流管。6 月 16 日医师查体：四肢各级肌力均为 5 级。而患者仍自述四肢无力，请精神卫生科会诊后考虑为情绪紧张及焦虑状态，给予口服丁螺环酮 15 mg/d 抗焦虑治疗。

评判性思维和护理措施见表 15-3。

[出院状况] 6 月 19 日患者颈部切口处无红肿及渗出，触诊无波动感，皮缘对合好，查体：四肢各肌群肌力均为 5 级，患者主诉双下肢麻木感较术前减轻。患者精神、食欲好，情绪平稳，大小便正常，焦虑紧张情绪明显减轻，遵医嘱停服丁螺环酮，遵医嘱出院。

出院嘱咐：①隔 3 日换药 1 次，切口完全愈合后拆线（约 14 天）。②平卧时枕头不宜过高，头部略后仰，颈部不能悬空；侧卧时枕头高度与一侧肩同高；活动时佩戴颈托 1 个月。③枕、颈、肩部注意保暖；纠正不良姿势保持颈部平直，避免长时间低头。④进行耸肩、伸指握拳、颈部肌肉抗阻练习等功能锻炼。⑤术后 1 个月、3 个月、6 个月复查，不适随诊。

[随访/临床转归] 出院后 6 个月随访，患者精神、食欲好，情绪稳定。四肢各肌群肌力正常、双下肢略有麻木感。

表 15-3 评判性思维和护理措施（3）

评判性分析
[1] 经过紧急手术探查和血肿清除，患者的四肢感觉活动较二次手术前好转，并逐渐恢复到正常状态，与硬膜外血肿处理及时、得当有关。
[2] 硬膜外血肿清除手术后患者肌力逐渐恢复到正常状态，而患者仍自感四肢无力，考虑与第一次手术后血肿致四肢短暂活动障碍及二次手术造成的心理创伤有关。因此，发生紧急情况时，除积极处置病情外，还应重视对患者的心理护理。
[3] 手术创伤可能暂时影响颈椎的稳定性，术后在坐位及下地活动时应佩戴颈托制动，并注意对颈椎的保护。

续表

护理问题	护理措施
焦虑	• 耐心倾听患者的诉说，主动询问不适感受。 • 对患者提出的问题给予明确、有效和积极的信息，建立良好的护患关系，使其能积极配合治疗。 • 为患者创造安静、无刺激的环境，帮助并指导患者及家属应用松弛疗法，如按摩、听音乐等。 • 患者出现强烈焦虑及恐惧情绪时，及时请精神卫生科会诊，根据情况给予药物疗法及心理干预。
体位与活动	• 术后当日平卧位与侧卧位交替，采用轴线翻身（图 15-6）。平卧时免枕或低枕，侧卧时枕与肩同高（图 15-7）。 • 征得医师同意后，可佩戴颈托坐起和下床活动，体位更换时保持头颈中立位，先坐后站，逐渐下床。 • 下床活动应循序渐进，有家属陪同，防止摔倒。 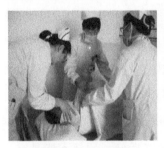 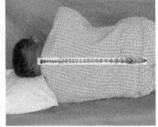 图 15-6　轴线翻身　　　图 15-7　侧卧时枕与肩同高
功能锻炼	• 术后开始进行各肢体的主动及被动功能锻炼，伸指握拳，抬臂耸肩等。 • 抓握练习：握手掌大小的弹性球，用力紧握稍停顿后放松，重复练习。 • 颈背肌肉锻炼：站位或坐位，分别将手置于头部的前、后、左、右 4 个方向，头部与手臂同时用力（注意只用力不产生实际动作），每个方向 10 ～ 15 秒 / 次，间隔 5 秒，每组 10 次，每日 2 ～ 3 组。

📋 病例分析

1. 疾病知识链接

（1）颈椎病（cervical spondylopathy）是一种常见的退变性疾病，是指因颈椎间盘退行性变本身及其引起的继发性改变，刺激或压迫邻近的脊髓、神经根、椎动脉、交感神经等组织，引起各种症状和体征。根据受压或刺激的组织不同，临床上将颈椎病分为神经根型、脊髓型、椎动脉型、颈型、混合型等。

脊髓型颈椎病是颈椎病最为严重的亚型，也是脊髓损伤最常见的原因，临床上可表现为手部麻木、活动不灵，尤其是精细活动失调、握力下降；下肢麻木，步态不稳，有踩棉花样感觉，躯干有紧束感觉等。非手术治疗方法主要有颈椎制动、抗感染止痛药物治疗及物理治疗等。非手术治疗无效或疼痛剧烈时考虑手术治疗，手术方式有颈椎前路减压植骨融合术、颈椎后路椎板成形术、颈椎前后路联合术等。

（2）脊髓硬膜外血肿（spinal epidural hematoma，SEH）是脊柱术后早期一种少见而又严重的并发症。随着颈椎手术在临床上的广泛开展，手术后硬膜外血肿的报道也屡见不鲜。出血来源主要是手术减压后骨面的渗血和硬膜外间隙丰富的静脉丛。椎后静脉及硬脊膜外静脉位于疏松的脂肪组织内，脊柱手术尤其多节段脊柱手术可以破坏椎管内静脉丛，导致大量隐性出血形成血肿。

颈椎前路和后路手术均可并发硬膜外血肿，患者麻醉复苏后脊髓功能多正常，而在术后数小时出现脊髓功能障碍，如肢体感觉及运动减退、肌力下降，并呈进行性加重，需行急诊手术减压清除血肿，若发现及处理不及时将导致脊髓功能的不可逆损伤，轻者造成患侧肌力下降、感觉障碍、大小便失禁，重则四肢瘫痪。

2. 临床问题解析

（1）颈椎手术后发生血肿的常见部位有哪些？处理原则是什么？

颈椎前路手术后血肿形成时，容易压迫气管，导致呼吸道梗阻。患者一旦出现呼吸困难、烦躁、发绀，应立即通知医师，同时准备切开包。协助医师立即敞开敷料，剪开颈部切口缝线，以利于积血外溢，解除气管压迫；如果清除血肿后患者呼吸仍无改善，应协助医师施行气管切开术。

颈椎后路手术后血肿常发生在硬膜外，主要表现为颈部胀痛、皮肤张力高，四肢各肌群肌力进行性减退，严重者可出现呼吸功能障碍。护士应加强脊髓神经功能的观察，发现异常立即通知医师，必要时急诊行血肿清除术。

（2）颈椎后路手术后硬膜外血肿与急性脑梗死的鉴别？

颈椎后路手术后硬膜外血肿与急性脑血管意外均可出现躯体感觉及运动功能减退，临床表现容易混淆。两者病因和处理方式完全不同，因此临床出现异常情况时，应积极鉴别，对因处理，以免延误治疗，发生不可逆的神经损伤（表15-4）。

表 15-4　硬膜外血肿与脑梗死鉴别

	硬膜外血肿	脑梗死
主观症状	颈部肿胀、压痛，皮肤张力高，严重者可出现呼吸不畅、呼吸困难甚至窒息	头痛、头昏、头晕、眩晕、恶心、呕吐、运动性和（或）感觉性失语甚至昏迷
脑神经症状	无	双眼向病灶侧凝视、中枢性面瘫及舌瘫、假性延髓性麻痹，如饮水呛咳和吞咽困难
躯体症状	四肢各肌群肌力减退，并呈进行性加重	肢体偏瘫或轻度偏瘫、偏身感觉减退、步态不稳、肢体无力、大小便失禁
病程进展	较快	相对较慢

（3）围术期发生急性脑梗死的危险因素有哪些？如何降低风险？

脑梗死又称缺血性脑卒中，是指各种原因所致脑部血液供应障碍，导致脑组织缺血、缺氧性坏死，出现相应神经功能缺损，约占全部脑血管病的70%。围术期脑梗死是手术、麻醉的严重并发症之一。

目前研究认为，围术期脑梗死的发病与高龄、高血压、糖尿病、血脂异常、肥胖、脑梗死史、短暂性脑缺血发作史、动脉粥样硬化、心房颤动、血管和代谢疾病，以及术前6个月内心肌梗死病史、高同型半胱氨酸血症、术前肾衰竭、严重慢性阻塞性肺疾病、手术类型和性质、手术持续时间、麻醉方法与管理、术中低血压、脱水、围术期高凝状态、炎性反应等因素有关。

指导患者积极治疗易发生脑梗死的危险因素，如高血压、高血脂、糖尿病等，因此，围术期应规范抗凝治疗，遵医嘱规律服用降压药物，监测血压、血糖变化，指导患者进食低盐、低脂饮食，保持情绪稳定，体位变换不宜过猛、过急，保持大便通畅，避免用力排便，注意保暖，防止感冒等。

专家点评

　　硬膜外血肿是颈椎后路手术最严重的并发症之一，如不能及时解除压迫，会导致瘫痪甚至死亡。本案例中患者术后出现硬膜外血肿，护士及时发现病情变化，经过紧急手术探查，最终预后良好。针对此类问题，总结经验如下。

　　（1）规范围手术期抗凝治疗，尤其长期口服抗凝药物的患者，以免增加手术部位出血的风险。

　　（2）手术回房后应动态观察引流量，尤其是术后 6 小时内，引流量与患者的肌力、感觉相结合综合进行判断，及时发现脊髓压迫症状。

　　（3）指导患者自我观察方法，鼓励患者积极表达不适主诉，若症状加重或有任何不适及时告知医护人员。

　　（4）一旦怀疑硬膜外血肿，应积极排查，及时处置。

　　（5）患者病情变化紧急处置时，应注重对患者的心理支持，消除恐惧感，必要时请心理医师干预。

016 骨质疏松性胸腰椎压缩骨折并发急性肺栓塞 1 例

[关键词] 骨质疏松症；胸椎压缩骨折；胸椎后凸畸形；肺栓塞；呼吸衰竭；伤口压力性损伤

病历摘要

患者，女性，74 岁，退休，小学文化。患者于 2017 年开始出现背部疼痛，诊断为骨质疏松症，未规范行抗骨质疏松治疗。1 个月前患者无明显诱因出现左下肢疼痛、麻木，近 10 日症状逐渐加重，背部疼痛明显，不能平卧，自行口服多种镇痛药物，效果差。2018 年 11 月 29 日患者就诊于我院，行相关检查，诊断为胸 9、胸 11、腰 2 椎体陈旧性骨折伴胸椎后凸畸形、骨质疏松症（osteoporosis，OP）、高血压病，收住入院。

[护理评估] ①生命体征：体温 36.4 ℃；血压 138/72 mmHg；心率 98 次 / 分；呼吸 20 次 / 分；血氧饱和度 93%（未吸氧）。②体重指数 30.0 kg/m²。③既往史及个人史：高血压病史 15 年，平素口服苯磺酸左旋氨氯地平片，血压控制理想。吸烟史 10 年，近 5 年戒烟。④精神心理状况：情绪稳定，配合治疗、护理。⑤高危风险评估：Morse 跌倒评分 50 分（高风险）；坠床评分 4 分（高风险）；Caprini 血栓风险因素评分 4 分（高风险）。

[专科查体] 脊柱生理曲度改变，胸椎后凸畸形，胸 9、胸 11、腰 2 椎体棘突及棘突旁压痛、叩击痛阳性。双上肢血运、感觉无异常，双上肢三角肌、肱二头肌、肱三头肌肌力 5 级，肌张力正常，双侧肱二头肌腱反射、肱三头肌腱反射、桡骨膜反射正常。双侧肋下牵涉痛。双下肢髂腰肌、股四头肌、胫前肌、踇背伸肌肌力 5 级。腹壁反射正常。双侧膝反射、跟腱反射可引出。双手 Hoffmann 征（－），双侧 Babinski 征（－）。双侧直腿抬高试验及加强试验（－）。

[影像学检查] ①胸椎 X 线检查示胸椎后凸畸形（图 16-1）。②胸腰椎 MRI 检查示胸 9、胸 11、腰 2 椎体陈旧性骨折，胸腰段硬脊膜受压（图 16-2）。③胸部 X 线检查示两肺纹理增粗，右肺中叶炎性可能，心影增大。④骨密度检查：T 值 - 5.5 ↓，Z 值 - 4.1 ↓，重度骨质疏松。

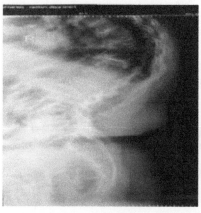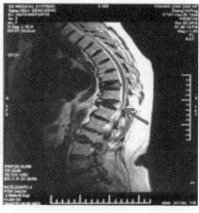

图 16-1　胸椎 X 线　　　　　图 16-2　胸腰椎 MRI

[实验室检查] ①动脉血气分析：PO_2 62 mmHg ↓。余未见明显异常。②肺功能检查：肺中度限制性通气功能障碍，弥散功能正常。

[病情 - 治疗 - 护理] 入院后给予胸腰段椎体压缩性骨折常规护理。患者因背部疼痛不能平卧休息，被迫采取坐位前倾姿势，活动后轻微气紧，咳嗽有力，无痰。低流量吸氧 2 L/min，继续口服降压药物，监测血压变化。遵医嘱口服碳酸钙 D_3、骨化三醇片，雾化吸入特布他林、布地奈德、异丙托溴铵，积极进行呼吸功能训练，完善相关检查。

评判性思维和护理措施见表 16-1。

表 16-1　评判性思维和护理措施（1）

评判性分析
[1]　患者有限制性通气功能障碍，且有多年吸烟史，X 线提示肺部存在炎症，围术期肺部并发症风险较大，因此应特别重视，给予雾化吸入，并协助患者进行呼吸功能训练，以预防肺部并发症。
[2]　患者背部疼痛明显，VAS 评分 6 分，无法平卧和侧卧休息，只能被迫坐床边或床上伏被褥休息，生活质量极低，跌倒和再骨折的风险极大，应给予生活照顾和镇痛治疗，并帮助患者采取舒适体位，严防跌倒和坠床。
[3]　患者因疼痛无法卧床，无法进行术前俯卧位训练和床上大小便训练。

续表

护理问题	护理措施
疼痛	•患者无法平躺，给予抬高床头，并衬垫软枕来保证舒适体位，减轻疼痛。 •与患者家属沟通，医护人员及家属多与患者交流，分散患者注意力。 •给予依托考昔120 mg，1次/日，镇痛治疗。
跌倒、坠床风险	•床头挂"预防跌倒""预防坠床"的警示标志。 •保持病房和周围环境安全，无杂物，光线充足，地面干燥，避免湿滑，特殊告知邻病房患者物品尽可能收入柜内，防止绊倒。 •告知病房设备位置并教导如何使用警报器和呼叫铃，所需物品放在伸手可及之处。 •亲属陪护期间不得离开，当有需要，亲属可呼叫护理人员协助。 •床旁插护栏保护，护栏插入妥善、牢固。患者下床或伏于床旁起身站立时应手握护栏，在亲人看护下进行，且动作宜缓慢，确保无头晕等不适症状。 •协助患者穿着合适的衣物，避免过肥、过大。穿有防滑作用的鞋子。 •外出检查时指导患者安全使用轮椅。
肺部并发症风险	•遵医嘱每日2次雾化吸入，协助患者咳痰。 •持续低流量吸氧2 L/min，观察血氧饱和度。 •呼吸功能和咳嗽练习 1）深慢腹式呼吸训练，方法：患者取舒适体位，用口快速呼气数次，然后闭嘴用鼻深吸气，吸气时使膈肌尽量下移，吸至不能再吸时稍屏气2～3秒，再用口呼气，呼气时口唇形似吹口哨状，缓慢呼气，使气呼尽。训练频率为8～10次/分，持续3分钟。 2）呼吸抗阻训练，方法：要求患者自备气球（容量1000 mL左右），先深吸气，含住气球进气口，尽力把肺内气体吹入气球内，直到吹不出气时为止。每次练习3分钟。 3）咳嗽练习，方法：嘱患者先缓慢吸气，同时上身向前倾，咳嗽时将腹肌收缩，腹壁内缩，一次吸气，连续咳3声，停止咳嗽，缩唇将余气尽量呼出。训练控制在5分钟以内，并避免餐后或饮水后进行，以免引起恶心和胃液反流。 •要求每日完成5个标准训练，即深呼吸训练3分钟+吹气球练习5分钟+咳嗽训练5分钟作为一个呼吸训练标准。
压力性损伤风险	•协助患者更换合适体位，避免局部长期受压。 •保护坐骨结节骨突处，坐位时衬海绵垫。 •保持皮肤清洁干燥，床铺保持清洁、干燥、平整无碎屑，被褥污染时及时更换。 •加强营养，增强机体抵抗力。

12月11日患者在全麻下行胸椎后凸畸形截骨矫形内固定术，手术过程顺利，手术时间4小时，术毕返回病房。患者神志清楚，生命体征平稳，自诉左下肢疼痛消失，仍存在麻木感。查体：双下肢活动好，肌力5级；背部疼痛明显缓解，可平卧和侧卧休息。术后给予抗感染、补

液、对症支持治疗。手术当日伤口引流 250 mL/15 h，后逐日减少，于 12 月 17 日拔除引流管。手术次日拔除尿管，可自行排尿。

评判性思维和护理措施见表 16-2。

表 16-2 评判性思维和护理措施（2）

评判性分析
[1] 该患者手术过程顺利，术后症状显著改善，可平卧，手术成功。术后应继续密切观察生命体征变化，动态评估神经功能。
[2] 术后一般需卧床休息 2 周，卧床并发症如肺部感染、压力性损伤、下肢 DVT 等风险均存在，应继续积极预防。
[3] 患者虽然术后能平卧，但术后脊柱后凸畸形仍存在，应做好体位管理，避免长时间平卧发生脊柱骨隆突部位压力性损伤。
[4] 患者骨质疏松严重，注意预防术后再骨折。

护理问题	护理措施
血容量不足风险	• 密切监测生命体征及尿量变化，评估血容量状态。 • 建立有效的静脉通路，遵医嘱补液治疗。 • 观察伤口出血及引流量情况，若伤口出血大于 150 mL/h，及时通知医师。
疼痛	• 遵医嘱静脉输注帕瑞昔布钠。 • 背部伤口衬垫，以适当减压，减轻疼痛。 • 咳嗽时由护士及家属轻轻按压伤口，减轻因阵咳加重伤口疼痛。
再次骨折风险	• 所有操作轻柔，避免暴力进行。 • 翻身时使用翻身单将患者身体轻轻兜起进行轴线翻身。 • 继续给予抗骨质疏松治疗，并遵医嘱静脉输注伊班膦酸钠。 • 卧床休息期间，进行床上功能锻炼，避免过早下地活动。
静脉血栓风险	• 进行静脉血栓预防知识的宣教，指导患者早期床上康复锻炼。 • 指导患者在床上行踝泵运动，以促进静脉回流。 • 指导患者每日饮水量不小于 2000 mL，适度补液，保持充足血容量，避免血液浓缩。
肺部并发症风险	• 病室每日开窗通风，保持温、湿度适宜。 • 继续进行肺部功能锻炼。 • 注意保暖，防止感冒。 • 病情允许范围内，尽量抬高床头，避免误吸，并鼓励和协助患者床上定时变换体位。 • 遵医嘱雾化吸入，协助患者咳嗽、咳痰。
压力性损伤风险	• 严格细致交接局部皮肤情况。 • 定时翻身，背部骨隆突处垫软枕，减少局部组织受压。 • 保持床单被服清洁、平整、无皱褶、无渣屑。

术后复查脊柱正侧位 X 线（图 16-3）。

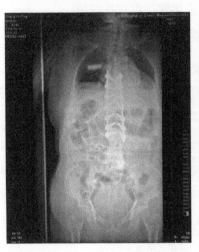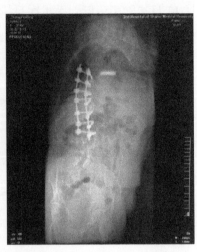

图 16-3　术后脊柱正侧位 X 线

12 月 18 日上午患者生命体征平稳，双下肢感觉正常，肌力 5 级，双下肢无肿胀、青紫，足背动脉搏动正常，伤口无渗出。遵医嘱办理出院手续。13：05 患者在等待出院过程中，小便后起身时突感呼吸困难、胸憋，不伴胸痛、咯血、恶心、呕吐等。立即通知医师，协助患者平卧，行心电监护显示心率 124 次 / 分，血压 86/40 mmHg，呼吸 24 次 / 分，血氧饱和度 45%。考虑可能发生急性肺栓塞。立即给予高流量吸氧，皮下注射依诺肝素钠 4100 U，开放液路。约 10 分钟后，患者自述胸憋、气紧症状有所缓解。急查化验回报：血浆 D- 二聚体 9419 ng/mL ↑。血气分析：pH 7.29 ↓，PCO_2 46.1 mmHg ↑，PO_2 38 mmHg ↓，HCO_3^- 21.3 mmol/L ↓，SaO_2 64.6% ↓。

15：00 患者转入 ICU 治疗，转入时体温 36.9 ℃，心率 113 次 / 分，呼吸 22 次 / 分，血压 100/65 mmHg，血氧饱和度 69%，双下肢无肿胀及疼痛。进行相关检查后诊断为急性肺血栓栓塞，Ⅰ 型呼吸衰竭，肺部感染，肺不张，双侧胸腔积液，双下肢血管超声未见静脉血栓形成，给予无创呼吸机辅助通气、抗凝、溶栓、祛痰、抗感染对症治疗，后呼吸困难逐渐缓解，血氧饱和度逐渐恢复正常。无其他不适主诉。

评判性思维和护理措施见表 16-3。

笔记

表 16-3　评判性思维和护理措施（3）

评判性分析

[1]　患者术后恢复顺利，准备出院过程中小便后突发呼吸困难、低氧血症，肺血管 CT 提示肺动脉血栓栓塞。然而，患者双下肢无异常表现，双下肢血管超声亦未发现血栓迹象，可能是下肢的栓子微小或已脱落，超声未能显示，也可能是血栓栓子来自身体其他部位。转入 ICU 后发现，除肺栓塞和呼吸衰竭外，患者同时伴有肺部感染和肺不张征象，痰液难以咳出。该患者既往有肺通气功能障碍和吸烟史，手术后体位改变、长时间卧床、活动减少，使肺的通气量进一步减少，痰液不易咳出，导致肺不张和肺部感染发生，并与肺栓塞叠加导致严重的呼吸衰竭、低氧血症。

[2]　急性肺栓塞时，栓子阻塞肺动脉及其分支，可造成严重的循环障碍和呼吸衰竭，死亡率高。治疗护理的要点是呼吸和循环支持，纠正低氧血症，同时溶栓、抗凝治疗，避免血栓进一步生成和脱落。

护理问题	护理措施
低氧血症	• 吸氧 4 ～ 6 L/min，监测血氧饱和度和动脉血气分析结果，调节氧流量，必要时更换面罩、高浓度吸氧装置。低氧血症仍不能纠正时，协助医师给予无创机械通气，必要时气管插管，进行有创机械通气。 • 如病情允许，协助患者取有利呼吸的体位，如半坐卧位或高枕卧位。 • 遵医嘱给予气道湿化、雾化吸入、抗感染治疗。 • 协助患者轴线翻身，胸部叩击，促进痰液排出。
肺动脉再栓塞风险	• 严密监测生命体征，密切观察病情变化。 • 肺栓塞活动期绝对卧床休息，可在床上进行踝泵运动，避免剧烈运动，避免用力咳嗽，防止血栓脱落造成再次肺栓塞。 • 遵医嘱给予抗凝、溶栓治疗，避免血栓进一步形成和脱落。 • 保持大便通畅，避免用力排便致腹压增加。 • 询问患者呼吸困难、胸憋症状有无缓解，如症状加重，或出现血压下降、胸痛、咯血及其他症状，立即通知医师，警惕肺动脉再栓塞。 • 必要时，配合医师进行下腔静脉滤器植入。
出血风险	• 及时准确使用溶栓、抗凝药物，监测疗效。 • 观察患者有无皮肤黏膜瘀点、瘀斑，牙龈有无出血，以及有无血尿、黑便等。 • 观察患者意识、肢体感觉等情况，防止脑出血的发生。 • 尽量减少有创性操作，穿刺部位延长按压时间，观察出血情况。

1 月 8 日复查血浆 D- 二聚体 691 ng/mL ↑。血气分析：pH 7.36，PCO_2 37.4 mmHg，PO_2 83 mmHg，HCO_3^- 23 mmol/L，SaO_2 93%。患者病情平稳，于 1 月 8 日转回骨科。查体：患者双下肢感觉、活动无异常，可下地自行活动。胸背部手术切口中上段出现表皮缺损，伤口边缘发黑，伴少量渗出（图 16-4），考虑伤口感染？压力性损伤？于 1 月 8 日在手术室行伤口清创缝合术，术中见伤口无感染迹象，确诊为伤口压

力性损伤。术后生命体征平稳，伤口无红肿及渗出。

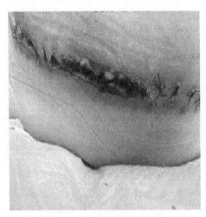

图 16-4　手术切口中上段表皮缺损，边缘发黑

评判性思维和护理措施见表 16-4。

表 16-4　评判性思维和护理措施（4）

评判性分析
该患者经过积极救治，肺栓塞得到控制，病情趋于平稳时，发现伤口压力性损伤，导致表皮缺损，皮缘坏死，进行了二次手术。分析原因，患者术前因背痛和脊柱重度后凸长时间不能平卧休息，手术后患者自觉平卧较舒适，长时间采取该体位，导致伤口皮缘周围长时间受压。在骨科时，患者能按时翻身减压，而在发生肺栓塞转入 ICU 后，由于病情重、长时间平卧，敷料遮挡伤口不易观察，导致伤口压力性损伤发生。

护理问题	护理措施
伤口延期愈合	• 根据伤口情况换药，观察伤口愈合情况。 • 伤口覆盖功能性泡沫敷料，以减压并吸收渗液。 • 指导患者以左、右两侧卧位为主，减少仰卧位休息，避免骨隆突部位继续受压。 • 加强营养，促进伤口愈合。

[出院状况]　2019 年 1 月 17 日，患者伤口无红肿及渗出，未拆线，可自行下地活动，生命体征平稳，出院。

出院嘱咐：①定时换药，2 周复诊伤口拆线。②口服利伐沙班片 3 个月，定时、定量服药，用药期间注意观察有无出血倾向。③注意休息，保暖，避免劳累、受凉。④适当下床功能锻炼，避免久卧；下地活动时支具固定，软巾衬垫，严禁做弯腰负重运动，严防跌倒。⑤多饮

笔记

水，增加高热量、高蛋白、高维生素及粗纤维食物摄入。⑥停止抗凝治疗前复查双下肢血管彩超、胸部CT。⑦继续抗骨质疏松治疗。⑧如出现肢体肿胀、胸痛、咯血、呼吸困难等异常情况时，及时就诊。

[随访/临床转归]　出院1个月随访，患者伤口已愈合并拆线，四肢活动好。出院3个月后患者再次因胸10椎体压缩性骨折入院治疗。

病例分析

1. 疾病知识链接

　　骨质疏松症是一种以低骨量和骨组织微结构破坏为特征，导致骨质脆性增加和易于骨折的全身性骨代谢性疾病，影像检查可见骨质量和骨密度下降（图16-5）。骨质疏松症可发生于不同性别和年龄，多见于绝经后女性和老年男性。疼痛、脊柱变形和发生脆性骨折是骨质疏松症最典型的临床表现。但许多骨质疏松症患者早期常无明显的症状，往往在发生骨折后或经X线或骨密度检查时才发现骨质疏松。骨质疏松性骨折好发于髋骨及脊柱，以胸腰段椎体压缩性骨折最常见。部分患者常在不知不觉中或咳嗽、打喷嚏、轻微外伤时发生椎体压缩性骨折。新鲜椎体骨折后可出现局部疼痛、叩击痛，多个椎体压缩骨折时，可逐渐出现脊柱后凸畸形，患者身高变矮，俗称"驼背""罗锅"（图16-6）。骨质疏松性骨折后骨愈合过程缓慢，患者的生活质量明显受到影响，外科治疗难度大，再次发生骨折的风险高，死亡率高。

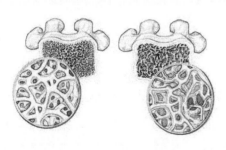

图16-5　正常人（左）与骨质疏松者（右）骨质比较

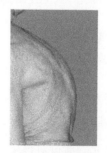

图16-6　胸腰段椎体骨折后凸畸形

2. 临床问题解析

（1）骨质疏松患者的运动康复计划原则是什么?

运动治疗是骨质疏松症患者康复计划的主要部分，应考虑3个基本原则。①渐进性原则：为避免肌肉劳损和继发骨折，训练应循序渐进、逐渐增加负荷。②持续性原则：如果训练计划中断，运动刺激停止，已取得的效果不能继续巩固和改善，训练的效果将逐渐消失。③个性化原则：运动疗法的时间和强度应根据个人差异而定。如骨量基本正常的患者，应选择使易发生骨折的部位承受应力运动。骨量低下或伴有多发性骨折的患者在进行运动治疗时应避免涉及脊柱屈曲的运动。

（2）目前抗骨质疏松症的药物有哪些?

目前临床常用的抗骨质疏松症的药物有：钙剂、活性维生素 D（阿尔法骨化醇、骨化三醇）、双膦酸盐（利塞膦酸钠、阿仑膦酸钠、伊班膦酸钠、唑来膦酸钠等）、降钙素（鲑鱼降钙素、鳗鱼降钙素）、雌激素（结合雌激素、17–β 雌二醇、替勃龙）等。

（3）老年骨质疏松性脊柱骨折的治疗方法有哪些?

老年骨质疏松性脊柱骨折的治疗主要有保守治疗和手术治疗。保守治疗包括卧床休息、支具制动、药物治疗、改变生活习惯等。手术治疗有经椎弓根脊柱内固定手术和经皮椎体成形术（percutaneous vertebroplasty，PVP）。脊柱内固定术是采取内固定的方法维持骨折椎体稳定性，促进骨折愈合。PVP 则是用骨穿刺针在透视监视下穿刺入病变椎体，将骨水泥注入病变椎体内以强化骨折椎体，从而达到治疗目的。

专家点评

该病例为1例骨质疏松性胸椎骨折后凸畸形患者，手术恢复期发生急性肺栓塞和呼吸衰竭，经积极救治后病情平稳，出院时又并发伤口边缘坏死。通过对该患者的治疗、抢救、护理，获得经验教训如下。

（1）骨质疏松症严重威胁老年人健康，应早期筛查、积极预防和治疗。

（2）发生椎体骨折后，宜早期治疗，待畸形发生后治疗难度增大，并发症风险增加。

（3）老年性骨质疏松性骨折围手术期所有患者均存在急性肺栓塞的风险，即使没有下肢 DVT 证据，也应高度重视。

（4）脊柱后凸畸形矫形术后，背部畸形不能完全恢复正常，应注意改变体位，避免长时间平卧使骨隆突处伤口受压影响愈合。

（5）当患者病情复杂、频繁转科时，应注意严格交接班，避免上一科室的治疗护理在下一科室中断。

（6）骨质疏松性骨折出院后应继续积极抗骨质疏松治疗，避免再发骨折。

017 青少年不良睡姿导致的肘管综合征 1 例

[关键词] 肘管综合征；不良睡姿；颈椎病；胸廓出口征；焦虑

病历摘要

患者，男性，19 岁，大学生。患者半年前开始常自觉右手环指尺侧及小指麻木不适，以夜间明显，同时伴有虎口区肌肉萎缩、手部抓持东西无力。怀疑颈椎病所致，于 6 月 3 日就诊于我院门诊，排除颈椎病，肌电图检查示右侧肘部尺神经中重度不全损害，诊断为右肘管综合征，遂收入院。追问病史，患者习惯于右侧卧位枕肘睡眠多年（图 17-1），考虑为睡眠姿势不当导致肘管综合征。

[护理评估] ①生命体征：体温 36.2 ℃；血压 114/65 mmHg；脉搏 68 次 / 分；呼吸 20 次 / 分；血氧饱和度 97%。②体重指数 21.3 kg/m²。③既往史和个人史：既往体健，无慢性病史，无烟酒嗜好。④精神心理状况：情绪低落、焦虑，配合治疗、护理。

[专科查体] 患肢虎口处萎缩（图 17-2）、手部环指尺侧及小指麻木、疼痛；右肘 Tinel 征（ + ）即叩击肘部尺侧时，小指和环指的尺侧出现麻木；夹纸试验（ + ），即将 1 张纸放在患者环指和小指指间，嘱其用力夹紧，由于尺神经支配的骨间肌肌肉萎缩无力，纸能轻易被抽出。

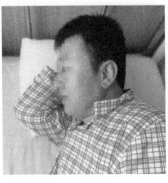

图 17-1 枕肘睡姿

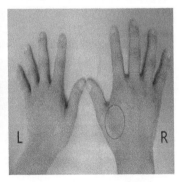

图 17-2 右手虎口肌肉萎缩

[辅助检查]　①颈椎 MRI 检查未见明显异常。②肌电图检查示右侧肘部尺神经中重度不全损害。③右肘部超声检查示右肘关节内侧尺神经沟内局部尺神经肿胀。

[病情 – 治疗 – 护理]　患者入院后给予肘管综合征常规护理，积极完善相关检查。患者夜间觉醒次数多，轻度焦虑。

评判性思维和护理措施见表 17-1。

表 17-1　评判性思维和护理措施（1）

评判性分析	
[1]　患者长期不良睡姿导致尺神经卡压是导致此病的根本原因，且可能继续加重，因此首先应向患者讲解发病原因，纠正不良睡姿。 [2]　手指麻木不适、睡眠质量不高，加之因手部肌肉萎缩出现劳动能力减弱，甚至影响到日常生活，因而患者有焦虑倾向，因此应注重患者的心理问题。	
护理问题	**护理措施**
睡眠形态紊乱	•指导患者改变睡姿，睡觉时，有意识地把双上肢抱着枕头或某些物体，改变睡觉习惯。 •给予心理安慰，讲解睡眠对疾病康复的重要性，帮助患者减轻焦虑情绪。 •巡视患者时注意做到走路轻、操作轻、关门轻、说话轻。 •必要时遵医嘱给予地西泮等药物辅助睡眠。
知识缺乏焦虑	•讲解姿势不当引起该疾病知识和治疗、预后等。 •使患者保持平和、放松的心态。

6月7日患者在臂丛麻醉下行右肘尺神经松解前置术，伤口处留置一条负压引流管，末梢血运好，手术过程顺利，右上肢给予石膏托固定（图 17-3），术后环指尺侧及小指麻木减轻，给予营养神经、镇痛对症治疗，遵医嘱积极进行功能锻炼。

评判性思维和护理措施见表 17-2。

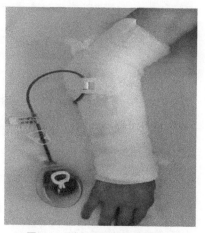

图 17-3　术后右上肢石膏托固定

表 17-2　评判性思维和护理措施（2）

评判性分析
[1]　患者进行尺神经松解手术后，麻木感减轻，提示术后神经受压部分解除，仍应注意观察神经功能恢复情况。
[2]　术后患肢以石膏托固定，术后 1～3 天是患肢肿胀的高发期，应加强手指的功能锻炼，减轻肿胀，避免神经进一步受压。

护理问题	护理措施
神经功能观察	• 术后观察患者右环指尺侧及小指麻木感有无减轻。 • 手夹纸试验是否比术前有改变。
石膏固定相关并发症风险	• 密切观察患肢的血运、活动情况，若有异常，及时报告医师处理。 • 保持石膏的清洁，注意患肢保暖。 • 术后石膏托固定 3 周左右。 • 预防石膏内压迫，不要在伤口或患处的压痛点包扎过紧，造成局部压迫，引起石膏内皮肤破损。 • 保持床单位清洁、干燥、平整、无碎屑。 • 休息时，患肢石膏托衬垫抬高；活动时石膏固定患肢，只能进行手指的活动。
手指功能锻炼	• 早期患肢石膏托制动肘关节。术日患肢恢复感觉后，就可以进行手指简单的屈伸运动。 • 术后第 1 日，在患肢石膏托固定的基础上，进行手指的伸指和握拳，分指和并指的组合运动。 • 术后第 2 日以后，患肢石膏托固定，适当增加活动的次数和强度，3～5 次／日，每次 5～10 分钟。
引流管的护理	• 保持引流管的通畅，勿折叠、扭曲。 • 观察引流液的性状、量，及时记录和倾倒，保持负压状态，有异常及时通知医师给予处理。 • 妥善固定好引流管，利用导管固定贴或用胶布在导管根部，交叉蝶形固定，防止导管的脱出。

[出院状况]　6 月 10 日患者精神状况良好，患肢石膏托固定制动抬高位，伤口换药并拔除引流管，伤口干燥，无异常情况，患肢末梢血运好，自诉右环指尺侧及小指麻木感较术前减轻。患者出院。

出院嘱咐：①纠正睡眠姿势，禁止枕肘睡眠，以免加重神经损伤，注意患肢保暖，避免受凉。②告知患者尺神经的恢复需要一段时间，应做好充分的思想准备。③观察伤口有无渗血、渗液，定期换药，术后 14 天后伤口拆线。④继续遵医嘱服用甲钴胺营养神经，注意治疗后期可能会出现缺铁性贫血的副作用，应补充铁剂。⑤术后石膏托

笔记

固定患肢 3 周以后，去除石膏，开始肘关节小范围屈伸运动，在肘关节适应范围内到全肘关节的活动，同时进行手部精细活动训练，如系扣子、穿针等，逐渐进行日常生活，避免高强度反复屈肘活动，预防复发。

[随访 / 临床转归] 术后 6 个月随访，复查肌电图以明确神经功能恢复情况。患者右小指肌力有所改善，右手环、小指麻木感好转，患者的右手捏力、抓握力部分恢复，术后 1 年，所有感觉、肌肉萎缩基本恢复正常。

病例分析

1. 疾病知识链接

肘管综合征（cubital tunnel syndrome）是由于尺神经在肘部尺神经沟处受压而产生的神经压迫、损伤性病变的一种慢性损伤。

尺神经发自臂丛神经内侧束，沿肱二头肌内侧沟，随肱动脉下行，在臂中部转向后下，经肱骨内上髁后方尺神经沟，进入前臂。在沟中尺神经位置表浅，紧贴骨面，易受损伤。长期屈肘不良习惯者，如长期用肘部支撑或肘部受压休息、长期文案工作、打字、操作键盘，肘部尺神经受压容易发生肘管综合征。

肘管综合征主要表现为：①运动障碍，拇指不能内收，其他各指不能内收与外展，环指与小指末节不能屈曲；②感觉障碍，尺神经受压后，小指、环指和手背尺侧有麻木、疼痛；③肌肉萎缩，小鱼际平坦，掌骨间隙出现深沟，环、小指的指间关节屈曲，表现为"爪形手"，并进行性肌萎缩和肌无力。

2. 临床问题解析

肘管综合征与神经根型颈椎病、胸廓出口征均可表现为手部的麻木和无力，三者之间如何鉴别？

肘管综合征、神经根型颈椎病、胸廓出口征均可出现手指麻木无力，但三者的病因、临床表现各不相同（表 17-3）。

表 17-3　肘管综合征、神经根型颈椎病、胸廓出口征

疾病	病因	表现	诊断要点
肘管综合征	尺神经在肘部尺神经沟处受压。	小指、环指和手背尺侧有麻木、疼痛，严重时伴有"爪形手"。	结合患者是否有肘关节部位病史、肌电图。
神经根型颈椎病	因椎间孔狭窄而发生颈 8 神经刺激症状。	主要表现：手尺侧麻木、乏力，颈部疼痛呈放射性，从颈部、肩部向远端放射，患者同时有颈部、肩部、上肢及手的症状，疼痛与颈部活动有一定关系。	颈椎 X 线片及 CT、MRI 可显示颈椎退行性变，神经根孔狭窄。
胸廓出口征	①解剖因素如第七肋横突过长、颈肋；②颈肩部外伤，使臂丛神经卡压。	颈肩上肢痛、手麻、手部肌肉萎缩、无力，有时压迫血管，患肢冷白。	结合临床症状及颈椎 MRI、臂丛 MRI 提示胸廓出口处的结构异常。

专家点评

尺神经是人体内较为脆弱的一根神经，一旦损伤，往往难以恢复。许多肘管综合征患者由于对此病的知识缺乏，手指出现麻木，甚至肌肉萎缩才会就诊，延误了病情，容易误诊。如不及时治疗，晚期即使手术也难以改善症状。因此，为了避免尺神经损伤的进一步加重，我们应早发现、早诊断、早治疗。针对此类患者护理时，总结经验如下。

（1）注意纠正生活中的不良习惯，如日常生活中不正确的睡姿，避免枕肘睡眠和肘部长期受压等。

（2）因尺神经受到卡压，会导致患者手部环指尺侧及小指麻木甚至疼痛，以夜间麻木为表现，抓握无力，严重影响工作和生活。神经修复后要经过漫长的过程，其再生速度缓慢（每天 1 mm）；神经损伤，其再生与修复时机关系密切，伤后 1～3 个月是神经修复的"黄金时期"，应告知患者使其保持积极乐观的态度和加强患指的功能锻炼。

（3）此病与神经根型颈椎病、胸廓出口征有相似的临床表现，要做鉴别诊断，避免误诊。

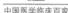
018 双髋关节同期置换术后骶尾部压力性损伤 1 例

[关键词] 全髋关节置换；压力性损伤；VSD 负压吸引

病历摘要

患者，男性，52 岁，干部，高中文化。2009 年 4 月无明显诱因出现双髋关节疼痛伴活动受限，门诊诊断为双侧股骨头坏死，给予保守治疗后症状逐渐加重，于 2017 年 3 月 29 日入住我院，欲行手术治疗，入院诊断为双侧股骨头坏死。

[护理评估] ①生命体征：体温 36.4 ℃；血压 120/70 mmHg；心率 80 次 / 分；呼吸 20 次 / 分。②体重指数 26.23 kg/m²。③既往史及个人史：既往体健，无慢性病史，无烟酒嗜好。④精神心理状况：情绪稳定，遵医行为好，配合治疗护理。⑤高风险评估：Morse 跌倒评分 10 分。

[专科查体] 脊柱生理弯曲存在，各棘突无压痛及叩击痛。右髋关节前方压痛（+），髋关节侧方压痛及叩击痛（+），纵向叩击痛（+），4 字试验（+），髋关节活动范围：屈 50°、伸 10°，内旋 10°、外旋 30°，收 10°、外展 15°。右下肢肌力 5 级。左髋关节前方压痛（+），髋关节活动范围：屈 45°、伸 10°，内旋 5°、外旋 20°，收 10°、外展 10°。左下肢肌力 5 级。双膝无明显畸形，双足背动脉搏动正常，双下肢末梢血运、感觉及活动正常。

[影像学检查] ①骨盆正位 X 线检查示双侧股骨头坏死。②双下肢血流图检查示双侧腘动脉及双侧足背动脉壁钙化。

[实验室检查] 血沉 30 mm/h↑，其余无明显异常。

[病情 – 治疗 – 护理] 入院后给予股骨头坏死常规护理，积极进行相关检查和术前准备。患者于 2017 年 4 月 1 日在全麻下行双侧人工髋关节置换术，手术过程顺利，术后 19：30 安返病房。患者给予持续低流

量吸氧、心电监护，生命体征平稳，患肢保持外展中立位，切口处敷料干燥、无渗血，持续冰敷 24 小时，双下肢末梢血运、活动、感觉均好。术后给予抗感染、补液、多模式镇痛治疗。为了防止髋关节脱位，医师要求禁止使用气垫床，并口头告知患者避免翻身。护士协助翻身时，患者遵医行为强，不能主动配合，护士只能对患者实施上半身及臀部 30° 侧卧减轻骶尾部压力。

4月2日（术后第 1 日），复查白细胞 $12.1 \times 10^9/L \uparrow$，血红蛋白 137 g/L，嗜中性粒细胞 $9.66 \times 10^9/L \uparrow$，白蛋白 38.6 g/L，给予口服利伐沙班抗凝治疗。护士仍对患者实施上半身及臀部 30° 侧卧减轻骶尾部压力，继续观察病情变化。

评判性思维和护理措施见表 18-1。

表 18-1　评判性思维和护理措施（1）

评判性分析
[1]　双髋关节同期置换手术是骨科大手术，风险极大，尽管手术成功，术后仍可能发生各种并发症，术后管理应引起医护患的高度关注。
[2]　由于双髋关节同期置换手术创伤大，时间长，术中出血较多，回房后要密切观察生命体征，积极补液治疗，预防低血容量性休克的发生。
[3]　术后的 DVT 的风险极大，Caprini 血栓风险因素评分为 10 分，术后第 1 日遵医嘱开始进行抗凝治疗，并进行血栓预防的健康教育。
[4]　患者术后，医师口头告知护士及患者禁止使用气垫床，患者遵医行为强，拒绝整体翻身。术后又采取多模式的镇痛，患者对疼痛不敏感，应警惕受压部位压力性损伤的发生。

护理问题	护理措施
血容量不足风险	·密切监测心率、心律、血压及患者的病情变化，备好抢救物品。 ·切口处持续冰敷，减轻疼痛及局部出血。 ·密切观察伤口出血及渗血情况；必要时给予加压包扎。
皮肤完整性受损风险	·协助患者部分翻身，尽量减少局部受压，避免压力性损伤的发生。 ·保持局部皮肤及床单位平整、干燥、清洁。 ·仔细进行床边交接。
DVT 风险	·术后感觉活动恢复后指导患者进行主动的踝泵运动。 ·术后第 1 日遵医嘱口服利伐沙班，1 次 /24 小时。

4月3日上午 8：30 征求医师同意后，护士协助患者完全翻身时，发现骶尾部皮肤发红、潮湿，臀裂处皮肤浸渍（图 18-1），立即撤出

臀下护理垫，仍给予每 2 小时上半身及臀部 30°侧卧观察皮肤情况。下午 15：00 晚交班发现浸渍的皮肤部分破溃，局部给予康惠尔泡沫敷料覆盖，指导和协助患者侧卧与平卧交替更换体位，并告知主管医师，初步诊断为骶尾部压力性损伤（2 期），压力性损伤面积约 7 cm×7 cm。

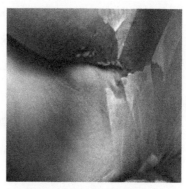

图 18-1　4 月 3 日骶尾部皮肤

评判性思维和护理措施见表 18-2。

表 18-2　评判性思维和护理措施（2）

评判性分析

　　患者为双侧全髋关节同期置换，术后平卧 36 小时后骶尾部发生压力性损伤（2 期）。此期间主管医师口头告知患者为避免发生髋关节脱位禁止使用气垫床，未进行彻底翻身。加之术后采用多模式镇痛方案，患者无疼痛感和主动变换体位的要求，导致骶尾部皮肤长期受压和潮湿，这是导致患者压力性损伤形成的主要原因。

　　此外，患者平时因跛行和步态摇摆而较少活动，平素以坐位为主，骶尾部皮肤长期遭受压力，皮肤敏感性差。

护理问题	护理措施
髋关节脱位风险	•患者取平卧位休息，患肢保持外展中立位（图 18-2），避免过度的内收屈髋，3 个月内屈髋不超过 90°。 •协助患者床上活动，严格执行每 2 小时翻身减压，翻身时动作轻柔，避免推、拖、拉等。 •双髋关节同期置换的患者，在翻身时应注意避免双下肢内收、内旋，侧卧两腿之间垫一较大软枕分开双膝及双足（图 18-3）。 •指导患者进行股四头肌功能锻炼及四肢肌肉力量锻炼，预防肌肉萎缩。

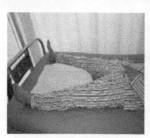

图 18-2　平卧位

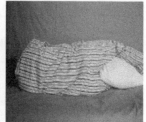

图 18-3　侧卧位

压力性损伤（2 期）	•协助患者正确的改变体位及床旁活动，避免局部组织继续受压。 •骶尾部损伤处给予康惠尔泡沫敷料覆盖，减少摩擦力，防止继续受压，同时按照压力性损伤的处理规范进行换药。

4月4日交班时打开泡沫敷料发现骶尾部皮肤脱落，给予清除脱落的皮肤，泡沫敷料继续覆盖减压（图18-4），4月5日医师在查看伤口后按照骶尾部压力性损伤（2期）即给予机械清创及自溶性清创相结合进行伤口管理，清创时患者无疼痛感。

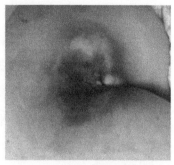

图18-4　4月4日骶尾部皮肤

4月7日测体温38.5 ℃，急查血细胞分析，结果回报：白细胞9.00×10^9/L。骶尾部宽约5 cm的环形压力性损伤，仍给予机械性清创与自溶性清创相结合，并做细菌培养，结果为厌氧菌培养阴性，大肠埃希菌（＋＋），给予敏感抗菌药物治疗，定期换药，嘱其多翻身及下地行走每日3次，同时取得医师的同意使用气垫床减压及使用软枕局部减压，避免骶尾部继续受压。术后复查骨盆正位片，假体固定好，无松动，此时机械清创切口出血较多停服利伐沙班，密切观察患者病情变化。

评判性思维和护理措施见表18-3。

4月8日骶尾部皮肤给予换药，压力性损伤面积约7 cm×8 cm，请我院伤口治疗师会诊后修正诊断为深部组织损伤，但此时仍应进行继续清创处理（图18-5），即给予患处机械清创与自溶性清创相结合，患者仍无痛感。

评判性思维和护理措施见表18-4。

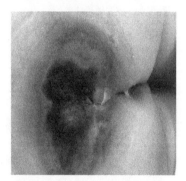

图18-5　4月8日骶尾部皮肤

表18-3　评判性思维和护理措施（3）

评判性分析
[1]　患者为了减少骶尾部皮肤长期受压，虽已掌握正确的翻身方法，并在护士的指导下已扶拐下地行走，但仍要警惕髋关节脱位及跌倒的发生。
[2]　患者体温高，化验相关检查均在正常范围内，骶尾部的压力性损伤处做细菌培养为大肠埃希菌（＋＋），虽然给予敏感抗菌药物治疗，同时也要观察髋关节处切口部位皮肤的情况，警惕假体感染的风险。

笔记

续表

护理问题	护理措施
体温升高	• 体温高于38.5 ℃时，先给予物理降温，嘱其多饮水。必要时给予药物降温。 • 定期复查血细胞分析。 • 密切监测心率、血压，给予补液，避免发生脱水。
跌倒风险	• 可协助患者床边活动及扶双拐下地活动，但避免双下肢过度负重。 • 正确指导使用拐杖的方法，在行走过程中，医务人员在旁边进行保护，密切观察患者的情况，避免跌倒及其他意外的发生。
压力性损伤 （不可分期）	• 协助患者正确的改变体位，避免局部组织受压。 • 骶尾部定期给予换药，观察伤口情况。 • 仔细进行床边交接。
切口感染	• 观察切口敷料渗出情况，保持敷料清洁、干燥。 • 观察体温、白细胞等化验指标的变化，必要时给予静脉输注抗菌药物。

表 18-4　评判性思维和护理措施（4）

评判性分析
医护人员对压力性损伤分期认识不明确，没有正确的评估该患者损伤的程度，盲目对局部进行机械性清创，导致压力性损伤深度逐渐加深，损伤程度加重。

护理问题	护理措施
压力性损伤 （深部组织 损伤期）	• 协助患者正确的改变体位，避免骶尾部局部组织受压。 • 骶尾部给予机械性清创及自溶性清创，逐步将坏死组织清除，用康惠尔泡沫敷料覆盖创面。
加强营养	• 加强营养，给予高蛋白、高热量、高维生素饮食。 • 指导患者多食补血食物，如红枣、木耳、猪肝等。 • 向患者及家属详细说明营养的重要性。

　　4月9—23日医护人员经过多次机械性清创＋自溶性清创，压力性损伤面积最大为 7 cm×9 cm×1 cm（图18-6），患者骶尾部出现剧烈疼痛。

　　4月27日双髋关节手术切口已完全愈合，缝线已拆除，双下肢末梢血运活动感觉均好。但骶尾部创面处肉芽组织生长缓慢，伤口治疗师会诊后给予局部VSD负压吸引（图18-7），每日进行庆大霉素冲洗。

　　5月6—21日经过2次VSD治疗后可见创面大量新鲜肉芽组织长

笔记

出，深部肉芽组织也有生长，约 5 cm×5 cm×1 cm 大小，继续给予换药，用生理盐水冲洗，藻酸盐银离子敷料覆盖和水胶体敷料覆盖，鼓励患者延长下地行走时间。

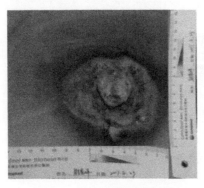
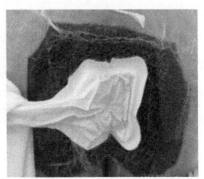

图 18-6　4 月 23 日骶尾部皮肤　　　　图 18-7　4 月 27 日 VSD 吸引

评判性思维和护理措施见表 18-5。

表 18-5　评判性思维和护理措施（5）

评判性分析
[1]　经过反复的机械性清创＋自溶性清创及 VSD 治疗，伤口床仍附着部分黄色组织，伤口周围为红色肉芽组织，给予 VSD 负压吸引治疗，促进受损皮肤的创面毛细血管扩张、增生，促进消退组织水肿，使增生细胞快速修复并使肉芽组织加速生成，达到创面的快速有效愈合。 [2]　患者骶尾部压力损伤的程度渐进性加深，出现焦虑、恐惧。

护理问题	护理措施
压力性损伤（3 期）	• 协助患者正确的翻身及俯卧位休息，避免局部组织受压。 • 使用藻酸盐银离子敷料覆盖促进肉芽生长。预防和控制感染，提供湿润环境、促进肉芽组织增生。 • 观察局部的渗出情况，定期给予换药。
管道脱出风险	• 保证管道连接紧密，VSD 管路的通畅，防止管路打折、扭曲，负压有效。 • 泡沫敷料管型存在，贴膜固定妥，无漏气。 • 做好管路的远端固定，每位护士熟悉掌握非计划性拔管的应急预案。
疼痛管理	• 正确判断引起疼痛的原因，评估患者疼痛的程度。 • 指导患者及家属使用止疼泵，观察用药效果及不良反应。 • 必要时遵医嘱给予止疼剂。
焦虑	• 医护人员应给予心理疏导，耐心倾听并给予恰当的解释和精神安慰，同时鼓励家属充满信心，使患者消除思想顾虑，积极配合治疗、护理，树立战胜疾病的信心，促进康复。
加强营养	同前。

5月22日至7月18日VSD拆除后仍局部定期换药，肉芽组织较前逐步生长，压力性损伤面积明显缩小，周围皮肤愈合良好（图18-8，图18-9），患者下地活动自如。

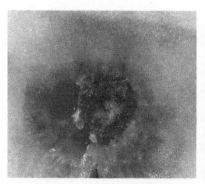
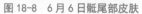
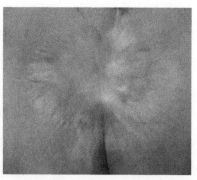

图18-8　6月6日骶尾部皮肤　　　　图18-9　7月18日骶尾部皮肤

[出院状况]　7月18日患者一般情况好，体温36.3 ℃，脉搏92次/分，血压108/60 mmHg。骶尾部皮肤愈合良好，康惠尔敷料保护。术后拍片复查，假体位置固定好，双下肢活动良好，出院。

　　出院嘱咐：①指导患者使用正确运动姿势，避免不良姿势，不坐低沙发和矮椅子、不交叉双腿、不弯腰拾物、不系鞋带、不做盘腿动作。排便时使用加高坐便器。②髋关节置换3个月，患肢已可逐渐恢复体育运动，可根据自身情况进行游泳、跳绳等运动，避免跑步、爬山等体育运动。③如有感冒、拔牙、内镜检查等，需服用抗菌药物治疗。

[随访/临床转归]　出院1个月随访，双侧髋部活动正常，患者已逐步弃拐行走，压力性损伤已完全愈合。

📋 病例分析

1. 疾病知识链接

　　压力性损伤（pressure injury）是指皮肤和（或）深部软组织的局部损伤，通常位于骨隆突部位，或与医疗器械等相关，可表现为皮肤完整或开放性溃疡，可能伴有疼痛，是由强和（或）持久的压力或者

压力联合剪切力引起的。根据 2016 年美国国家压力性损伤咨询委员会
（NPUAP）更新的压力性损伤分期有 1 期、2 期、3 期、4 期、不可分期
和深部组织损伤期。

1 期压力性损伤是局部皮肤完好，出现压之不变白的红斑，深色皮
肤区域可能表现不同；指压不变白或者感觉、皮温、硬度的改变可能比
观察到皮肤改变更先出现。颜色改变不包括紫色或栗色变化，因此这些
颜色变化提示可能存在深部组织损伤。

2 期压力性损伤是指伤口床有活性，呈粉色或红色、湿润也可表现
为完整的或破损的浆液性水泡。脂肪及深部组织未暴露。无肉芽组织、
腐肉、焦痂。该期损伤往往是由于骨盆皮肤微环境破坏和受到剪切力，
以及足跟受到的剪切力导致。

3 期压力性损伤是指全层皮肤缺损，常常可见脂肪组织、肉芽组织
及边缘内卷，可见腐肉和（或）焦痂。不同解剖位置组织损伤的深度存
在差异；脂肪丰富的区域会发展成深部伤口。可能会出现潜行或窦道无
筋膜、肌肉、肌腱、韧带、软骨和（或）骨暴露。如果腐肉或焦痂掩盖
组织缺失的深度，则为不可分期压力性损伤。

4 期压力性损伤是指全层皮肤和组织的损失，溃疡面暴露筋膜、肌
肉、肌腱、韧带、软骨或骨头。伤口床可见腐肉或焦痂。常常会出现边
缘内卷、窦道和（或）潜行。不同解剖位置组织损伤的深度存在差异。
如果腐肉或焦痂掩盖组织缺失的深度，则为不可分期压力性损伤。

不可分期是指全层皮肤和组织缺失，由于腐肉和（或）焦痂掩盖
不能确认组织缺失的程度。只有去除足够的腐肉和（或）焦痂，才能判
断损伤处于 3 期还是 4 期。缺血肢端或足跟的稳定型焦痂（如干燥，紧
密黏附，完整无红斑和波动感）不应去除。

深部组织损伤是指完整或破损的局部皮肤出现持续的指压不变白
深红色、栗色或紫色，或表皮分离呈现黑色的伤口床或充血水疱。疼痛
和温度变化通常先于颜色改变出现。如果出现坏死组织、皮下组织、肉
芽组织、筋膜、肌肉或其他深层结构，表明全层组织损伤（发展为不可

分期、3 期或 4 期）。

2.临床问题解析

（1）为什么治疗压力性损伤要使用 VSD 治疗？

VSD 在改善局部组织缺血、缺氧和减少创面菌落数的基础上，促进创面基底和周边肉芽的生长。对压力性损伤创面多次使用 VSD 可以获得一个血运良好、肉芽新鲜并较原来明显缩小的创面，然后通过一些简单的局部带蒂皮瓣或肌皮瓣进行修复，不仅可以减少皮瓣的切取面积、避免供区植皮的可能，还能降低皮瓣感染率，缩短住院时间和减少医疗费用。

（2）人工关节置换术后髋关节脱位的因素有哪些？

①若患者存在长期卧床史，其会有髋部肌肉萎缩的情况，髋关节难以维持正常的肌张力出现脱位现象。

②手术因素：髋关节置换手术入路方法包括侧前方、外侧、侧后方入路等形式。侧后方入路方法由于髋部外旋肌群被切断导致术后髋关节脱位情况较常出现。侧前方入路时，患者仰卧，可以触及髂前上棘，更好地进行定位，使脱位发生率低，但是侧后方入路存在容易暴露术野、出血量少等优点，一些医师较为倾向于这种手术入路方法。

③假体安放位置不当：假体安放正常角度通常为髋臼外展 45° ～ 55° ，股骨假体前倾 5° ～ 10° 。

④搬运不当：术后早期髋关节脱位概率更高，明显高于手术 3 个月后晚发性脱位概率。主要原因与患者麻醉苏醒过程中的躁动及术后送患者回病房过程中的不当搬动、麻醉苏醒期的肌肉松弛等原因有关。

⑤体位控制不严：不同方法的手术入路及不同形式的手术切口，会有不同的体位及术后活动要求，例如行髋关节后外侧切口的患者，术后 3 周下肢需要保持外展中立位，严禁翻身、侧卧等，同时屈髋角度应当在 60° 以下，而在患者及家属对相关体位要求不了解、不重视的情况下，很容易由于体位不当造成假体脱位。

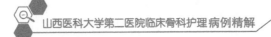

专家点评

本例患者行双侧髋关节同期置换术，术后发生了严重的骶尾部压力性损伤，在治疗期间不明确压力性损伤分期的情况下，医师给予外科机械性手术清创，手术后创面扩大，治疗难度增加，肉芽组织爬行困难，应用 VSD 负压吸引治疗后，压力性损伤逐渐愈合，历时 116 天。对该患者的护理中，总结经验教训如下。

（1）所有患者入院时均应进行压力性损伤全面评估，尤其是因体位限制长期受压部位，即使皮肤表面完好，也应评估局部感觉情况，判断是否可疑深部组织损伤。

（2）双髋关节同期置换手术后采取正确的方法翻身改变体位，是预防压力性损伤的关键。

（3）护士在护理过程中时，对有疑问的医嘱，不可盲目执行，要勇于提出意见和建议，寻求最佳的护理方案。

（4）压力性损伤发生后，应进行专业的评估，必要时请相关的专家进行会诊，医护协同，共同决定治疗方案，切忌盲目清创。

019 双膝骨性关节炎的全膝置换与单髁置换 1 例

[关键词] 双膝骨性关节炎；全膝关节置换术；单髁膝关节置换术；功能锻炼

病历摘要

患者，女性，69 岁，农民，小学文化。患者 10 余年前开始出现左膝疼痛，7 年前开始出现右膝疼痛，期间保守治疗。近 3 个月疼痛加重，伴膝内翻畸形，活动受限，行走步态不稳，诊断为双膝骨性关节炎，欲行手术治疗，于 2018 年 11 月 10 日入院。

[护理评估] ①生命体征：体温 36.0 ℃；血压 125/88 mmHg；心率 80 次/分；呼吸 20 次/分。②体重指数 30.9 kg/m²。③既往史及个人史：既往体健，无慢性疾病史，无烟酒嗜好。④精神心理状况：情绪稳定，配合治疗、护理。⑤高风险评估：Morse 跌倒评分 45 分（高风险）；Caprini 血栓风险因素评分 4 分（高风险）。

[专科查体] 双下肢等长。左膝内翻约 5°，膝关节皮肤完整无缺损，触之皮温不高，内侧关节间隙压痛（+），外侧关节间隙压痛（+），髌骨研磨试验（+），内翻应力试验（+），外翻应力试验（+），前抽屉试验（−），后抽屉试验（−），过伸试验（+），过屈试验（+），麦氏征（+），左膝关节屈伸活动度 5°～110°；右膝内翻约 7°，膝关节皮肤完整无缺损，触之皮温不高，无明显肿胀，内侧关节间隙压痛（+），外侧关节间隙压痛（−），髌骨研磨试验（+），内翻应力试验（+），外翻应力试验（−），前抽屉试验（−），后抽屉试验（−），过伸试验（+），过屈试验（+），麦氏征（+），关节活动度 0°～120°；双侧足背动脉搏动可，末梢血运可。髋、踝未见异常。

[影像学检查] ①双膝关节正位 X 线检查示双膝关节间隙变窄，左膝关

节内外侧间隙消失，右膝关节内外侧间隙不等，关节面变硬（图 19-1）。②骨密度检查体：T 值 -1.3 ↓，Z 值 -0.1，骨量减少。

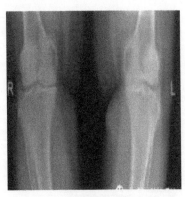

图 19-1　双膝关节正位 X 线

[病情 – 治疗 – 护理]　患者入院后，给予膝骨性关节炎常规护理，积极完善各项检查，进行右膝关节单髁置换术前准备。

评判性思维和护理措施见表 19-1。

表 19-1　评判性思维和护理措施（1）

评判性分析
[1]　患者右膝关节损伤程度轻，有单髁置换术适应证；而左膝内外侧都疼痛，为膝关节全间室关节病变，损伤程度较重，错过了行单髁置换的时机，预采取全膝关节置换术。故该患者需分次进行两种不同类型的关节置换手术。
[2]　患者双下肢畸形、疼痛，步态不稳，入院跌倒评分 45 分，属于高度风险，跌倒后脆性骨折的风险大，下地活动时应注意防止跌倒。
[3]　该手术不常规留置尿管，但腰麻术后需取平卧位，为避免术后发生排尿困难，患者术前应积极进行卧位排尿训练。
[4]　患者术前 VAS 疼痛评分 7 分，给予口服止痛药物。

护理问题	护理措施
跌倒风险	·挂警示标识，告知患者及家属跌倒的风险性和严重后果。 ·保证安全的病室物理环境。 ·指导患者渐进坐起，穿舒适鞋和衣服。 ·外出需有人陪同。
床上大小便训练	·告知患者因术后体位改变可能会出现排尿和排便困难，所以应积极进行床上排尿、排便训练。 ·指导患者卧床进行排尿、排便训练，方法：患者平卧床上，使用专用便器，有尿意时，通过诱导进行排尿练习。排便练习时，将大便器放在患者臀下，嘱患者使用小腹部肌肉的力量进行排便。
预功能锻炼	·指导患者在床上进行踝泵运动、股四头肌运动等增加腿部肌肉力量，便于术后功能锻炼有效地实施。
疼痛	·给予患者口服镇痛药物塞来昔布片，局部贴敷氟比洛芬凝胶贴膏。 ·疼痛剧烈时卧床休息，减少活动。
DVT 风险	·使用间歇充气加压装置促使下肢静脉血流加速，减少血液瘀滞，降低术后下肢 DVT 的发生。 ·指导患者进行床上功能锻炼。

笔记

2018 年 11 月 13 日患者在腰麻下行右膝单髁关节置换术，手术过程顺利，术中出血约 80 mL，未留置引流管和尿管，术后给予抗感染、镇痛治疗，指导患者功能锻炼，并积极进行左膝全膝关节置换手术准备。

评判性思维和护理措施见表 19-2。

表 19-2 评判性思维和护理措施（2）

评判性分析
[1] DVT 是膝关节手术后发生率较高的并发症。该患者术后 Caprini 血栓风险因素评分 11 分，属极高危人群，护理过程中应注意预防静脉血栓发生。
[2] 有研究报道，骨科手术的患者中约有 80% 术后要经历中到重度的疼痛，尤其是膝关节置换手术，术后疼痛严重影响骨科患者术后功能恢复。该患者术后 VAS 疼痛评分 9 分，采用了多模式镇痛方案。
[3] 功能锻炼是保障手术后关节功能恢复的重要措施，可以有效防止肌肉萎缩、关节僵硬、粘连，促进血液循环，减少 DVT，因此术后应指导患者规范进行功能锻炼。

护理问题	护理措施
DVT 风险	• 基本预防 1）抬高患肢，禁止腘窝及小腿下单独垫枕。 2）补充血容量，合理饮食，避免脱水。 • 物理预防 1）踝泵运动（图 19-2）：缓慢地将脚踝上下运动，每隔 5 ～ 10 分钟练习 1 次，每日 20 ～ 50 次。

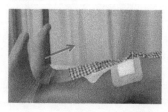
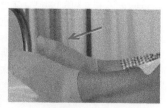

图 19-2 踝泵运动勾（左）、绷（右）

2）直腿抬高运动（图 19-3）：收紧大腿肌肉并保持膝关节完全伸直，当大腿肌肉收紧时，抬高大腿部并使其离床有 20 ～ 30 cm 的距离，维持 5 ～ 10 秒后慢慢放低，重复练习直到大腿感到疲惫。

• 药物预防
伤口无明显出血倾向时，术后 6 小时遵医嘱皮下注射依诺肝素钠 0.4 mL，并注意观察有无出血。

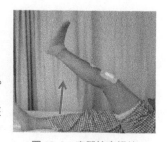

图 19-3 直腿抬高锻炼

续表

护理问题	护理措施
疼痛管理	• 倾听患者主诉，给予疼痛护理。 • 使用静脉自控镇痛泵镇痛，药物采用"鸡尾酒"配方，即罗哌卡因、肾上腺素、复方倍他米松、吗啡、氟比洛芬酯、生理盐水按照一定比例配置，以 2 mL/h 速度持续静脉泵入。如患者疼痛剧烈或进行功能锻炼前，可按动止痛泵上指示按钮增加药量，减轻疼痛，术后 48 小时拔除镇痛泵。必要时口服塞来昔布。

• 锻炼程序

1）术后当天：麻醉恢复后，开始进行主动踝泵锻炼，每隔 5 ～ 10 分钟练习 1 次，每日 20 ～ 50 次。

2）术后第 1 天：床上进行抱大腿屈伸（图 19-4），绷大腿下压（图 19-5）运动，每隔 2 小时练习 1 次，每日 5 ～ 10 次。

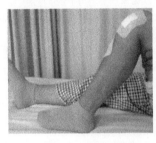 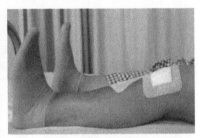

图 19-4 抱大腿屈伸　　　　图 19-5 绷大腿下压

功能锻炼

3）术后第 2 天：床上进行直腿抬高锻炼（图 19-3）和俯卧主动屈膝练习（图 19-6）。床边行坐位辅助屈膝锻炼（图 19-7）坚持 5 ～ 7 秒，每天练习 3 ～ 4 组，每组 20 次。并开始在助行器协助下适量下地行走（图 19-8），每次 10 ～ 20 分钟，每天练习 3 ～ 4 次，以不感劳累为宜。

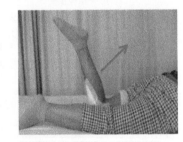

图 19-6 俯卧主动屈膝锻炼

• 功能锻炼需遵医嘱进行，不宜操之过急，遵循站—立—坐—蹲循序渐进的原则。

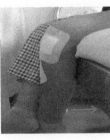 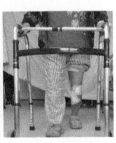

图 19-7 坐位辅助屈膝　图 19-8 助行器下行走

右膝手术后恢复良好。2018年11月17日患者在腰麻下行左膝全膝关节置换术，手术过程顺利，术中失血约300 mL，术后伤口留置引流管、尿管。给予抗感染、补液、镇痛、关节局部冷敷等治疗，并指导功能锻炼。手术当天引流血性液体500 mL，局部伤口无渗出，次日拔除引流管、尿管。术后行双膝关节X线检查（图19-9）。

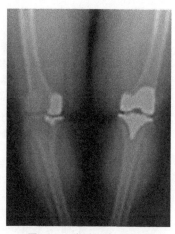

图19-9 术后双膝正位X线

评判性思维和护理措施见表19-3。

表19-3 评判性思维和护理措施（3）

评判性分析

[1] 全膝关节置换手术过程中损伤到松质骨创面，出血量一般较大，术后应动态性观察伤口出血量，警惕失血性休克。若术中关节腔内注入止血药时，术后伤口引流管应夹闭2h后开放。

[2] 患者二次手术后Caprini血栓风险因素评分13分，属于极高危人群，DVT预防尤为重要。

[3] 全膝关节置换术后患者疼痛程度较重，尤其在进行功能锻炼时，术后患者VAS疼痛评分9分，继续给予实施多模式镇痛，有效止痛有利于促进肢体功能的康复。

[4] 术后及时、规范的功能锻炼是保障膝关节功能、预防并发症的重要措施。

[5] 术后提倡早期下地活动，患者第2次术后，Morse评分50分，跌倒风险高，应特别注意防止跌倒的发生。

护理问题	护理措施
出血、血容量不足风险	• 观察生命体征、尿量变化。 • 动态观察伤口引流液的量、色、性质，以及局部伤口敷料有无渗出。尤其术后4～6小时内。如短时间内引流量超过150 mL，为新鲜血液，立即通知医师，必要时减低或停止负压吸引。 • 保持引流管通畅，引流器放置应低于膝关节10～20 cm，每30分钟挤压记录1次。
DVT风险	• 向患者宣教预防DVT风险，取得患者的配合和重视。 • 术后患肢膝后垫软枕，保持近伸直位，抬高。 • 观察患肢肿胀程度，末梢血运、活动、温度、感觉、肤色、足背动脉搏动及足背伸情况，倾听患者的主诉。 • 指导患者进行下肢功能锻炼。 • 及时补充足够血容量，合理饮食，多饮水。 • 遵医嘱术后6小时后给予患者皮下注射依诺肝素钠0.4 mL，1次/日。

续表

护理问题	护理措施
疼痛管理	• 倾听患者主诉，采用多模式镇痛方案。 • 术后通过静脉使用自控镇痛泵止痛，功能锻炼前也可以通过 PCA 自控泵增加药量，减少患者因锻炼引起的疼痛；锻炼后给予局部冷敷，以提高疼痛阈值，减轻疼痛。
功能锻炼	• 手术回房后 6 小时内进行被动功能锻炼，麻醉恢复后开始指导患者进行主动功能锻炼，如踝泵运动、股四头肌运动、卧床屈膝锻炼。贴床屈膝练习（图 19-10）方法为：弯曲膝关节，脚跟向臀部移动，同时足底部不离开床面，以免关节向内倾斜。每组 3～4 次，每日 10 组。 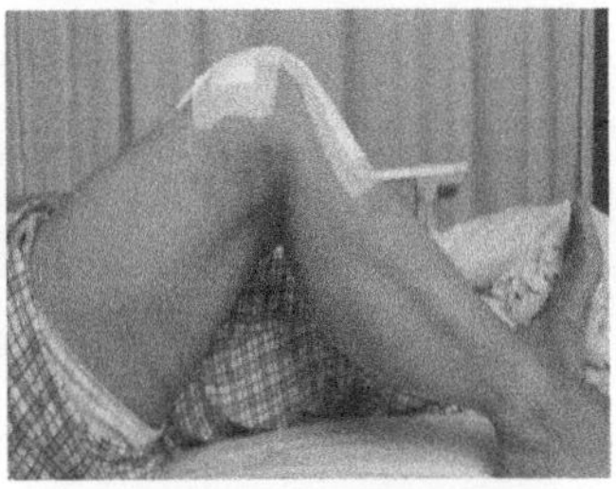 图 19-10　贴床屈膝练习 • 指导患者活动时，妥善固定导管，防止导管扭曲、打折。 • 术后第 2 日在医护人员帮助下，利用助行器练习平路行走，每天 3～4 次，每次 10～20 分钟。 • 床边和下床活动时，注意防止跌倒、坠床。

[出院状况]　11 月 21 日患者双膝切口处无红肿及渗出，左膝伤口周围可见瘀青，右膝伤口处皮肤颜色正常。患者可在助行器辅助下行走。遵医嘱出院。

　　出院嘱咐：①出院后鼓励患者进行弓步练习（图 19-11），上下楼梯练习（图 19-12）。锻炼前可以口服镇痛药物，锻炼后局部给予冷敷，减少疼痛，保证锻炼效果。锻炼强度适当，以免引起肿胀和疼痛。②在关节功能恢复期间，应尽量避免跑步、跳跃等对膝关节造成冲击的活动。注意防止跌倒。③在家中选择一个牢固、直背、有扶手的椅子，以便患者起立和坐下，不坐低软的沙发和躺椅。④出院后口服利伐沙班 10 mg，2 周，1 次／日，自我观察双下肢有无肿胀、瘀青、肌肉疼痛等，如有异常，及时就医。服药期间应定期检测凝血系列。⑤鼓励患者减轻体重，避免因肥胖导致术后脱位，关节磨损加重。

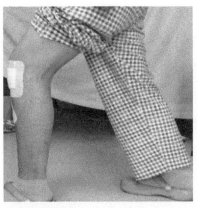
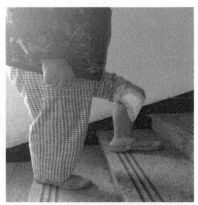

图 19-11　弓步练习　　　　　图 19-12　上下楼梯练习

[随访/临床转归]　出院 1 个月随访，患者精神、食欲好，情绪稳定，无静脉血栓形成，左膝后侧可见散在瘀斑（图 19-13）。患者自诉下地行走时总是先迈右腿（单髁置换侧），右侧单腿站立非常轻松，自感右膝恢复较左膝（全膝置换侧）快。出院 3 个月随访，患者一般情况良好，无相关并发症发生。双膝活动度满意。

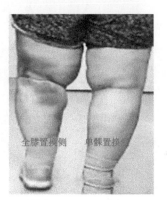

图 19-13　术后 1 个月

病例分析

1. 疾病知识链接

膝关节骨性关节炎（knee osteoarthritis，KOA）是一种以关节软骨退行性变和继发性骨质增生为特征的疾病，病变可累及关节软骨或整个关节，包括软骨下骨、关节囊、滑膜和关节周围肌肉，随着病情的加重会导致关节变形，疼痛加重（图 19-14），逐渐形成"O型腿"或"X 型腿"等畸形。

膝关节骨性关节炎是中老年常见的一种

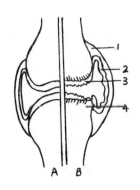

注：1 关节囊肥厚；2 滑膜增生；3 软骨粗糙磨损；4 骨质受损

图 19-14　膝关节骨性关节炎病理变化

疾病，在早中期常表现为内侧间室病变，而外侧间室与髌股关节间室无明显病变。仅对内侧间室关节病变进行置换，其他间室结构得到完整保留的手术称膝关节单髁置换术（图 19-15），这种手术延长了自身膝关节使用寿命，相比全膝置换术（图 19-16），单髁置换术保留了患者自身的交叉韧带，对骨质和软组织损伤较小，患者膝关节的本体感觉仍存在，所以又称之为"保膝"。而且单髁置换术创伤小、恢复快、下床活动时间早，并发症少。

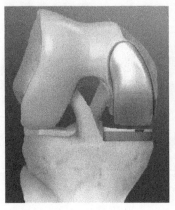

图 19-15　单髁置换

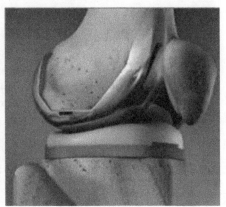

图 19-16　全膝置换

2. 临床问题解析

（1）什么是膝关节骨性关节炎的阶梯治疗？如何选择不同的治疗方法？

根据患者膝关节骨性关节炎疾病发展的不同阶段、畸形程度、年龄和功能需求等因素选择不同的治疗方式称为膝骨性关节炎的"阶梯治疗"，包括患者教育、药物治疗、截骨术、单髁关节置换术和全膝关节置换术。其中截骨术和单髁关节置换术是一种既可纠正畸形、减轻疼痛，又能最大程度保留关节的运动功能和舒适性的一种治疗方案，患者术后仍然感觉是自己的膝关节，所以又称之为"保膝"。保膝治疗可以延缓关节置换的时间，甚至终身不必置换关节。膝关节的"阶梯治疗"手术包括截骨术→单髁置换术→全膝置换术（图 19-17）。选择何种手术方式需根据患者年龄、患肢的畸形程度和软骨磨损情况来决定（表 19-4）。

笔记

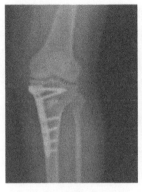
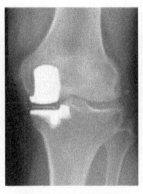
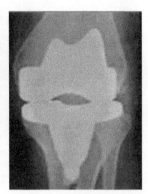

A：截骨术　　　　　B：单髁置换术　　　　　C：全膝置换术

图19-17　膝关节的"阶梯治疗"手术

表19-4　不同手术方式适应证

畸形角度	软骨				
	全层软骨	部分软骨	骨对骨	内侧骨缺损	多间室病变
0°～5°	保守	保守或单髁	单髁	单髁	全膝
5°～10°	保守或截骨	截骨	截骨或单髁	单髁或全膝	全膝
≥10°	截骨	截骨	截骨	全膝	全膝

（2）为什么该患者一侧选择全膝关节置换术，而另一侧选择单髁置换术？

　　该患者左膝内外侧都疼痛，为全间室骨关节炎，疾病程度较重，错过了行单髁置换的时机，因此该患者的左膝采取全膝关节置换术。全膝关节置换术是将膝关节表面的全部软骨去除掉，并且还要将膝关节中的韧带去掉，缺点是创伤相对较大，恢复慢，术后关节的本体感觉较差。

　　该患者右膝单纯内侧疼痛，疾病程度较轻，因此该患者右膝采取了单髁关节置换术。单髁关节置换术只置换关节内存在病变的单间室，保留了其他间室结构及本体感觉，行走中更接近正常的运动和步态。其优点是创伤小、恢复快、下地早、并发症少。

（3）全膝置换术和单髁置换术的护理有何异同？

全膝置换术和单髁置换术是根据患者病变部位和程度选择的两种不同的手术方式。膝单髁关节置换术创伤小、出血少、无引流管、无尿管留置，护理相对简单。而全膝关节置换术创伤较大，出血相对较多，常常需要留置伤口引流管，根据引流量和术中出血情况有时还要遵医嘱给予输血，护理上要注意引流管夹闭和开放时间，观察引流量、颜色、性质，保持引流管通畅和有效。根据病情需要，有时应留置尿管，对于老年人还要注意观察意识、睡眠、精神状态、饮食、大小便情况，发现异常应及时报告医师处理。下肢 DVT 均是两者术后常见的并发症，单髁置换术后发生率为 25%，全膝置换术后发生率为 50%，术前、术后做好预防尤其关键。

专家点评

该案例为一例双膝骨性关节炎，根据关节病变程度不同，双侧膝关节分别进行了全膝关节置换术和膝单髁关节置换术，在治疗护理全过程中贯穿了快速康复理念，一次住院实施两个手术，住院时间短，费用少，治疗效果好，患者满意。通过对该患者的护理，获得如下经验。

（1）社区应加强对膝骨关节炎阶梯治疗理念的宣传，争取早期发现、早期治疗，根据患者病情、年龄不同，选择不同的治疗方法，以改善预后和提高生活质量。

（2）围手术期遵循快速康复理念，通过优化各种护理措施，如饮食管理、尿管管理、并发症预防、功能锻炼等，减轻痛苦、缩短住院时间，削减住院费用，提高术后功能状态和患者满意度、舒适度。

（3）出院后应加强延续护理，指导抗凝药物的合理应用，做好院外肢体康复训练的指导及追踪，以达到手术的最佳效果。

020　双膝关节同期置换术后猝死 1 例

[关键词]　膝骨性关节炎；双膝关节同期置换术；心搏骤停；急性心肌梗死；药物管理

病历摘要

　　患者，女性，75 岁，农民，初中文化。10 余年前开始自觉双膝关节疼痛，近 2 年疼痛逐渐加重伴行走困难，双下肢内翻畸形，伴活动受限，经保守治疗无效，于 2013 年 1 月 4 日入住我院欲行手术治疗，入院诊断为双膝骨性关节炎（osteoarthritis，OA）、高血压病。

[护理评估]　①生命体征：体温 35.5 ℃；血压 155/90 mmHg；脉搏 90 次/分；呼吸 20 次/分。②体重指数 26.6 kg/m²。③既往史及个人史：患高血压 8 年，平素规律口服尼群地平，自诉血压控制可，未规律监测血压变化。④精神心理状况：情绪稳定，配合治疗、护理。⑤高风险评估：Morse 跌倒评分 10 分（高风险）。

[专科查体]　脊柱生理弯曲存在，双上肢活动自如，双膝内翻畸形，肿胀明显，左膝内侧关节间隙压痛（＋），外侧关节间隙压痛（＋），过伸过屈试验（＋），浮髌试验（－），髌骨研磨试验（＋），内外翻应力试验（－），Lanchman 征（－），左膝关节活动度：25°～90°。右膝内侧关节间隙压痛（＋），外侧关节间隙压痛（－），过伸过屈试验（＋），浮髌试验（－），髌骨研磨试验（＋），内外翻应力试验（－），Lanchman 征（－），右膝关节活动度 40°～80°。双足背动脉搏动正常，双下肢末梢感觉活动正常。

[影像学检查]　①双膝关节正位 X 线检查示双膝退行性变，关节间隙明显狭窄，内侧明显（图 20-1）。②双下肢全长力线 X 线检查示双膝内翻畸形（图 20-2）。

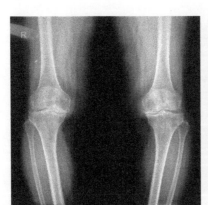
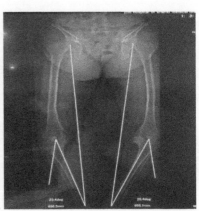

图 20-1 双膝关节正位 X 线　　　图 20-2 双下肢全长力线 X 线

[实验室检查]　血红蛋白 84.5 g/L ↓，糖化血红蛋白 7.7% ↑，空腹血糖 9.4mmol/L ↑，余未见明显异常。

[病情 - 治疗 - 护理]　入院后给予骨性关节炎常规护理。患者空腹血糖异常，进一步行相关检查诊断为"2 型糖尿病"。请内分泌科、心内科会诊，积极控制血压、血糖，完善双膝关节置换术相关术前准备。

患者于 1 月 10 日在腰麻下行双膝关节置换术，手术时间 3 小时，切口处分别留置常压引流管，术中共出血 600 mL，术后安全返回病房。给予持续低流量吸氧，生命体征监测未见异常，血压波动于 127 ～ 165/80 ～ 98 mmHg，双膝关节持续冰敷 24 小时。术中及术后当日共输入浓缩红细胞 6 U 及血浆 200 mL，术后 8 小时开始皮下注射低分子肝素，每日 1 次。次日晨拔除尿管。手术当日伤口引流为左侧 600 mL/19 h，右侧 550 mL/19 h，后引流液逐渐减少，于术后第 2 日拔除。术后双膝正侧 X 线检查（图 20-3）。

评判性思维和护理措施见表 20-1、表 20-2。

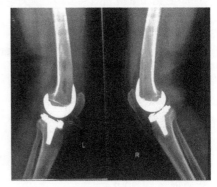

图 20-3 双膝关节置换术后 X 线检查

笔记

表 20-1   评判性思维和护理措施（1）

评判性分析

[1]   患者拟同期进行双侧膝关节置换术，手术风险较大。因此做好充分的术前准备对于术中安全和术后康复尤为重要。

[2]   该患者患高血压多年，入院检查后首次发现并确诊为 2 型糖尿病，诊治和监测均不规范，入院后检查血压、血糖控制均不理想。血压和血糖控制不佳会大大增加术中、术后的风险，因此术前着重积极控制内科疾病。

[3]   循证医学证据表明，血糖控制有利于减少外科手术患者术后感染等并发症，但控制过于严格，则增加低血糖风险，应采用适当宽松的血糖控制目标已成为广泛的共识。

护理问题	护理措施
血糖控制	• 向患者讲解糖尿病相关知识，告知控制血糖的重要性。 • 定时监测血糖。 • 指导患者如何正确进行糖尿病饮食。 • 血糖控制目标：空腹血糖 / 餐前血糖应控制在 8 ～ 10 mmol/L；餐后 2 小时血糖或不能进食时随机血糖 8 ～ 12 mmol/L，如短时间血糖不超过 15 mmol/L 也可接受。
血压控制	• 向患者讲解高血压相关知识，告知控制血压的重要性。 • 监测血压变化。 • 手术前坚持服用抗高血压药物治疗，并于手术当日早晨继续服药。 • 心理疏导，缓解患者情绪紧张和焦虑。术前晚入睡困难时，遵医嘱口服地西泮。
术前功能锻炼	• 卧床排尿训练：告知患者进行卧床排尿训练的意义和方法。每日与患者确定卧床排尿训练的次数及效果，并进行确认，通过卧床排尿训练尽量减少体位因素导致的术后排尿困难。 • 下肢肌力训练：进行踝泵锻炼，每日 3 组，每组 50 次；直腿抬高锻炼每日 3 组，每组 10 次，以增强下肢肌肉力量，更好配合术后康复。

表 20-2   评判性思维和护理措施（2）

评判性分析

[1]   双膝关节置换手术风险极大，尽管手术成功，术后仍可能发生各种并发症，因此术后管理对医护患仍是极大的挑战。

[2]   由于膝关节置换手术需进行股骨关节面及胫骨关节面的截骨，术中应用止血带，因此关节置换后 6 ～ 8 小时是出血的高风险期，重点观察和积极预防，减少大量失血。

[3]   由于手术创伤大，时间长，术后 DVT 的风险极大，Caprini 评分 11 分。因此应尽早开始积极预防血栓，术后 8 小时开始进行抗凝治疗。

[4]   功能锻炼是预防 DVT、保证术后关节功能恢复的关键，因此应注重功能锻炼。

续表

护理问题	护理措施
血容量不足风险	• 持续心电监护，密切观察生命体征。 • 切口处持续冰敷，减少局部的出血。 • 观察切口引流量，如出血量大于 100 mL/h，及时通知医师。
疼痛	• 指导患者正确使用自控镇痛泵。 • 切口处持续冰敷，降低痛阈。 • 遵医嘱静脉输注止疼药物。
DVT 风险	• 术后感觉活动恢复后即指导患者进行主动的踝泵锻炼。 • 术后 8 小时遵医嘱开始给予低分子肝素钠 4100 U 皮下注射，每 24 小时 1 次。
功能锻炼	• 术后感觉活动恢复后即开始指导患者进行主动踝泵锻炼，以患者不感到疲乏为主。 • 术后第 1 天除以上锻炼外，指导患者进行直腿抬高练习，每日 3 组，每组 10 次。继续进行踝泵锻炼，每日 5 组，每组 100 次。 • 术后第 2 天即可开始借助辅助步行器下床行走，注意避免跌倒。

1 月 13 日 9：40 患者主诉上腹部及心前区不适，遵医嘱给予兰索拉唑 30 mg 静点，患者自诉症状较前缓解。夜间睡前，患者感腹痛，排稀便 2 次，未告知医护情况下口服索米痛片，后症状缓解。1 月 14 日晨 7：00 夜班护士测量患者生命体征，未见异常，空腹血糖 12.8 mmol/L，患者言语自如，情绪稳定，主诉夜间睡眠不佳，无其他不适。8：05 护士进行床边交接时，患者入睡中，家属诉患者刚刚入睡，拒绝唤醒，于是护士离开病房。8：15 医护晨间查房时患者仍处睡眠状态，与家属沟通病情时患者仍无任何应对反应。医务人员察觉异常，查体发现患者意识丧失、血压测不到、皮肤温暖、听诊心音消失，立即予以心肺复苏。经抢救 2 小时后患者仍无生命体征，于 10：10 宣布死亡。抢救过程中急查血常规、生化、心肌酶指标：肌红蛋白 1627 ng/mL ↑，磷酸肌酸激酶同工酶 6.74 ng/mL ↑，超敏肌钙蛋白 5.23 ng/mL ↑，静脉血糖 10.6 mmol/L ↑。

评判性思维和护理措施见表 20-3。

表 20-3 评判性思维和护理措施（3）

评判性思维

该患者在术后第 4 天无明显诱因睡眠过程中死亡。死亡前 1 日，除血糖异常及主诉胃部不适外，无其他异常情况和特殊主诉。1 月 13 日曾出现消化道症状，经过抑酸和自服镇痛剂后缓解。追问病史，患者为饱食饺子等食物后出现稀便，自行服用索米痛片后症状缓解。前一日晚，睡眠不佳。结合病情及抢救时化验指标，可初步排除低血糖昏迷、窒息、肺栓塞的可能。因心肌酶异常升高，结合饱餐后腹痛的病史，以及前驱症状可能被镇痛药物掩盖。患者家属不同意尸检，经本科室、心内科、血管科等疑难病例讨论，考虑患者死于急性心肌梗死，肢体尚暖，皮肤无花斑，考虑发现时死亡时间较短，但经积极心肺复苏，患者未恢复自主心跳呼吸。因家属强烈要求，延长抢救时间至 2 小时。

护理问题	护理措施
	• 发现心跳、呼吸停止，立即启动心肺复苏急救流程（图 20-4）。
心搏骤停	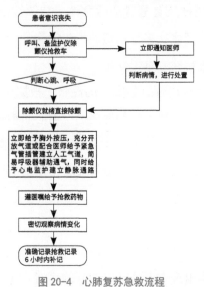

图 20-4 心肺复苏急救流程

📋 病例分析

1. 疾病知识链接

骨关节炎是一种以关节软骨的变性、破坏，以及关节边缘软骨下骨板病变及骨质增生为特征，导致关节症状和体征的一组异质性疾病。本病的发生与衰老、肥胖、炎症、创伤、关节过度使用、代谢障碍及遗传等因素有关。OA 在中年以后多发，女性多于男性。本病在 40 岁人群的患病率为 10% ～ 17%，60 岁以上为 50%，而在 75 岁以上人群则高达 80%。

对于病变严重，关节功能明显障碍，经保守治疗无明显疗效的患者，进行外科人工全膝关节置换术，可有效矫正畸形、改善关节功能。由于全膝关节置换手术风险大、出血多，需双膝关节置换者，往往需要分次进行。近年来，由于手术技术成熟、良好的麻醉管理、术后管理的优化，越来越多的医师和患者开始选择双膝关节同期置换。

2. 临床问题解析

（1）急性心肌梗死的临床表现有哪些？

急性心肌梗死是冠状动脉急性、持续性缺血缺氧所引起的心肌坏死。临床上典型症状多有剧烈而持久的胸骨后疼痛，并伴有血清心肌酶活性增高及进行性心电图变化。

疼痛是最早出现且最突出的症状，根据第 5 版《Braunwald 心脏病学》报道：急性心肌梗死的疼痛部位与心肌梗死部位的关系是明确的。前壁心肌梗死往往出现胸骨后或左胸疼痛并辐射到左臂，并伴有头痛、头晕、耳鸣、呼吸困难、咳嗽等症状；下壁心肌梗死多表现为上腹部、颈部、上肢的疼痛，伴有出汗、呃逆；而侧壁心肌梗死则多为左侧上肢及背部疼痛。

心肌梗死的非典型症状常包括以下几点：①左肩是心脏的放射区之一，患者会出现左臂或是左前臂的疼痛，尤其是伴有胸闷、气紧时，更要警惕。②胸骨后、颈部痛（颈与胸廓下缘之间），常见于中老年人，呈阵发性胀闷痛，有明显的胸部紧迫感，并可牵引或放射至肩臂部。③后背痛，以腰部、背部、肩部的放射性疼痛为主。④上腹部疼痛，也可表现为胃痛、呕吐、恶心、憋气等症状。患糖尿病、闭塞性脑血管病等疾病的老年人易出现无痛性心梗。⑤咽喉痛，找不到明确原因，并伴有胸闷、出汗或恶心症状。⑥颈部、下颌疼痛，甚至是牙齿疼痛，尤其是与运动相关的颈部、下颌、牙齿疼痛，并伴有头晕、冷汗等症状。⑦偏头痛。⑧突然出现的左下肢剧烈疼痛、胸闷、憋气及出汗。

笔记

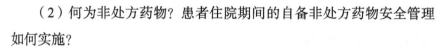

（2）何为非处方药物？患者住院期间的自备非处方药物安全管理如何实施？

非处方药是指为方便公众用药，在保证用药安全的前提下，经国家卫生行政部门规定或审定后，不需要医师或其他医疗专业人员开具处方即可购买的药品，一般公众凭自我判断，按照药品标签及使用说明就可自行使用。但不容忽视的是，中国每年因药物不良反应住院的患者达250万，每年约有19.2万人死于药物不良反应。

住院患者常见的自备非处方药物有治疗高血压药物与治疗糖尿病的相关药物。对于患者自带口服药，护士应在入院宣教时及时主动询问患者，并将结果向主管医师告知，如需继续服用，主管医师应在医嘱中及时记录使用方法、剂量并开具口服药单悬挂于患者床头，责任护士应与患者进行核对及在住院期间督促患者正确服用，如无须使用，应告知家属带回或由护士暂管，嘱患者不得随意服用。

（3）为什么患者术后容易出现恶心、呕吐？临床中如何预防和处置？

恶心、呕吐是术后最常见的并发症之一，其发生率为20%～80%不等，严重的恶心、呕吐可导致电解质紊乱、脱水、误吸、切口出血或裂开等，给患者的术后康复带来严重的影响。恶心、呕吐的原因可以归纳为麻醉、药物和饮食三方面。

患者恶心、呕吐时，应头偏向一侧，保持呼吸道通畅，暂禁饮食，防止误吸和窒息。药物治疗常选用止吐和抑酸药物。盐酸甲氧氯普胺为一种最常用的止吐药；抑酸药物有质子泵抑制剂（兰索拉唑）、H_2受体抑制剂（西咪替丁）等。除药物治疗外，指导患者进食易消化食物，可有效降低术后恶心、呕吐的发生率。

专家点评

高龄膝关节置换术，尤其双侧同期置换手术，患者常合并多种基础疾病，术后出现各种并发症的风险大，死亡率高。该患者同期进行了双侧置换手术，手术成功，但在术后康复过程中意外死亡，考虑与急性心肌梗死有关。从该患者的护理中，总结经验教训如下。

（1）此类患者高龄、手术创伤大、术后病情变化快，死亡风险高，应引起高度重视。

（2）随着现在医疗手术操作技术的日臻完善及快速康复外科在临床的广泛应用，对患者的观察更应全面细致以符合医疗护理工作的发展需要。

（3）患者出现特殊临床症状时，除对症治疗护理外，应充分认识和考虑到其他可能的严重并发症，如心肌梗死、脑血管意外等，早期发现，避免漏诊。

（4）住院期间，应做好自备药物的管理，告知患者和家属发生不适时积极报告医师、护士，不宜擅自服药，以免掩盖症状，延误治疗。

（5）护士应增加自身知识储备，增强判断病情的本领，重视患者的各种不适主诉，利用评判性思维，对患者的临床问题做出科学合理的判断。

（6）对于护理核心制度的执行要不折不扣、严格落实，本案例中护士在交接班过程中如能避免家属错误引导、准确交接，可以更早地发现患者的异常情况，及早处理。

第四章 运动性损伤

021 肩关节镜下肩袖修补术后血压骤升 1 例

[关键词] 肩袖修补；肩关节镜检；肩袖损伤；糖尿病；高血压

📋 病历摘要

患者，男性，59 岁，工人，大专文化。2019 年 1 月 19 日搬重物时突感左肩部疼痛，伴左上肢外展、外旋无力，行左肩关节 MRI 检查示左肩冈上肌腱部分撕裂，左肩关节腔及肱二头肌长头腱周围少量积液，为求手术治疗入我院，诊断为左肩袖损伤。

[护理评估] ①生命体征：体温 36.7 ℃；血压 124/71 mmHg；心率100 次 / 分；呼吸 20 次 / 分；血氧饱和度 97%（未吸氧）。②体重指数23.1 kg/m²。③既往史及个人史：患 2 型糖尿病 10 年余，平素口服二甲双胍、拜糖平、西格列汀片，自诉血糖控制可。无高血压病史。无烟酒

等嗜好。④精神心理状态：情绪稳定，配合治疗、护理。

[专科查体] 左肩关节主动外展20°、前屈30°、后伸10°、外旋10°；被动外展90°、前屈60°、后伸10°、外旋10°。大结节前上方压痛（＋），落臂试验（＋），Jobe试验（＋），压腹征（＋），Lift-off试验（＋），Hug-up试验（＋），Neer征（＋），0°外展抗阻试验（＋），0°外旋抗阻试验（＋），90°外旋抗阻试验（＋）。

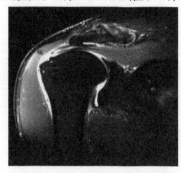

[影像学检查] 左肩关节MRI检查示左肩冈上肌腱部分撕裂，左肩关节腔及肱二头肌长头腱周围少量积液（图21-1）。

图21-1　左肩关节MRI，箭头示冈上肌连续性中断

[实验室检查] 空腹血糖7.8 mmol/L↑，余未见明显异常。

[病情-治疗-护理] 入院后给予完善相关检查，请内分泌科会诊，监测和调整血糖，遵医嘱给予口服镇痛药治疗，积极进行术前准备。

评判性思维和护理措施见表21-1。

表21-1　评判性思维和护理措施（1）

评判性分析
[1] 患者肩袖损伤后疼痛明显，可给予口服药物镇痛，以提高患者的舒适度，减轻心理恐惧和焦虑。
[2] 该患者患有糖尿病，血糖控制不佳可能影响肌腱的修复、增加伤口感染以及心脑血管事件发生的风险，因此入院后应积极帮助患者控制血糖。

护理问题	护理措施
疼痛	•指导患者转移注意力，如听音乐、看视频。 •遵医嘱给予口服塞来昔布，观察用药后反应。
焦虑	•加强健康宣教，主动与患者沟通，及时解答患者的疑虑。 •介绍疾病相关知识、手术方法及配合事宜，消除患者的疑虑与不安。 •提供安全舒适的环境，保证患者充分休息。
血糖控制	•指导患者清淡饮食，少量多餐，每日主食4～5两，每餐营养均衡，多食蔬菜，且以绿叶蔬菜为主。 •餐后1小时可适量运动，以身体微微出汗为宜。 •遵医嘱正确服用降糖药物并监测血糖，使血糖控制到空腹6～8 mmol/L，餐后8～10 mmol/L为宜。

笔记

1月29日患者在全麻下行左肩关节镜检关节腔清理滑膜部分切除肩峰扩大成形肩袖修补术。镜下可见冈上肌腱撕裂约2 cm，手术时间4小时，术中血压波动于110～138/69～82 mmHg。术毕回房测血压194/100 mmHg，遵医嘱密切监测生命体征，后监测血压有逐渐下降趋势，术后6小时血压波动于165～180/90～108 mmHg，未使用降压药物。术后带回尿管，尿管通畅。患者主诉左肩剧烈疼痛、憋胀。给予镇痛、预防感染、补液、消肿对症治疗。患肢给予屈曲外展位支具（小沙发）固定，切口处棉垫包扎。

评判性思维和护理措施见表21-2。

表21-2 评判性思维和护理措施（2）

评判性分析

[1] 该患者既往无高血压病史，术中血压较平稳，术后出现血压骤升，分析其原因，首先是局部疼痛、肿胀增加，儿茶酚胺的释放导致血压升高；手术中为帮助关节内止血，冲洗液中加入了1∶1000肾上腺素，肾上腺素具有兴奋心肌、升高血压等作用；搬动过程、留置尿管加重疼痛也可能是血压骤升的原因。

[2] 肿胀为肩关节镜手术后的常见并发症，与手术创伤、术中关节腔内的大量生理盐水灌注冲洗液压力等有关。疼痛可刺激引起炎症物质渗出而加重组织水肿，组织水肿可影响血液循环、压迫神经功能，进而加重疼痛。减轻患者肩关节镜后疼痛和水肿，是术后早期治疗和护理的重点。

[3] 有研究显示老年患者肩关节镜手术前静脉全麻状态下由平卧位变至沙滩椅体位时，患者脑电双频指数、平均动脉压和心率明显降低。患者术中、术后血压波动大，应注意严密观察生命体征变化，防止心脑血管意外的发生。

护理问题	护理措施
患肢疼痛、肿胀	• 采用多模式镇痛方案：手术回房后使用自控镇痛泵（地佐辛8 mL＋右美托咪定2 mL＋甲氧氯普胺4 mL＋生理盐水86 mL），并静脉输注氟比洛芬酯；如疼痛控制不佳时，可根据情况加大自控镇痛泵药量；3天后停止静脉镇痛药物，改为口服镇痛药物。 • 术后6小时内肩关节周围持续冰敷，以减少出血、减轻疼痛及肿胀。冰敷时要注意防止冻伤。 • 术后回房即可开始手部抓握训练，促进患肢血液循环，减轻肿胀。 • 观察切口处敷料，若渗出较多浸湿棉垫，通知医师及时换药。
高血压	• 密切监测生命体征及病情变化，观察随干预措施后血压的变化趋势。如血压继续升高或持续居高无下降趋势，或患者有任何不适主诉，应及时与医师沟通，警惕心脑血管意外发生。 • 忌用力大小便。 • 给予心理护理，保持情绪稳定。

续表

护理问题	护理措施
体位管理	• 手术回房后采取平卧位或协助患者取半卧位，保持舒适，避免患侧卧位。 • 使用肩关节外展支具将患肢固定于外展60°，前屈30°～45°。佩戴支具期间，支具与皮肤间以软毛巾衬垫，腋窝使用小毛巾衬垫，防止压力性损伤。 • 患肢保持正确体位：使用肩关节外展支具（图21-2）固定，此体位可使肩袖处于松弛状态，肩关节囊张力处于最小状态，有利于切口及腱骨愈合。佩戴支具期间，选择合适的服装，注意舒适保暖，支具与皮肤间使用柔软毛巾衬垫，腋窝使用小毛巾衬垫，防止压力性损伤。 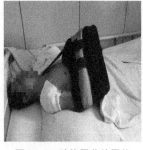 图21-2 卧位屈曲外展位支具固定
DVT 风险	• 督导患者进行上肢运动，健肢自由活动，患肢可进行腕及手的主动活动。 • 指导患者积极进行下肢的踝泵运动、股四头肌锻炼等。

术后回房 6 小时后，血压逐渐下降至正常为 118/70 mmHg，患者主诉疼痛和憋胀感有所缓解，给予坐位、进食。后监测血压平稳，血糖控制理想。次日，患者开始下地活动，患肢继续给予屈曲外展位支具固定（图21-3），并进行功能锻炼。

评判性思维和护理措施见表21-3。

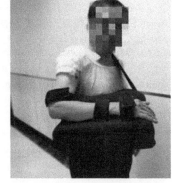

图21-3 站立位屈曲外展位支具固定

[出院状况]　1月31日患者切口处愈合良好，支具制动，血糖控制满意，血压 121/72 mmHg，遵医嘱出院。

出院嘱咐：①休息，术后支具佩戴 6～8 周，6 周内除锻炼外其余时间佩戴，6 周后间断去除支具，8 周后情况良好可去除支具。②饮食，指导患者加强营养。③伤口，每 3 天于正规医院换药 1 次，术后 2 周视伤口愈合情况给予拆线。④血糖，定时监测血糖，合理饮食，适当锻炼，将血糖控制在目标范围内。⑤定时复查，遵医嘱进行下一步康复训练。⑥如有任何不适，随时就诊。

[随访/临床转归]　出院 1 个月随访，患者精神、食欲好，情绪稳定，

笔记

血压自我监测属于正常范围，血糖控制理想，肩部切口愈合良好，已拆线。患肢可被动屈曲 150°，被动外展 140°，被动外旋 50°（中立位）。

表 21-3　评判性思维和护理措施（3）

评判性分析
[1]　肩袖损伤术后常因疼痛、制动等导致肌力下降、肌肉萎缩、关节僵硬，影响手术效果，故在应用康复训练程序并确保修补肌腱无张力的前提下，指导患者有计划、分阶段地进行功能锻炼，促进肩关节功能的恢复。
[2]　术后肩关节外展支具至少需佩戴 6～8 周，患者形象受损，因此护士应做好相关宣教及指导，重视患者的需求。
[3]　血糖控制不佳会影响肌腱的愈合及修复，增加肩袖再撕裂的风险，故应积极控制血糖。

护理问题	护理措施
活动与功能锻炼	• 鼓励患者多下地活动，并注意避免摔倒。卧位时禁止患侧卧位。 • 肩关节活动后冰敷 30 分钟，以消除疲劳，缓解疼痛。 • 持续支具固定 6～8 周。 • 去掉支具，开始钟摆练习，在健侧的带动下进行前后左右 4 个方向的摆动，每个方向活动到稍微痛的角度即可换方向（向内侧的方向少做，角度不要太大），术后 2 周每天摆动 1～2 分钟即可，每天 1 次。术后 4～6 周可增加至每天 2 次。 • 肩关节固定的前提下，进行手、腕及肘的全范围关节活动，完成每天 2～3 次锻炼，每次 10～15 分钟。
血糖监测	遵医嘱服用降糖药物并监测血糖，调整血糖在目标范围内。

📋 病例分析

1. 疾病知识链接

肩袖损伤（rotator cuff injury）是以肩部疼痛、肩关节功能明显受限、肌肉萎缩为特征的一类运动系统常见疾病，是造成肩关节疼痛和功能障碍的常见原因之一。随着人口老龄化和重视体育锻炼人群的增多，肩袖损伤的发病率也逐年增高，占肩关节疾患的 17%～41%。

肩部有内外两层肌肉，外层为三角肌，内层为冈上肌、冈下肌、小圆肌及肩胛下肌所组成的肩袖，附着于肱骨大结节和解剖颈的外缘。肩袖的作用是使肱骨头与肩胛盂紧密接触，稳定肩关节；当三角肌收缩时有拮抗三角肌不使肱骨头拉向肩峰，并起到杠杆的固定作用，协助肩关节外展及旋转的功能。其中冈上肌能外展及轻度外旋肱骨头；冈下肌和小圆肌使其外旋；肩胛下肌则为内旋功能，故肩袖又称肩胛旋转袖。随着年龄的增长和肩部的劳损，肩袖可逐渐发生退行性变化，青壮年肩袖损伤多由外伤引起（图 21-4）。根据肩袖撕裂的大小不同，分为 4 型（表 21-4）。

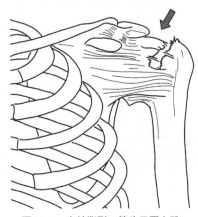

图 21-4　肩袖撕裂，箭头示冈上肌、肩胛下肌撕裂

表 21-4　肩袖撕裂分型标准

分型	撕裂大小
小撕裂	＜ 1 cm
中度撕裂	1 ～ 3 cm
较大撕裂	3 ～ 5 cm
巨大撕裂	≥ 5 cm

当肩袖撕裂较小或当肌腱变性还不明显时，越早予以手术干预，关节功能恢复越好。目前，肩关节镜手术治疗方法创伤小、恢复快，是治疗肩袖损伤的主要方法。

2. 临床问题解析

（1）肩袖损伤后如何进行功能锻炼？

肩袖损伤术后积极进行功能锻炼对肩关节的功能恢复、防止和减少并发症有重要意义。锻炼时可摘除支具，练习结束后再佩戴，并进行局部冷敷，以减轻肿胀和出血。肩关节术后康复锻炼的具体要求：

①术日开始张手握拳：主动缓慢握拳到极限，缓慢用力张开五指，每天尽量多做，累计总量 500 次，6 周后可停止练习。

②术后第 1 天开始腕关节活动：进行腕关节的屈伸及旋转练习。

③术后 2～3 天开始肘关节活动：去除支具，在床上仰卧位，将上臂后侧垫高，用健侧带动前臂进行肘关节屈伸及旋转练习。切记：肩关节及上臂不能产生任何运动。

④术后 2 周开始摆动练习：除掉支具，健侧手托患侧手臂，弯腰 90° 后背与地面平行，患侧手臂放松，在健侧的带动下进行前后左右四个方向的摆动，每个方向活动到稍微疼痛的角度即可变换方向（向内侧的方向少做，角度不要太大）。术后两周每天摆动一次，每次 1 分钟。术后 4～6 周，每天摆动两侧，每次 2 分钟。

⑤术后 3～4 周开始。肩关节前屈，如坐位趴桌子练习：4 周之内，健侧手托住患侧前臂，在健侧的带动下患肢手肘向前滑动，以疼痛耐受为宜，每天 1 次，每次 1 分钟。4 周之后，在角度能够允许的情况下逐渐增加手肘滑动距离，每天增加到两次。肩关节内旋：仰卧位，在肩胛骨平面，肘关节固定，健侧手辅助患侧手朝向肚脐方向运动。肩关节外旋：仰卧位，在肩胛骨平面，肘关节固定，健侧手辅助患侧手朝向外上方向运动。

⑥术后 8～10 周开始进行定肘支撑（图 21-5）及爬墙练习（图 21-6）。

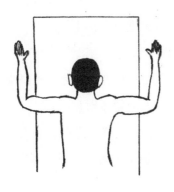
图 21-5　定肘支撑

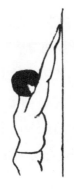
图 21-6　爬墙练习

⑦术后 12 周以后可进行主动非负重活动。

注意：术后 6 周内禁止主动肩关节用力，术后 3 个月内禁止后伸、用力耸肩、投掷、过度内收、外展位外旋，术后半年内禁止提重物。

（2）肩袖损伤的高危因素有哪些?

肩袖损伤是运动医学科常见的疾病，作为上肢的活动枢纽，肩关节决定了整个上肢的活动范围和活动的空间精确度。肩袖损伤的因素包括撞击、局部的应力环境、血供及退变等。劳损和年龄增长导致的退行性变，是肩袖损伤的原因之一。外伤直接导致的肩袖损伤较少，一般都发生在退变的基础上。在职业因素中，从事上肢过头工作及上肢高强度作业的人群容易发生肩袖损伤。其他危险因素包括吸烟、遗传、糖尿病史。

（3）如何降低肩袖术后再撕裂的风险?

肩袖再撕裂的发生率 20% ～ 65%，首次撕裂的程度与再撕裂率成正比，血糖会影响肌腱修复，故合理的手术方式及缝合技术、正确规范的功能锻炼和理想的血糖控制皆为降低肩袖再撕裂率的关键。

专家点评

本例患者为提重物后导致肩袖中度撕裂，经肩关节镜手术修复痊愈的案例。关节镜下肩袖损伤修复术微创、安全性好、出血少、对组织损伤小、并发症少、恢复快。此例患者护理体会如下。

（1）肩袖损伤应早发现、早治疗。

（2）肩关节镜术后由于疼痛、肿胀等因素，容易导致高血压或者使原有高血压加重，术后应有预见性，及时给予对症处理。

（3）术后功能锻炼是保证手术效果的关键，因此，患者配合医师按照康复计划进行功能锻炼尤为重要，护士应做好宣教，嘱咐患者按时复查。

022　左膝髌骨脱位术后发现血友病 1 例

[关键词]　复发性髌骨脱位；失血性休克；血栓；血友病；凝血因子；贫血

病历摘要

　　患者，男性，16 岁，中学生。患者 10 天前运动时膝部扭伤，导致左膝关节肿胀、疼痛，伴膝关节屈伸受限，就诊于当地医院，行 X 线检查后考虑为左膝髌骨脱位，经支具制动、对症治疗后，疼痛略缓解，为求进一步治疗于 2011 年 10 月 24 日就诊于我院。患者 1 年前曾因相同病因致左髌骨脱位，伸膝时自行复位，行石膏固定 1 个月后，症状缓解。本次为二次发病，结合 X 线检查结果和病史诊断为左膝髌骨复发性脱位。

[护理评估]　①生命体征：体温 36.4 ℃；血压 116/61 mmHg；脉搏 86 次 / 分；呼吸 20 次 / 分。②体重指数 21.67 kg/m²。③既往史及个人史：既往体健，否认慢性病史。无烟酒嗜好。④精神心理状况：情绪稳定，配合治疗、护理。⑤高风险评估：Caprini 血栓风险因素评分 2 分（中危）。

[专科查体]　脊柱生理弯曲存在，各棘突无压痛及叩击痛。双上肢及右下肢活动自如。左下肢支具制动，左膝部肿胀，皮肤无破损，末梢血运、活动、感觉正常。左髌骨推髌恐惧试验（＋），左膝关节屈曲 0° ～ 100°，左足背动脉搏动可触及。

[影像学检查]　左膝髌骨轴位 X 线检查示左膝髌骨脱位（图 22-1）。

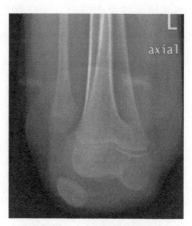

图 22-1　左膝髌骨轴位 X 线

[实验室检查]　凝血酶原时间16.0秒↑，活化部分凝血活酶时间43.6秒↑，D-二聚体408 ng/mL↑，余未见明显异常。

[病情–治疗–护理]　入院后给予髌骨脱位常规护理，平卧位休息，患肢支具制动并抬高，积极完善相关检查，进行术前准备。

评判性思维和护理措施见表22-1。

表22-1　评判性思维和护理措施（1）

评判性分析
患者10天前受伤后持续卧床，患肢肿胀且支具制动，D-二聚体偏高，Caprini血栓风险因素评分2分，存在DVT风险，应积极进行DVT预防；此外，患者卧床期间缺乏锻炼，可能引起肌肉萎缩，因此应积极指导患者进行床上肌力训练。

护理问题	护理措施
肌肉萎缩风险	指导床上进行踝泵运动及股四头肌等长收缩锻炼。
焦虑	• 为患者讲解髌骨脱位治疗及手术的相关知识和注意事项。 • 倾听患者主诉，给予心理支持。

11月2日患者在腰麻下行左膝髌骨外侧支持带松解、内侧支持带紧缩、髌腱止点移位术，术中失血约100 mL，于16：00返回病房。切口处留置1条负压引流管。术后监测生命体征平稳，给予补液、抗感染、镇痛等对症治疗。术后切口处引流血性液体量较多，约160 mL/h。术后2小时后切口出血速度仍快，约90 mL/h，呈血性。至术后5小时共引流出血性液体800 mL，继续严密观察病情变化，加强补液治疗，并改为常压引流。23：35患者血压下降，心率增快，面色苍白，心率108次/分，血压88/56 mmHg，考虑出血过多导致失血性休克，遵医嘱间断性夹闭引流管、吸氧、加快补液速度、输注浓缩红细胞4 U及新鲜血浆600 mL。术后约11小时，伤口出血量较前减少。手术当日引流量1520 mL/15 h。经过积极补液治疗，患者休克症状缓解，夜间血压波动在83～108/56～67 mmHg。

评判性思维和护理措施见表22-2。

表 22-2　评判性思维和护理措施 (2)

评判性分析

　　此类手术损伤小，正常情况下引流量少，为 100～200 mL，但此患者手术当日引流量 1520 mL/15 h，显著大于常规。且主治医师确认手术过程中未伤及重大血管，伤口缝合好，找不到出血原因。此时，一方面要及时补充血容量、纠正休克，减少出血；另一方面，要积极查找出血的原因。

护理问题	护理措施
出血	• 患肢制动，切口处持续冰敷。 • 观察伤口出血及渗血情况，并给予加压包扎。 • 遵医嘱给予血凝酶 1 U 肌肉注射。 • 协助医师查找引起出血的原因。
失血性休克	• 给予吸氧、持续心电监护，密切监测生命体征变化、尿量及出血情况，备好抢救物品。 • 遵医嘱给予浓缩红细胞 4 U、血浆 600 mL，复方氯化钠注射液 1000 mL 补液治疗，根据生命体征和出血情况评估调整补液速度。
疼痛	• 倾听患者主诉，遵医嘱给予注射用帕瑞昔布钠肌肉注射止痛，指导镇痛泵的使用。 • 指导床上活动，调整体位，减轻疼痛。

　　11 月 3 日复查血常规、凝血系列结果示红细胞 3.84×10^{12}/L ↓；血红蛋白 115 g/L ↓；活化部分凝血活酶时间 40.1 秒↑；血浆凝血酶原时间 15.8 秒↑。请血液科会诊，追问患者及家属曾有创伤后血尿及频繁鼻出血史，结合活化部分凝血活酶时间和血浆凝血酶原时间延长，不排除血友病的可能，建议行凝血因子Ⅷ（F Ⅷ）、凝血因子Ⅸ（F Ⅸ）活性检查。结果回报 F Ⅷ 30.20% ↓（正常值 50%～150%），遂诊断为血友病 A（亚临床型）。11 月 4 日开始给予静脉输注人凝血因子Ⅷ 200 IU（图 22-2）×10 支，每 12 小时 1 次。患者切口处引流液少，约 70 mL，给予拔除引流管并加压包扎伤口，间断冰敷治疗。患者自手术以来，精神、食欲差。

　　评判性思维和护理措施见表 22-3。

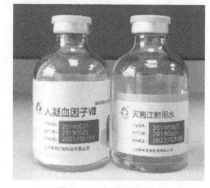

图 22-2　人凝血因子Ⅷ

表 22-3　评判性思维和护理措施（3）

评判性分析
[1]　该患者为 A 型血友病，亚临床型，因以往无严重出血情况，所以未能发现及诊断。手术中由于止血带等的应用，出血不明显，而在术后则大量出血，并出现失血性休克的表现。一方面积极局部止血，另一方面需要针对病因输注凝血因子Ⅷ制剂。随时观察出血倾向。
[2]　凝血因子替代疗法是一种治疗由凝血因子缺乏引起的止血障碍性疾病的有效方法，目的是将患者血浆凝血因子水平提高到止血水平。使用 FⅧ治疗期间，仍需要严密观察有无出血。
[3]　患者失血多，体液不足，且术后患者一直食欲欠佳。
[4]　虽然患者有血友病且凝血功能障碍，但是由于其长期卧床、失血多、患肢支具制动，Caprini 血栓风险因素评分 7 分，仍存在静脉血栓形成的风险，出血一旦控制，需要积极进行血栓的预防。

护理问题	护理措施
再出血风险	• 遵医嘱给予静脉输注 FⅧ，进行替代疗法对症治疗。 • 密切观察伤口渗血情况，及时报告医师。 • 定时监测生命体征变化。 • 观察是否有其他出血倾向，如血尿、便等。 • 伤口处间断冰敷治疗。
凝血因子替代治疗	• 输注人凝血因子Ⅷ时使用输血器，但输注前一般不使用抗过敏药物。 • 遵医嘱每日按时、准量输注人凝血因子Ⅷ 2000 IU。 • 所有药液需全部输注，输注前后用 0.9% 氯化钠注射液冲管，避免药液浪费。 • 人凝血因子Ⅷ生物半衰期为 8 ～ 12 小时，因此必须严格遵医嘱时间执行人凝血因子Ⅷ治疗。
DVT 风险	• 患肢抬高，观察患肢情况及变化，及时报告医师。 • 指导患者进行踝泵运动等功能锻炼。 • 指导患者大量饮水。
感染危险	• 遵医嘱抗感染对症治疗。给予头孢哌酮舒巴坦 3 g 静脉输注，2 次 / 日。 • 合理饮食，提高自身免疫力，注意保暖，预防感冒。 • 观察伤口情况，有渗血及时报告医师给予换药，保持伤口清洁、干燥。
营养不足	• 给予饮食指导，食用高蛋白、易消化饮食。 • 少量多餐，提高食欲。 • 补充钠盐，如饭菜口味加咸等，避免电解质紊乱。

11 月 8 日复查血常规结果示红细胞 3.01×10^{12}/L ↓；血红蛋白 89.8 g/L ↓；血小板 386.0×10^9/L ↑；体温 36.8 ℃，脉搏 98 次 / 分，伤口敷料无明显渗出。请血液科会诊后继续给予输注人凝血因子Ⅷ治疗，剂量调整为 50 IU/kg，每 12 小时 1 次，2 天后调整剂量为 25 ～ 30 IU/kg，

并口服硫酸亚铁。

11 月 18 日血常规仍显示血红蛋白偏低，检查贫血系列、网织红细胞，结果显示为巨细胞性贫血，骨髓造血功能正常，维生素 B_{12}、叶酸偏低。伤口无明显红肿、积液，遵医嘱停止输注人凝血因子Ⅷ，共输注 15 天。

评判性思维和护理措施见表 22-4。

表 22-4　评判性思维和护理措施（4）

评判性分析
[1]　患者出血情况趋于稳定，但由于当时条件限制，未能规范复查凝血因子，无法了解患者真实 FⅧ水平，要避免再出血，护理过程中仍应密切观察。
[2]　长时间卧床，仍然存在血栓形成的风险，应注意观察和预防。
[3]　术后病情的突然转变使得住院和治疗时间延长，与术前期待差距较大；大量人凝血因子Ⅷ使用，同时也加剧了患者家庭的经济负担。
[4]　切口大量失血以及饮食方面的欠缺，导致营养缺失，机体恢复较慢。

护理问题	护理措施
贫血	• 加强饮食指导，补充高蛋白饮食、维生素B_{12}、叶酸。含铁丰富的食物如猪肝、瘦肉、蛋黄、黑木耳、红枣、菠菜、芹菜等。 • 口服铁剂的注意事项 1）饭后服用铁剂，利于吸收，减轻胃肠刺激。 2）服用期间可多食富含维生素 C 的食物或维生素 C 片，促进铁吸收。 3）服用铁剂期间大便颜色变成黑色，易被误认为上消化道出血引起的黑便。应事先告知患者及家属，避免不必要的惊慌。 4）服用铁剂易导致便秘，应指导患者吃富含纤维素的食物，多饮水，保持大便通畅。 • 血红蛋白较低，贫血症状较重时，遵医嘱给予浓缩红细胞输注。
焦虑	• 鼓励患者自主锻炼，并给予赞扬。 • 倾听患者主诉，给予心理支持。 • 建议通过听音乐、看电影等方式调节心情。

[出院状况]　11 月 22 日患者一般情况好，体温 36.3 ℃，脉搏 92 次 / 分，血压 108/60 mmHg。切口敷料清洁、干燥、无渗出，切口对合好，无明显红肿、积液。复查血常规较前无明显变化，患者病情平稳，无特殊治疗，精神、食欲较前好转，出院。

出院嘱咐：①术后视伤口愈合情况拆线，患肢保暖。②患肢支具制动 2～4 周，定期复查，视情况延长制动时间。2～3 周后开始进行膝关节屈曲锻炼，锻炼角度根据个人情况逐渐增加，每周增加 20°～30°。同时可扶双拐离床不负重行走，避免扭伤、摔倒。观察末梢血运、活动、感觉情况。③1 周后门诊复查，出现伤口出血、关节或下肢肿胀等不适及时随诊。④继续口服铁剂、维生素 B_{12}、叶酸等加强营养。⑤指导患者进行血友病的自我观察及护理，血液内科治疗血友病。

[随访 / 临床转归]　出院 3 个月随访，患者精神、食欲较好，情绪稳定，患肢切口愈合好，可正常下地活动，膝关节屈曲度锻炼可达 110°。未再发现切口处及其他部位的出血情况，患者未进行血常规及 F Ⅷ的复查。

病例分析

1. 疾病知识链接

（1）髌骨脱位（patellar dislocation）是指髌骨从股骨滑车的位置中脱出（图 22-3），可分为先天性髌骨脱位、习惯性髌骨脱位、急性髌骨脱位和复发性髌骨脱位。复发性髌骨脱位是儿童常见的膝关节疾病，是造成儿童（特别是女孩）慢性膝关节疼痛的常见原因。复发性髌骨脱位常由急性脱位后的 1 个或几个因素共同导致，包括髌骨内侧支持带松弛或无力、髌骨外侧支持带挛缩、膝外翻畸形、膝反屈畸形等。

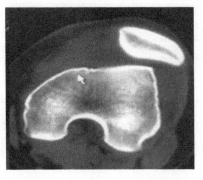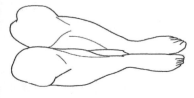

图 22-3　髌骨脱位

笔记

髌骨反复脱位影响膝关节的正常功能，患者股四头肌萎缩无力，膝关节不稳，易跌跤。患者往往不敢使用患肢，影响生活和劳动。如不及早治疗，不仅局部畸形不能纠正，还可引起髌股关节炎，过早出现膝关节退变，增加患者痛苦，有的甚至丧失劳动能力。

（2）血友病（Haemophilia）是一组由遗传性凝血功能障碍引起的出血性疾病，其特征是活性凝血活酶生成障碍，凝血时间延长，患者终身具有出血倾向，轻微创伤后即可出血，甚至没有明显外伤也可发生"自发性"出血。负重的肌肉和大关节出血是血友病的出血特点，后期可以形成血友病假瘤及大关节畸形；患者还可发生皮肤黏膜出血及血便、血尿、咯血和致命的颅内出血。

根据缺乏凝血因子的不同可将血友病分为以下 3 种类型。

①血友病 A（血友病甲），即凝血因子Ⅷ（FⅧ）促凝成分缺乏症，是一种性联隐性遗传疾病，女性传递，男性发病。根据出血轻重与血浆中凝血因子活性的水平，又将本病分为 4 型：重型、中间型、轻型、亚临床型。血友病 A 最主要的表现是出血。终身有轻微损伤或手术后长时间出血的倾向。出血程度及发病的早晚与患者血浆中 FⅧ活性水平有关。

②血友病 B（血友病乙），即凝血因子Ⅸ（FⅨ）缺乏症，亦为性联隐性遗传疾病，其发病数量较血友病 A 少。但本型中有出血症状的女性传递者比血友病 A 多见。血友病 B 也可出现类似于血友病 A 的典型症状，临床表现较血友病 A 轻。

③血友病 C（血友病丙），即凝血因子Ⅺ（FⅪ）缺乏症，为常染色体不完全隐性遗传疾病，男女均可患病，是一种罕见的血友病。血友病 C 症状较轻，有时仅在手术、拔牙或损伤后出血。

（15～20）/10 万男孩中有发病，此发病率在所调查的不同种族和地域之间没有差异。发病率以血友病 A 最多，占 85%，血友病 B 占15%，血友病 C 则较为少见。

2. 临床问题解析

（1）血友病患者有出血倾向，是否还存在血栓形成的风险？

是的，仍然存在血栓形成的风险。凝血过程被分为初期止血和二期止血，初期止血以血小板黏附和聚集为特征；二期止血以凝血因子有序活化、凝血酶生成和纤维蛋白网形成为特征。患者虽然凝血因子Ⅷ缺失，但血小板指标正常，患者术后存在血栓形成的三大因素，即血流瘀滞、血液高凝状态、血管内皮的损伤，可导致血小板黏集形成血栓。因此，血友病患者仍需积极预防血栓形成。

（2）血友病患者与正常患者术后功能锻炼有何区别？

此患者由于术前未知其患有血友病，未进行术前预防治疗，因此为减少出血患者术后支具绝对制动、指导踝泵运动及股四头肌功能锻炼。但是要避免膝关节的屈伸活动，不建议离床活动。尽量减少切口处的活动，避免出血，导致伤口愈合不良及关节腔瘀血。定期复查，在出血绝对停止后据情况给予进行关节活动度和肌力训练指导。在已知血友病的情况下，围术期需进行ＦⅧ替代疗法进行治疗，使机体血浆ＦⅧ达止血水平。功能锻炼应在充分的凝血因子替代治疗保护下进行，患者可同正常患者一样进行术后功能锻炼。初期支具制动1～3周，进行踝泵运动及股四头肌功能锻炼，并可扶双拐离床不负重行走，逐渐过渡至负重行走。根据医师指导在术后1～3周可进行屈膝练习，屈膝角度循序渐进增加。定时复查，据情况给予进一步功能锻炼指导。

（3）患者出现何种情况时，应进行血友病筛查？

当患者血常规、凝血指标无明显异常，但出现以下表现时，建议筛查血友病：①损伤后或自发出现血尿、血便、鼻出血、皮肤或黏膜出血、咯血等症状；②患者运动、碰撞、拔牙等轻微损伤后会有长时间出血倾向；③术后伤口出血（渗血）不止，短时间出血多、速度快；④负重或活动较多的关节、肌肉肿胀疼痛，伴或不伴有皮肤瘀青。

专家点评

本例患者行左膝髌骨脱位术后，不明原因出现切口大量出血的情况，导致术后失血性休克，检查发现患有血友病，采取积极对症治疗和输注人凝血因子Ⅷ，出血得到控制，病情平稳出院，患肢功能恢复好。针对本案例患者总结经验如下。

（1）术后发生不明原因的异常出血时，应考虑到血友病的可能。

（2）治疗过程中，失血及营养不良可导致贫血，应重视并及时纠正。

（3）髌骨脱位患者活动时应注意保护膝关节，避免复发。

（4）做好功能锻炼指导和出院宣教，指导患者掌握制动与功能锻炼之间的平衡关系。

笔记

023 血友病性膝关节病膝关节置换围术期血肿形成 1 例

[关键词] 血友病；血友病性膝关节病；全膝关节置换；血肿；凝血因子替代治疗；最大疲劳量

病历摘要

患者，男性，21 岁，自由职业，高中文化。2013 年 1 月患者开始自感双膝关节间断疼痛发作，未予诊治；后疼痛逐渐加重，自行口服氨基葡萄糖颗粒和镇痛药物。2016 年 12 月开始左膝疼痛加重，并出现活动受限。于 2017 年 7 月 17 日 15：00 入我院，诊断为双膝血友病性关节炎，甲型血友病。患者 1 岁时诊断为甲型血友病，既往间断输注重组人凝血因子Ⅷ治疗。

[护理评估] ①生命体征：体温 36.6 ℃；血压 125/70 mmHg；心率 76 次 / 分；呼吸 19 次 / 分。②体重指数 23.7 kg/m²。③既往史及个人史：患甲型血友病，无其他慢性病史，无烟酒嗜好。④高风险评估：Morse 跌倒评分 25 分。

[专科查体] 双膝肿胀不明显，双膝关节浮髌试验（－）、髌骨研磨试验（＋）、双膝过伸过屈试验（＋）、双膝关节内外侧关节间隙压痛（＋）、双膝前后抽屉试验（－）；右膝内翻畸形，内翻角 5°，右膝内侧侧方应力试验（＋）；外侧侧方应力试验（－）；左膝内翻畸形，内翻角 5°，左膝内侧侧方应力试验（－）；外侧侧方应力试验（＋）；膝关节活动度：右膝 0°～ 90°；左膝 0°～ 90°；双髋关节、踝关节活动正常；双下肢各肌群肌力 5 级，血运、感觉正常。余未见明显异常。

[影像学检查] 双膝关节正侧位 X 线检查示双膝血友病性关节炎，左膝终末期血友病性关节炎（图 23-1）。

[实验室检查] 凝血因子测定结果：凝血因子Ⅷ 5.50% ↓，凝血因子Ⅸ 108.76%，凝血因子抑制物＜ 0.6 BU/mL，凝血因子抑制物（－）。余

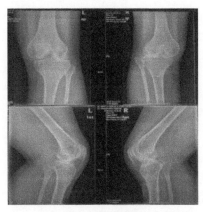

图 23-1 双膝正侧位 X 线

未见明显异常。

[病情－治疗－护理] 入院后给予血友病及骨关节炎常规护理，积极进行术前检查和手术准备。入院第3日，患者外出检查候诊时左膝不慎撞击候诊椅后，出现膝关节疼痛、肿胀。考虑关节腔内出血，实施急性出血辅助治疗 RICE，查凝血因子Ⅷ 3.1%，凝血因子Ⅸ 75.2%，请血液科会诊，遵医嘱静脉注射重组人凝血因子Ⅷ 500 IU，后不适症状缓解。预术日给予凝血因子Ⅷ 3000 IU 静脉注射，半小时后复查凝血因子Ⅷ 140.40%，凝血因子Ⅸ 114.7%，经评估达手术安全范围。在康复科医师指导及凝血因子保护下，术前测量最大疲劳量：股四头肌在可耐受的最大负荷下等长收缩，持续 15 秒、休息 30 秒，再如前重复，一组共30 次，每天 3 组。伸膝训练每次持续至 30 分钟，有明显牵拉感为宜，每日 3 次。伸膝 0°，屈膝采用坐位垂腿法，坐于床边，膝以下悬于床外，使小腿自然下垂，至极限处保护 10 分钟，屈膝 90°。

评判性思维和护理措施见表 23-1。

表 23-1 评判性思维和护理措施（1）

评判性分析
[1] 血友病患者诊断明确，由于血友病患者凝血功能异常，终末期合并严重的关节畸形、关节周围肌肉萎缩、关节失稳等因素，入院即应引起足够重视，故外出检查应使用轮椅辅助器具保障安全，谨防发生再损伤。
[2] 典型血友病患者常幼年发病，自发或轻度外伤后因凝血功能障碍致出血不能自发停止，关节出血是本病最常见和最具特征性的表现，也是血友病患者致残的主要原因。关节出血常发生在行走、创伤和运动后。关节内血肿的诊断主要依据关节肿胀、疼痛、活动受限等临床表现，是需要密切观察的重点。
[3] 终末期血友病膝关节病变的患者，在有效凝血因子替代治疗下实施全膝关节置换术是最有效的治疗手段。应与血液科合作密切监测。指标达到标准方可进行手术，充分术前准备。
[4] 对于终末期血友病患者，康复存在个体差异性，关节功能练习的进度难以明确制订，只能根据具体情况掌握疲劳量，并在康复医师指导下进行康复锻炼和物理治疗。
[5] 患者长期患病，本次围术期使用的凝血因子替代治疗药物费用高，患者身体和心理遭受巨大压力，容易出现焦虑情绪，应关注患者的心理问题。

笔记

续表

护理问题	护理措施
出血风险	·刷牙使用软毛刷。 ·避免较重体力活动和剧烈活动。 ·避免跌倒、坠床、碰伤、擦伤。 ·避免肌肉注射,静脉注射保护血管,穿刺点需按压10～15分钟,严禁揉捏,观察24小时。 ·避免进食坚硬、刺激、过烫的食物。 ·所有有创性操作均应避免增加出血风险。 ·注意观察有无隐性出血、重要脏器(颅内、软气道、内脏)出血,有无头痛、呕吐及神志、呼吸等方面的异常情况。
膝关节损伤	·急性关节腔内出血时采取辅助治疗 RICE 原则: 1)休息(Rest):停止行走,绝对卧床休息。 2)冷敷(Ice):冰敷出血部位,每次30分钟,每隔2小时1次。 3)压迫(Compression):可用弹力绷带加压包扎出血部位或者用沙袋压迫止血。 4)抬高(Elevation):患肢垫枕、抬高。 5)遵医嘱复查凝血功能及凝血因子,静脉注射凝血因子Ⅷ,及时调整剂量。 6)注意观察双膝关节疼痛、肿胀和活动受限等情况,如有加重立即通知医师。 ·避免关节再损伤: 1)穿防滑鞋、合适衣裤、床挡使用宣教。 2)加强患者教育,告知关节再损伤可能导致关节和肌肉组织内出血发生。
焦虑	·充分心理辅导,医患双方充分沟通。 ·疾病宣教,手术的可行性和必要性。 ·客观评价手术效果,避免患者期望值过高而与手术后实际效果形成偏差。 ·讲解替代疗法及并发症防治,配合治疗达到最佳手术效果。 ·向患者及家属说明凝血因子替代所需的经济负担,只有充分了解这些信息,才能更好地配合治疗,达到最佳手术效果。
凝血因子替代疗法	·根据医嘱动态监测凝血系列及凝血因子情况,观察体内药代动力学指标变化,以指导围术期的替代治疗,验证血浆凝血因子目标水平和疗效确定。 ·凝血因子Ⅷ浓缩物的量按40～50 IU/kg静脉注射,在输注前、输注后0.5、3、8、12、24小时静脉采血,检测 FⅧ：C、APTT,并在输注前和输注后24小时加查 FⅧ抑制物。 ·根据医嘱输注重组人凝血因子 FⅧ,根据 FⅧ的回收率和半衰期确定围术期凝血因子的给药剂量和给药间隔。FⅧ的血浆半衰期为8～12小时,在急性出血或手术的前几天,若输注 FⅧ浓缩物,通常在给予首剂后,每8～12小时输注1次。 ·输注方法:该患者使用注射用重组人凝血因子Ⅷ静脉推注给药,术前为50 IU/kg,疗程和注射的间隔将随出血的严重性、所进行的有创操作或外科手术而不同。严格按照药品使用说明操作。复溶后的药物必须在药物溶解后3小时内注射完毕,使用包装内提供的静脉注射用器具。 ·观察有无输血的并发症:多次、长期输注 FⅧ制品,可产生 FⅧ抑制物等;凝血因子制品,特别是凝血酶原复合物(prothrombin complex concentrate,PCC)在合成抗纤溶药或肾功能不全时可增加血栓形成的发生率;同时／先后输注大剂量凝血因子制品会导致凝血功能失衡,导致输血性凝血病。

笔记

　　7月28日患者接受腰麻下行左膝全膝关节置换术，手术过程顺利，术中出血100 mL，术后执行血友病性骨关节病护理常规，围术期患者食欲及睡眠均受影响，遵医嘱给予抑酸、抗感染、止痛、营养及凝血因子替代治疗。手术当日引流150 mL，术后第1日引流40 mL，术后第2日拔管。按时复查血常规、肾功能、离子及X线检查（图23-2），凝血因子血浆水平提高到正常的50%～100%。术后遵康复科医师指导进行患肢功能锻炼。

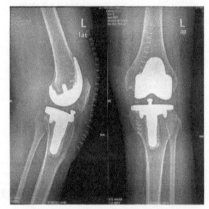

图23-2　左膝X线正侧位

　　7月31日患者在静脉注射重组人凝血因子Ⅷ治疗前约1小时擅自增加膝关节活动强度完全负重行走后出现轻度关节疼痛和肿胀，立即报告医务人员，实施急性出血辅助治疗RICE，请血液科和康复科会诊，遵医嘱重组人凝血因子Ⅷ 2500 IU静脉注射，遵康复科医师的指导，及时修改康复运动方案，并增强了踝泵练习并辅以冷敷30分钟，每2小时1次。15分钟后不适症状缓解。复查凝血因子Ⅷ 75.6%～124.10%，凝血因子抑制物（-）。

　　评判性思维和护理措施见表23-2。

表23-2　评判性思维和护理措施（2）

评判性分析
[1]　功能锻炼量和强度的掌握。康复运动量原则：术前测评最大疲劳量，第一次运动量为最大疲劳量的35%～50%，反复坚持3～5天视情况而定，每次增加5%左右。如有不适退回原运动量，无不适继续3～5天，循序渐进。最好在补充凝血因子后再开始功能锻炼。
[2]　全膝关节置换术后容易发生关节内血肿，导致关节肿胀、疼痛等。文献报道，血友病关节置换术后出血发生率为15%～40%，其中第1周出血风险更高。
[3]　早期功能锻炼和物理康复治疗措施应以患者能耐受为原则，避免急于求成，并且要有必要的医疗保护，过度训练可能会造成出血或加重损伤。
[4]　需事先进行凝血因子制品静脉注射再进行功能锻炼，以防康复训练过程中关节和肌肉组织内出血发生。出血后，消耗的凝血因子需要再补充。

续表

护理问题	护理措施
出血	• 执行血液科凝血因子替代治疗方案，术后的凝血因子水平是手术的关键。 • 关节内血肿的诊断主要依据关节肿胀、疼痛等临床表现，需要密切观察。
功能锻炼	• 执行术后功能锻炼康复的原则，在专门的康复专家指导下进行康复和物理治疗，而且最好在补充凝血因子后再开始功能锻炼。 • 根据术前测评最大疲劳量，第一次运动量为最大疲劳量的 35% ～ 50%，反复坚持 3 ～ 5 天视情况而定，每次增加 5% 左右。如有不适退回原运动量，无不适继续 3 ～ 5 天，循序渐进。 • 麻醉苏醒后即可进行股四头肌等长收缩和踝泵运动，如能完成上述锻炼，逐渐过渡到主动屈伸膝。 • 术后第 1 日，患者完成上述锻炼，在理疗师指导下进行膝关节的屈伸活动以减少关节内出血和关节周围水肿的形成。伸膝 0°，屈膝 30° ～ 45°。 • 术后第 2 天患者可部分负重行走，以预防水肿的形成。
血栓性静脉炎	• 心理护理，防止由于患者过度紧张而使血管痉挛。 • 穿刺时尽量选择管径较粗、静脉瓣少的血管，穿刺工具选择相对短细的导管，避免多次穿刺。 • 穿刺置管肢体避免剧烈活动或提重物等，以减少导管对血管壁刺激和损伤。 • 长期静脉输液者应定期更换注射部位。 • 局部热敷、热疗等治疗。

[出院状况] 患者术后一般情况好，患者无关节肿胀、疼痛等关节内血肿的临床表现，凝血因子水平保持在 75.6% ～ 100%，生命体征平稳，精神、食欲、睡眠尚好，大小便正常，无特殊主诉。按时、按计划进行各项治疗及护理工作，无术后并发症。

8 月 5 日医护查房，患者一般情况好，生命体征平稳，精神、食欲、睡眠尚好，大小便正常，无特殊主诉。患肢换药切口切缘整齐，无红肿及异常分泌物，敷料加压包裹，患肢足背动脉搏动好，末梢血运、活动、感觉好。术后 X 线检查提示假体位置良好，力线恢复满意，凝血因子Ⅷ 1000 IU 静脉注射，1 次 / 日，经骨科医师、康复科医师和血液科医师会诊后治愈出院。

出院嘱咐：①出院后应定期进行门诊随诊，包括进行关节功能评定、影像学复查、指导关节功能锻炼。②定期在血液科专科复查，检查凝血功能。③建议患者备有一张应急联系卡，卡上应当记载有可以给予帮助的诊所和人员以及医疗中心的联系地址和电话等，以备急用。

[随访/临床转归]　出院 13 个月随访，患者精神、食欲好，情绪稳定。患者左膝关节活动度 0°～120°，术后手术关节再出血率均较术前明显改善。

病例分析

1. 疾病知识链接

血友病是一种遗传性凝血因子缺乏引起的出血性疾病，分为甲型、乙型、丙型 3 种类型，分别由凝血因子Ⅷ、Ⅸ和Ⅺ缺乏引起。常表现为无明确外伤史的自发性出血。

血友病患者运动时，关节摩擦导致关节腔内反复出血，含铁血黄素沉积，可导致关节破坏，称为血友病性骨关节病变，以膝、肘、踝关节最易受累，其中膝关节是血友病较早、最常见累及的关节，约占 50%。病变初期患者常主诉关节疼痛、肿胀，病变进一步发展常出现畸形、活动受限、生活质量逐步下降。疾病发展到终末期，增生的滑膜组织化生为纤维组织，导致关节挛缩，最终发展为纤维性强直，广泛关节面侵蚀破坏造成患者疼痛、功能受损并丧失生活能力。Arnold 和 Hilgartner 根据影像学表现，将血友病膝关节病变的严重程度分为 5 级（表 23-3）。

表 23-3　血友病性骨关节病变分级

分级	X 线特征
Ⅰ	单纯软组织肿胀
Ⅱ	骨骺过度生长并骨质疏松；软骨间隙无病变，未见软骨下囊肿，对应临床亚急性期
Ⅲ	关节结构破坏，髌板不规则并见软骨下囊肿；软骨间隙保留，侧位髌骨成正方形；膝关节髁间切迹增宽，可为逆转最后阶段
Ⅳ	软骨破坏，关节间隙狭窄；关节进一步破坏
Ⅴ	关节病变终末期；关节软骨消失；关节纤维性僵直和运动受限

目前认为，对于Ⅳ级～Ⅴ级终末期血友病性骨关节病变的患者，在凝血因子替代治疗下进行全膝关节置换术是缓解终末期疼痛、改善功能及生活质量最有效的治疗手段。凝血因子替代疗法是指在术前、术后补充所缺乏的凝血因子，以调整凝血因子水平，减少围手术期出血。世界血友病联盟（WFH）推荐的血浆凝血因子目标水平和治疗期限见表23-4。

表23-4　WFH推荐的血浆凝血因子目标水平和治疗期限

出血类型	凝血因子来源充足		凝血因子来源不充足	
	目标率（%）	治疗天数（天）	目标率（%）	治疗天数（天）
外科手术术前	80～100	—	60～80	—
术后	60～80	1～3	40～60	1～3
	40～60	4～6	30～50	4～6
	30～50	7～14	20～40	7～14

2. 临床问题解析

（1）凝血因子替代治疗的原则与方案是什么？

对于人工膝关节置换术，由于患者术中使用止血带，小血管出血不明显，术后需要长期功能锻炼，因此需要凝血因子长期维持在较高水平。一般来说，术中凝血因子水平要求达到100%，术后1～3天目标水平为80%左右，术后4～6天目标水平为60%左右，术后7～14天达到40%～50%，术后14～30天维持30%左右是较为安全的。患者功能锻炼应在输入凝血因子后半小时进行，但不要超过输入后6小时进行锻炼，因为此时凝血因子浓度下降可能出现关节内出血。

（2）凝血因子替代疗法作为一种有创性操作，实施过程中如何减少出血？

应当尽量避免肌内注射。静脉注射时应注意保护血管，穿刺点需按压10～15分钟，避免揉捏，观察24小时。随时观察患者出血情况。加强护理人员操作技术培训，不断提高穿刺成功率。

笔记

（3）凝血因子替代治疗相关并发症有哪些？

①凝血因子抑制物形成：血友病患者使用凝血因子浓缩物替代治疗后的主要并发症之一。及早进行抑制物定量检测，启用抑制物阳性替代治疗方案。②血栓性静脉炎：静脉反复刺激发生化学性和机械性炎症反应，常伴血栓形成。③静脉血栓栓塞症：指导患者早期活动并充分补液，避免高凝状态，一般不给予物理和药物预防措施。

专家点评

本例为血友病膝关节病变终末期患者，在凝血因子替代治疗下，进行了全膝关节置换术，术前和术后均发生了关节腔内出血，及时采用替代疗法和正确的处理，术后恢复满意。针对本例患者，实践中体会如下。

（1）凝血因子替代治疗是血友病目前最有效的止血治疗方法。血友病患者的手术应在严格的凝血因子替代治疗和密切监测的基础上进行。

（2）患者围手术期应严格遵守理疗师根据最大疲劳量测定结果制订的功能锻炼方案进行煅炼，避免关节反复损伤。如发生出血，及时通知医师。

（3）住院期间加强护理细节管理，避免医源性损伤，"能口服不肌注，能肌注不输液"，行动不便时给予器具辅助，避免意外损伤。

（4）血友病患者的手术治疗，需要骨科、血液科、康复科、理疗科医师及护理人员等多学科合作，紧密配合。

（5）出院时应对血友病患者加强健康教育，指导运动中的自我保护，避免意外损伤。

第五章
风湿免疫、发育畸形、肿瘤

024　强直性脊柱炎严重后凸畸形 1 例

[关键词]　强直性脊柱炎；脊柱后凸畸形；腹胀；排尿困难；肺部通气不足

📋 病历摘要

　　患者，女性，55岁，初中文化，无业。患者腰背部困痛 28 年，18 年前开始发现脊柱后凸畸形，不伴双下肢放射痛、麻木等症状，门诊诊断为强直性脊柱炎，之后背部疼痛和脊柱后凸逐渐加重。2014 年就诊于北京某医院行药物注射（具体不详）治疗，症状未缓解。2017 年开始，患者脊柱后凸进行性加重，并出现肋缘疼痛，于 2018 年 9 月 10 日入我院，诊断为脊柱后凸畸形，强直性脊柱炎。

[护理评估]　①生命体征：体温 36 ℃；血压 105/74 mmHg；脉搏 68 次 / 分；呼吸 20 次 / 分；血氧饱和度 91%（未吸氧）。②身高 125 cm，

体重 50 kg。③精神心理状况：情绪稳定，配合治疗、护理。④高风险评估：Morse 跌倒评分 40 分（中度风险）；Caprini 血栓风险因素评分 2 分（中度风险）。

[专科查体]　脊柱胸腰段后凸畸形，后凸角 88°，各棘突及棘突旁组织压痛、叩击痛（＋），脊柱后伸、侧弯受限；躯干及四肢皮肤感觉未见明显异常；双侧三角肌、肱二头肌、肱三头肌、伸腕肌及手内在肌肌力 4 级；双侧髂腰肌肌力 1 级；双侧股四头肌、胫前肌、背伸肌、趾屈肌肌力 4 级；四肢肌张力未见明显异常；双侧膝腱反射及跟腱反射未引出；双侧 Hoffmann 征（－）、双侧 Babinski 征（－）、双下肢直腿抬高试验（－）；双足背动脉搏动可触及，末梢血运正常。

[影像学检查]　①胸腰椎 X 线检查示胸腰椎后凸及侧弯畸形（图 24-1）。②全脊柱 CT 检查示胸腰椎后凸及侧弯畸形，胸腰椎退行性改变（图 24-2）。③肺功能检查示肺通气功能不佳，肺弥散功能减退。④双下肢血管超声检查未见明显异常。

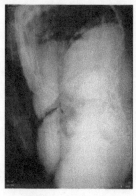

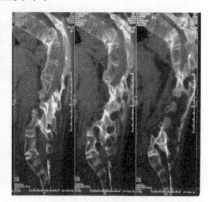

图 24-1　胸腰椎 X 线　　　　图 24-2　全脊柱 CT

[实验室检查]　①红细胞 3.78×10^9/L ↓；血红蛋白 102 g/L ↓；D-二聚体 1747 ng/mL ↑；血沉 57 mg/L ↑，C-反应蛋白 34.2 mg/L ↑。②动脉血气分析（未吸氧）：pH 7.36，PCO_2 38.6 mmHg，PO_2 72.4 mmHg ↓。③余未见明显异常。

[病情－治疗－护理]　入院后给予强直性脊柱炎，脊柱后凸畸形常规护理，积极完善相关检查，并进行手术前准备，给予低流量吸氧，呼吸功能训练，雾化吸入治疗。

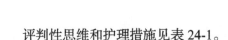

评判性思维和护理措施见表 24-1。

表 24-1 评判性思维和护理措施（1）

评判性分析
[1]　该患者脊柱后凸畸形，导致胸廓畸形，胸腔容积减小，压迫肺实质，使肺呼吸和循环阻力增加，患者表现为限制性通气功能障碍。手术后长期卧床患者容易发生肺部感染，因此，术前积极进行呼吸功能训练对术后肺部并发症的预防尤为重要。
[2]　患者不能平卧，自理能力评估中度依赖，且发生跌倒、坠床的风险高，护理过程中应注意生活护理和跌倒、坠床的预防。
[3]　患者术后护理常规需长期卧床，因此术前应进行床上大小便训练。
[4]　患者 D- 二聚体 1747 ng/mL ↑，Caprini 血栓风险因素评分 2 分，属中危风险，应引起重视，预防 DVT。

护理问题	护理措施
肺通气不足	• 遵医嘱给予低流量吸氧。 • 指导患者取坐位或半坐位，以利于肺通气。 • 指导和督导患者进行呼吸功能训练，训练方法如下。 1）每天晨起进行深呼吸和扩胸运动：①深呼吸，患者平卧，将双手置于腹部，尽最大努力吸气使腹部鼓起，停留 3 ～ 5 秒后将气体缓慢呼出，同时腹部下陷，频率 10 ～ 15 次 / 分，持续 5 分钟，3 ～ 4 次 / 日；②扩胸运动，患者取坐位，全身肌肉放松，平举上臂吸气，双臂下垂呼气，平伸上肢吸气，双手压腹呼气，5 ～ 10 分 / 次，3 ～ 5 次 / 日。 2）每天进行吹气球练习，方法：指导患者将气球含在嘴里，先以鼻腔深吸气，然后尽量将肺内气体吹入气球内，直至吹尽气为止，以气球直径达 5 ～ 25 cm 为 1 次有效的吹气，反复进行，吹气过程中避免漏气，以 1 分钟完成 5 次为达标，3 ～ 4 次 / 日，责任护士每日监督指导并观察训练效果。 3）教会患者有效咳嗽的方法：嘱患者深吸气，在吸气末屏气片刻后，连续咳嗽 2 ～ 3 次，将气道内分泌物咳出，3 ～ 4 次 / 日，每次持续 5 分钟。咳嗽练习避免在进食及喝水后进行，以免引起食物反流。
跌倒和坠床风险	• 加强防范意识的教育，对患者及陪护人员进行跌倒、坠床相关知识的宣教。 • 床头放置防跌倒和坠床的警示标识，保证病区环境安全，保持病区地面清洁、干燥。 • 嘱患者穿合体的衣裤、防滑的平底鞋，卧床期间拉起床挡。将常用物品放在方便易取之处，防止患者取物时发生危险。 • 告知患者活动时身边必须有人陪伴，尤其体位改变、下床或如厕时。
DVT 风险	• 每日观察患者双下肢有无肿胀、疼痛。 • 鼓励患者深呼吸及咳嗽。 • 鼓励患者卧床期间多进行床上活动，指导并督促患者在床上主动进行膝关节、足踝的屈伸、旋转运动。
术前训练卧床排便	• 创造适宜的床上排便环境，遮挡屏风，无关人员回避。 • 加强尿道括约肌功能训练，方法：嘱患者平卧，全身放松，交替收缩和放松会阴部肌肉，每次 15 分钟，4 次 / 日。 • 与患者一起制订排尿 / 便训练计划，保证手术前能顺利卧床排便数次。根据患者情况每 3 ～ 4 小时训练 1 次，促进卧床排尿反射。

笔记

9月21日患者在全身麻醉下行脊柱后凸截骨矫形植骨融合内固定术，手术过程顺利，手术时长8小时，术中出血1000 mL，输注浓缩红细胞2 U，术后顺利拔除气管插管后转入ICU进行监护，并给予补液、抗感染、镇痛等治疗。患者术后麻醉清醒后即主诉腹胀，延长禁饮食时间。次日晨开始进食少量流食后，患者仍感轻度腹胀。患者术后生命体征平稳，于9月25日转回骨科，查体：患者可平卧，双侧髂腰肌肌力3级，双侧股四头肌、胫前肌、背伸肌、趾屈肌肌力4级，术后行X线检查（图24-3）。术后伤口引流管引流通畅，引流量见图24-4。于10月3日拔除引流管。患者主诉近日精神、食欲差，伤口疼痛、腹胀明显。患者自手术以来排便每2日1次。遵医嘱灌肠后排便一次，为成型软便，患者仍感腹胀。化验回报：血红蛋白90 g/L↓、白蛋白33.8 g/L↓、钾离子2.91 mmol/L↓，钠离子132 mmol/L↓，给予镇痛、补充电解质、静脉营养支持治疗，并指导患者进行床上活动和功能锻炼。

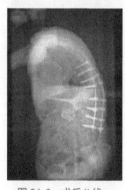

图24-3　术后X线

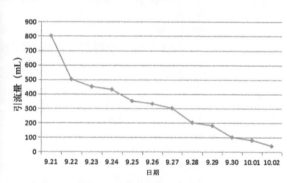

图24-4　术后引流量折线图

　　评判性思维和护理措施见表24-2。

　　9月28日拔除尿管，患者可顺利平卧自解小便。9月30日亲戚探视期间，患者有尿意并憋尿30分钟；探视过后，患者排尿困难，尝试给予腹部热敷、按摩、温水冲洗会阴部等方法诱导1.5小时后，仍排尿失败，膀胱憋胀明显，遵医嘱留置尿管，分次引流尿液1200 mL。10月1日化验指标：白蛋白40.2 g/L、钾离子3.68 mmol/L，钠离子138 mmol/L，停止静脉补充电解质，改为口服补钾、补钠。10月3日拔除尿管后患者可顺利自解小便。

　　评判性思维和护理措施见表24-3。

表 24-2　评判性思维和护理措施（2）

评判性分析
[1]　术中、术后引流共计 4760 mL，密切观察引流液的颜色、量、性状，高度重视血容量的评估，评估营养、贫血的问题。
[2]　脊柱侧弯手术复杂，创伤大，切口长，术后疼痛剧烈，而疼痛会引发患者出现精神抑郁、食欲不佳、烦躁、睡眠障碍等多种症状，护理过程中应特别关注患者的疼痛问题，给予多模式镇痛管理，使 VAS 疼痛评分＜ 3 分。
[3]　该患者术后出现明显的电解质紊乱、低蛋白血症、贫血，主要考虑与术中出血和术后引流量大、术后食欲差、大量脱水利尿等因素有关。因此应关注患者的营养问题，积极补充电解质、肠外营养等对症支持治疗。
[4]　该患者术后即表现出腹胀，主要考虑与术中牵拉刺激后腹膜有关；另一方面，低钾、低钠血症可造成肠麻痹，从而加重腹胀和排气、排便障碍。
[5]　脊柱矫形术后不稳定，需要长期卧床 3 个月，因此应特别注意预防肺部并发症、泌尿系感染、压力性皮肤损伤、DVT 等。

护理问题	护理措施
失血	• 密切监测生命体征。 • 观察伤口引流液的量、颜色、性质。若每日引流量大于 350 mL，应及时与医师沟通，警惕活动性出血。如引流液呈淡黄色或淡红色时，警惕脑脊液漏。 • 观察血常规指标变化。 • 评估患者血容量，遵医嘱扩容、补液，必要时输血。
疼痛	• 监测疼痛分级，应用多模式镇痛方案，并根据疼痛情况调整镇痛药物的使用。 • 术后使用镇痛药泵，静脉输注镇痛药物。 • 镇痛泵拔除后，口服镇痛药物。
营养失调、电解质紊乱	• 给予镇痛，缓解疼痛，增加食欲。 • 根据患者食欲、饮食需求，制订饮食计划，原则为高蛋白、高热量、高纤维素、易消化饮食。调整食物的种类、烹饪方式，刺激食欲，鼓励患者少量多餐。 • 指导和鼓励患者适当床上活动，以促进肠蠕动，加速营养物质的代谢，增进食欲。 • 监测生化指标，遵医嘱补充电解质液，必要时输注肠外营养液。
腹胀	• 麻醉清醒后即鼓励患者进行肢体主动活动。 • 指导患者以脐为中心，根据结肠走向（顺时针）按摩腹部 5 ～ 10 分钟，3 ～ 4 次 / 日；或可进行下腹部热敷，注意避免烫伤。 • 术后适当延长禁食时间，次日晨开始指导患者饮温开水，以刺激胃 - 结肠反射而促进排气、排便。指导患者进食富含粗纤维的食物，保持大便通畅。 • 必要时进行肛管排气，或使用开塞露、肥皂水灌肠，促进肠蠕动，帮助粪便排出。 • 遵医嘱口服胃肠动力药物，以促进胃肠蠕动，从而缓解腹胀。 • 遵医嘱口服或静脉补钾，以使血钾维持在正常水平。

笔记

续表

护理问题	护理措施
感染	• 观察伤口有无红肿、渗出，保持伤口敷料清洁、干燥，及时换药，保持引流管通畅。 • 遵医嘱静脉输注抗菌药物。 • 观察血常规和体温变化。
卧床相关并发症风险	• 肺部并发症预防 1）每 2 小时协助患者轴线翻身、拍背，指导和鼓励患者咳痰。 2）遵医嘱给予雾化吸入，促进痰液排出。 3）继续进行深呼吸和吹气球训练。 • DVT 预防 1）每日测量双下肢周径，观察有无肿胀、疼痛等。 2）每日双下肢使用空气压力治疗仪按摩。 3）指导患者进行床上肢体功能锻炼。 4）检测 D- 二聚体指标，必要时复查血管超声。 • 泌尿系感染预防 1）指导患者多饮水。 2）尿道口护理每日 2 次，保持尿道口清洁、干燥。 3）尿袋引流装置低于耻骨联合，避免尿液反流。 • 压力性损伤预防 1）卧气垫床，每 2 小时轴线翻身 1 次，鼓励患者床上活动。 2）脊柱凸起部位给予软枕支撑，局部减压。

表 24-3　评判性思维和护理措施（3）

评判性分析

该患者术中无神经损伤，术后肢体感觉活动正常，初次拔尿管后可自行排尿，而在拔管 2 天后出现排尿困难。分析其原因，可能是由于探视期间憋尿，导致膀胱充盈过度，逼尿肌收缩力减弱，排尿无力。而随着时间的延长，膀胱进一步充盈，导致膀胱逼尿肌麻痹，排尿动力丧失。此时，应及时给予留置导尿，排空膀胱，待膀胱逼尿肌充分休息后考虑拔除尿管。

护理问题	护理措施
排尿困难	• 每 3 ～ 4 小时或有尿意时即督促患者主动排尿，避免憋尿。 • 缩短探视时间，减少陪护人员，遮挡屏风、床帘，为患者提供易于排便的隐私环境。 • 消除影响排尿的不良因素，如便秘、腹胀、疼痛。 • 选择适当的拔管时机，尽量在夜间排空膀胱后拔管，次日清晨排尿，使患者有充足的休息时间。 • 若拔管后出现排尿困难，应尽早进行诱导排尿。可适当给予腹部热敷，配合下腹部按摩，告知家属使用温水冲洗患者会阴部，增强此处神经反应，通过播放流水声增强排尿反射。 • 如膀胱过度充盈，不能排出时，遵医嘱给予留置尿管。

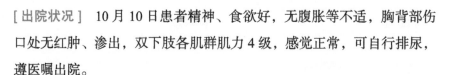

[出院状况]　10 月 10 日患者精神、食欲好，无腹胀等不适，胸背部伤口处无红肿、渗出，双下肢各肌群肌力 4 级，感觉正常，可自行排尿，遵医嘱出院。

出院嘱咐：①继续卧床休息 2 个月，采用平卧与侧卧位交替体位。②加强营养，进食高蛋白、高热量食物，保持大便通畅。③继续进行呼吸功能训练，预防感染。④轴线翻身，避免压力性损伤；⑤双下肢主动功能锻炼，避免 DVT。

[随访 / 临床转归]　出院 1 个月随访，患者精神、食欲好，情绪稳定，继续卧床休息，双下肢各肌群肌力 4 级，感觉正常。

📋 病例分析

1. 疾病知识链接

强直性脊柱炎（ankylosing spondylitis，AS）是一种主要累及中轴骨的慢性炎症性疾病，韧带和关节囊附着点炎症，使骨质破坏、缺损，被含浆细胞、淋巴细胞的结缔组织取代，网状骨再塑形，板状骨形成，关节骨性强直，椎体骨质疏松，肌肉萎缩，脊柱后凸畸形。强直性脊柱炎多发生于青少年，男女比例为（2 ～ 3）∶1。

强直性脊柱炎主要侵犯骶髂关节、脊柱骨突、脊柱旁软组织及外周关节，并可伴发关节外表现。腰椎病变腰椎受累时，多数表现为背部和腰部活动受限，腰部前屈、背伸、侧弯和转动均可受限。胸椎病变胸椎受累时，表现为背痛、前胸和侧胸痛，最常见为"驼背"，严重者可发生明显的脊柱后凸畸形（图 24-5）。胸腰椎严重畸形时，胸廓扩张度较正常人降低 50% 以上，因而主要靠腹式呼吸辅助，胸腹腔容量缩小，造成心肺功能和消化功能障碍。

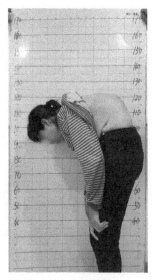

图 24-5　脊柱后凸畸形

笔记

强直性脊柱炎宜早期诊断，早期药物治疗，控制炎症，减轻或缓解症状，辅以系统、规律的功能锻炼，维持正常姿势和最佳功能位置，防止畸形，畸形严重者需进行手术矫正治疗。

2. 临床问题解析

（1）脊柱后凸畸形对患者肺功能有哪些影响？术前如何进行肺功能的锻炼？

脊柱后凸畸形，导致胸腔容积减小，压迫肺实质，呼吸和循环阻力增加，导致呼吸通气功能障碍，为预防术后发生呼吸道并发症，术前呼吸功能的训练尤为重要。责任护士指导患者每天晨起进行深呼吸和扩胸运动，吹气球，教会患者有效咳嗽的方法。

（2）为什么脊柱后凸畸形术后患者出现持续腹胀？

腹胀是脊柱后凸畸形术后常见的并发症之一。原因有二：一方面，由于脊柱矫形术中牵拉刺激后腹膜，可导致术后腹胀；另一方面，脊柱矫形手术时间长、出血多，术后大量补液、伤口引流、使用脱水剂和糖皮质激素等，容易导致水电解质酸碱失衡，如低钾、低钠血症，使肠麻痹；加之，患者卧床时间长，易发生排气、排便障碍。以上因素均可导致或加重腹胀，在护理中应及早干预。

（3）脊柱大手术患者如何进行尿管护理？

术前需要对患者进行排尿训练，使患者掌握卧床排尿的方法。

术后拔管：选择适时拔管时机，对患者的病情、膀胱充盈状态进行严密的观察。无论患者此时有没有想要排尿的意愿，都要了解患者膀胱充盈程度，使患者的精神处于松弛状态，督促患者完成术后第一次排尿，以降低发生尿潴留的概率。

拔管后出现排尿困难可适当给予腹部热敷，配合下腹部按摩，指导家属使用温水冲洗患者会阴部，增强此处神经反应。

专家点评

强直性脊柱关节病伴严重脊柱后凸畸形治疗护理难度大，手术复杂，术后并发症多。本例手术过程顺利，术后出现营养失调、腹胀、排尿困难等问题，给予积极处理，顺利出院。针对此类患者护理时，总结经验如下。

（1）入院后积极进行肺功能锻炼，制订明确的实施方案，预防肺部并发症。

（2）术后应重视患者的营养问题，评估进食情况，密切监测生化指标，积极干预，预防电解质紊乱。

（3）脊柱矫形术常常因术中牵拉刺激后腹膜，术后低钠、低钾而导致腹胀，术后应积极干预。

（4）脊柱矫形术后需长期卧床排便，术前应督导患者在床上练习排便，术后适时拔管；拔管后定时或有尿意时及时排尿，禁止憋尿。

025　全髋关节置换术后并发狼疮脑病1例

[关键词]　贫血；股骨头坏死；全髋关节置换术；狼疮脑病；心搏骤停

病历摘要

　　患者，女性，28岁，职员，大学文化。患者2014年被诊断为系统性红斑狼疮，规律口服药物治疗。2015年开始出现双髋部疼痛，劳累或长距离行走后疼痛加重，行骨盆正位片示双侧股骨头坏死，给予保守治疗，症状无明显缓解，后疼痛逐渐加重。于2016年6月6日在我院行右髋关节置换术，术后恢复顺利，并于同年8月23日再次入我院，欲行左髋人工关节置换术。入院诊断为左股骨头坏死（ARCO Ⅳ期）、右髋人工关节置换术后、系统性红斑狼疮。

[护理评估]　①生命体征：体温36.2 ℃；血压110/82 mmHg；脉搏82次/分；呼吸20次/分。②体重指数19.53 kg/m²。③既往史和个人史：2年前被诊断为系统性红斑狼疮，口服来氟米特、醋酸泼尼松，以及阿仑膦酸钠、钙尔奇、阿尔法骨化醇胶囊等。无高血压、糖尿病、冠心病史，无烟酒嗜好。④精神心理状况：焦虑、恐惧，能配合治疗、护理。⑤高危风险评估：Caprini血栓风险因素评分6分（极高危），Morse评分40分（中度风险）。

[专科查体]　双下肢不等长，左下肢较右下肢短缩4 cm，左髋部无肿胀，腹股沟中点轻微压痛；关节活动度：伸直5°，屈曲120°，内旋30°、外旋40°，内收20°，外展20°，4字试验（＋）；右髋无肿胀，右髋后外侧可见一长约15 cm的瘢痕，局部皮温不高，腹股沟中点压痛（－），髋关节外侧压痛（－）；髋关节活动度：伸直0°，屈曲100°，内旋10°、外旋40°，内收15°、外展30°。双足背动脉搏动正常，双下肢血运、活动、感觉正常。

[影像学检查]　①骨盆正位 X 线检查示左股骨头坏死、右髋人工关节置换术后（图 25-1）。②余未见明显异常。

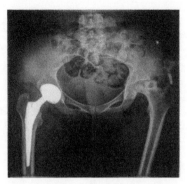

图 25-1　骨盆正位 X 线

[实验室检查]　红细胞数 3.01×10^{12}/L↓，血红蛋白 91 g/L↓，单核细胞百分比 11.84%↓，血沉 120 mm/s↑，C- 反应蛋白 5.23 mg/L，凝血酶原时间 16.0 秒，活化部分凝血活酶时间 43.6 秒，D- 二聚体 408 ng/mL↑。尿潜血（+），尿蛋白（+）。

[病情 – 治疗 – 护理]　入院后给予系统性红斑狼疮和股骨头坏死常规护理，继续口服来氟米特、醋酸泼尼松，以及阿仑膦酸钠、钙尔奇、阿尔法骨化醇胶囊，积极完善相关检查，进行术前准备。手术当日遵医嘱停止口服醋酸泼尼松，给予静脉输注地塞米松 5 mg。

评判性思维和护理措施见表 25-1。

表 25-1　评判性思维和护理措施（1）

评判性分析
[1]　患者为年轻女性，患系统性红斑狼疮 2 年后出现股骨头坏死。系统性红斑狼疮虽常侵犯全身多关节，但受累多为小关节和膝关节，髋关节常不受累。研究显示，长期大量使用激素可导致股骨头微循环受损，引起成骨细胞凋亡，骨髓间充质干细胞成脂与成骨分化失衡，引发股骨头坏死。糖皮质激素的应用是股骨头坏死的重要危险因素。患者开始规律口服糖皮质激素 1 年后发现股骨头坏死，故推理可能为激素性股骨头坏死。
[2]　系统性红斑狼疮可引起全身多系统受累，该患者贫血、蛋白尿，提示肾脏功能受累，护理过程中，积极保护肾脏功能，并注意观察有无全身多系统受累。
[3]　该患者近 2 年内发现系统性红斑狼疮至股骨头坏死，短期内接受两次髋关节置换手术，身体和心理均遭受巨大压力，已出现焦虑情绪，因此应给予心理支持。
[4]　该患者 3 个月前经历右侧人工髋关节置换手术，手术尚在恢复期，应注意预防右侧髋关节置换术后并发症，并同时积极进行左侧人工髋关节置换的术前准备。

护理问题	护理措施
右人工髋关节脱位风险	• 平卧位时保持右下肢外展中立位，可在双腿之间垫枕。 • 健侧卧位时，在两腿之间加枕，避免患肢过度内收内旋。 • 坐位时保持双膝在髋以下水平，不宜下蹲、不盘腿、不坐矮板凳、不跷"二郎腿"，曲髋不小于 90°。 • 如厕时使用加高的座便器，保持身体后倾。

护理问题	护理措施
跌倒风险	• 穿舒适防滑的鞋与衣物，不宜穿过长过肥衣裤。 • 保证病房物理环境安全，过道通畅不堆放杂物，无障碍，地面干净，光线充足。 • 指导患者正确使用拐杖，避免在潮湿地面行走。
血栓形成风险	• 指导患者多饮水，每日饮水不少于2000 mL。 • 指导患者进行双下肢踝泵运动，每日5～8组，10～15分钟/组，每个动作坚持3～10秒，促进血液回流。 • 遵医嘱给予双下肢空气压力波治疗（图25-2），20分/次，2次/日。 • 指导患者床上进行双下肢股四头肌功能锻炼，每日4～6组，20次/组，注意快上慢下。 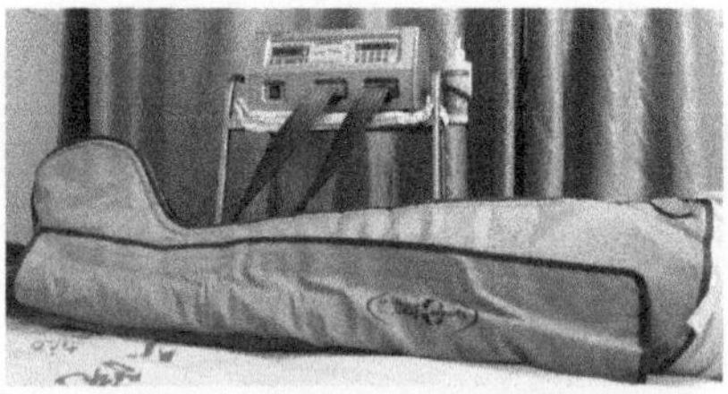 图25-2　空气压力波治疗仪
药物治疗	• 向患者详细讲解药物治疗的作用、服用方法和注意事项。 • 服药期间注意药物的毒副作用，血压增高、心率改变时及时通知医师。 • 告知患者口服药物按时准确服用，不可中断或自行增减剂量。 • 手术当日继续口服来氟米特、阿仑膦酸钠、钙尔奇、阿尔法骨化醇胶囊，静脉输注地塞米松。
全身脏器功能受损风险	• 观察生命体征，及时发现病情变化。 • 观察尿液的量、色、性质，肾功能及尿常规指标。 • 加强沟通，鼓励患者表达不适。 • 指导患者加强营养，多食高蛋白、高维生素食物，增加含铁丰富食物（如红枣、木耳、猪肝、黑米）的摄入。
焦虑	• 耐心向患者讲解疾病相关知识、治疗、康复、预后等，使患者既对并发症的预防有认知，又不过分担心。 • 鼓励患者表达内心感受，给予关心和理解，增进护患关系，帮助患者树立战胜疾病的信心。 • 帮助患者寻求家庭和社会的支持。
感染风险	• 指导患者保持口腔清洁，每日以庆大霉素、制霉菌素、口洁露漱口。 • 避免皮肤黏膜破损，勿使用硬质牙刷，避免骨头、鱼刺损伤口腔黏膜。 • 每日饮水2000 mL以上，保持会阴部清洁、干燥，防止泌尿系感染。 • 指导患者进行深呼吸和咳嗽训练，预防肺部感染。

　　8月29日患者留置尿管后在椎管内麻醉下行左侧人工全髋关节置换术，手术过程顺利，术中出血200 mL，术后患者神志清楚，生命体

征平稳，情绪稳定，手术当日伤口引流 50 mL/8 h，次日拔除引流管、尿管。遵医嘱给予预防感染、补液对症治疗，继续口服来氟米特、阿仑膦酸钠、钙尔奇、阿尔法骨化醇胶囊。术后行骨盆正位 X 线检查（图 25-3）。8 月 30 日复查血常规、生化结果：红细胞数 2.82×10^{12}/L ↓、

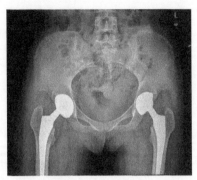

图 25-3 骨盆正位 X 线

血红蛋白 84 g/L ↓、白蛋白 20.90 g/L ↓，中性粒细胞百分比 61.94%，余未见明显异常。患者无特殊不适主诉。遵医嘱口服利伐沙班 10 mg，1 次 / 日，并输注浓缩红细胞 4 U，人血白蛋白 10 g。

评判性思维和护理措施见表 25-2。

9 月 3 日 7：05 患者无明显诱因出现烦躁不安、面色苍白、抽搐。请神经内科和风湿科会诊，给予镇静、抗感染等治疗，症状缓解；10：10 患者突然出现呼吸困难、抽搐、牙关紧闭、意识丧失，紧急置入口咽通气道，并转往 ICU 继续治疗。入 ICU 后相关检查回报：白细胞 15.2×10^9/L ↑，钾 2.9 mmol/L ↓，肌酸激酶同工酶 3.37 ng/mL ↓，B- 型钠尿肽测定 702.05 pg/mL ↑，丙氨酸氨基转移酶 51.8 U/L ↑，门冬氨酸氨基转移酶 106.80 U/L ↑，白蛋白 24.9 g/L ↓，尿常规：潜血（＋＋＋），蛋白质（＋＋）。头颅 CT 未见明显异常。

9 月 4 日 8：00 停用镇静剂后患者仍意识模糊，双侧瞳孔等大等圆，对光反应灵敏。11：30 患者再次抽搐，使用药物控制。9 月 6 日开始，患者出现浅昏迷，血压下降，给予静脉输注血管活性药物，随后出现少尿、无尿。9 月 7 日患者逐渐出现呼吸困难，血氧饱和度下降，给予气管切开、呼吸机辅助通气。当日 17：05 患者突发心搏骤停，给予心肺复苏，17：15 恢复自主心跳，但生命体征极不稳定，家属放弃治疗。

评判性思维和护理措施见表 25-3。

表 25-2　评判性思维和护理措施（2）

评判性分析

[1]　患者左侧人工全髋关节置换术，手术过程顺利，术后应积极监测生命体征及脏器功能，继续使用治疗系统性红斑狼疮药物。

[2]　手术后 Caprini 血栓风险因素评分 12 分，为极高危，因此应严格预防下肢 DVT。

[3]　患者长期应用糖皮质激素及免疫抑制剂，伤口及全身感染风险大，应积极预防感染。

护理问题	护理措施
血容量不足风险	• 密切观察生命体征、神志、尿量。 • 遵医嘱补充血容量。 • 观察伤口引流情况及有无肿胀、渗血，如引流量大于 150 mL/h，及时通知医师。
疼痛	• 协助患者取舒适体位。 • 切口处冷疗 6 小时，减轻疼痛、减少出血。 • 使用多模式镇痛，使 VAS 疼痛评分不超过 3 分，观察用药效果及不良反应。
髋关节脱位风险	• 麻醉未消退搬运患者时，注意右下肢保护，以防右髋关节脱位。 • 患肢保持外展中立位，必要时穿防旋鞋。 • 体位改变时注意保持肢体外展位。翻身时，在两腿之间加枕，避免患肢过度内收内旋。 • 观察双髋部有无畸形、活动障碍，如有异常，及时通知医师，警惕关节脱位。
DVT 风险	• 指导患者进行双下肢踝泵运动，促进血液回流。 • 指导患者进行双下肢股四头肌功能锻炼，增强肌力。左下肢功能锻炼要循序渐进地进行。 • 检查患肢的血运、感觉及运动功能，每日观察有无肢体肿胀、疼痛等情况，与对侧肢体对比。 • 遵医嘱按时、准确口服利伐沙班片。
感染风险	• 病室每日开窗通风，保持温、湿度适宜。 • 做好口腔护理，避免口腔破损，预防口腔感染。 • 鼓励患者深呼吸、有效咳嗽，协助翻身叩背、防止肺部感染。 • 保持尿道口清洁，尽早拔除尿管，每日饮水 2000 mL 以上，防止泌尿系感染。 • 观察切口渗血、渗液，定期更换敷料，保持敷料清洁、干燥。保持伤口引流通畅，密切观察引流液的量、颜色，避免术后血肿形成，预防切口感染。
压力性损伤风险	• 使患者卧气垫床，定时翻身，平卧时指导患者右下肢屈膝抬臀，给予骶尾部皮肤减压。 • 保持皮肤清洁，及时按摩受压部位。 • 保持床单位平整、干燥、清洁、无屑。 • 指导患者加强营养，遵医嘱补充蛋白质。

217

表 25-3　评判性思维

评判性分析

　　患者手术前和手术后除贫血、低蛋白血症和尿潜血、尿蛋白阳性外，其余化验指标未见明显异常；术后第 6 天无明显诱因出现抽搐、意识障碍，并逐渐发生昏迷、多脏器功能衰竭，经多学科会诊，考虑可能为狼疮性脑病合并全身多脏器功能衰竭，但诱发狼疮性脑病的原因不能明确，考虑可能与糖皮质激素的长期应用导致机体代谢紊乱，以及低蛋白状态、手术、麻醉刺激诱发和加重狼疮活动有关。

📋 病例分析

1. 疾病知识链接

　　系统性红斑狼疮（systemic lupus erythematosus，SLE）是一种常见的系统性自身免疫性疾病，是由于遗传、感染、激素与环境因素相互作用引起机体免疫调节紊乱，使多器官、多系统受累，包括皮肤、关节、血液、神经及心脏等。常见的全身症状有发热、疲倦、乏力、体重下降等；典型的皮肤改变为蝶形红斑。系统性红斑狼疮最常累及的关节为指、腕、膝关节，呈对称性，85% 的患者有关节痛症状。发生肾脏损害时，患者可出现蛋白尿、血尿、管型尿、水肿和高血压等，晚期往往进展为尿毒症。系统性红斑狼疮累及中枢神经系统出现各种神经或精神症状时，称为狼疮性脑病，是系统性红斑狼疮最严重的并发症，死亡率高。

　　目前，治疗系统性红斑狼疮最常用的药物为肾上腺皮质激素、免疫抑制剂，其次是非甾体抗感染药及抗疟药。

　　股骨头坏死（osteonecrosis of the femoral head，ONFH）又称股骨头缺血性坏死，是由于股骨头静脉瘀滞、动脉血供受损或中断使骨细胞及骨髓成分部分死亡及发生随后的修复，继而引起骨组织坏死，导致股骨头结构改变及塌陷，引起髋关节疼痛及功能障碍。股骨头坏死又分为创伤性和非创伤性，前者主要包括外伤等引起的股骨头颈骨折、髋关节脱位、髋臼骨折等，后者则主要见于长期或大量使用糖皮质激素、大量饮酒、疾病或特发性股骨头坏死者。

2. 临床问题解析

（1）什么是狼疮脑病，临床上对狼疮脑病患者如何观察和护理？

狼疮脑病是系统性红斑狼疮危象之一，严重影响患者的生命质量。狼疮脑病发病率为 50% ～ 75%，病死率约 20%，多出现在红斑狼疮发病后 1 ～ 3 年，出现越早，患者预后越差。患者主要表现为精神障碍和神经系统损害，基本病理改变为弥漫性血管炎。

早期有情感、意识、认知障碍，表现为忧郁、情绪低落，对周围事物的兴趣减少或焦虑、兴奋多言、嗜睡、昏迷，记忆力下降，注意力不集中，逻辑判断、定向力、计算能力降低，应让患者处于舒适环境，多与患者交谈，提倡使用积极性、鼓励性语言，加强患者间交往，活跃病房气氛。

兴奋躁狂影响休息时，适当给予镇静剂；意识障碍者禁止下床活动，加强生活护理，时刻提防患者自伤行为；幻觉、幻听患者应向患者解释，使患者有安全感。

（2）系统性红斑狼疮患者发生股骨头坏死行人工关节置换手术围术期应注意什么？

①手术前后评估系统性红斑狼疮活动情况，术前请风湿科、肾内科、麻醉科等多科室密切协作并完善合理的围手术期治疗。遵从风湿免疫科会诊意见合理应用糖皮质激素。手术应在狼疮静止期进行，并排除全身感染病灶。

②转氨酶升高、肌酐升高、抗核糖体 P 蛋白阳性、尿素 / 尿素氮升高、尿红细胞升高、血红细胞下降、血小板下降、血沉升高、A/G 下降是狼疮脑病发生的重要危险因素，术后严密监测肝功能、肾功能、尿常规变化。

③术前及术后营养支持治疗、抗骨质疏松治疗。给予优质蛋白、易消化饮食，注意食物色香味搭配，刺激食欲，准确记录出入量。

④术后适当功能锻炼，兼顾主动与被动运动；应用抗凝药物，防止下肢 DVT。

笔记

（3）临床中患者出现癫痫样发作时，应如何应急处理？

患者一旦发生抽搐，应立即去枕平卧，头偏向一侧，牙关紧闭时使用开口器防止舌咬伤，及时清除口腔分泌物，保持呼吸道通畅。吸氧，迅速建立静脉通路。应用镇静剂，降低颅内压。任何不良刺激均可诱发癫痫再次发作，因此，要保持病房安静，有条件者住单人病房，护理操作要轻柔，并尽量集中时间一起做，注意安全防护。

专家点评

本例患者患系统性红斑狼疮，规范治疗 1 年后出现双侧股骨头坏死，并分次进行双侧人工髋关节置换手术，第 2 次手术后病情突发异常，死亡。经过对该例患者的护理，总结经验教训如下。

（1）系统性红斑狼疮患者进行人工髋关节置换前，手术时机选择尤为重要，应多学科会诊，充分权衡手术获益与风险。

（2）系统性红斑狼疮往往累及全身多个脏器功能，围手术期可能由于多种原因引起病情急剧恶化引起多系统功能障碍，此类患者应高度关注。

（3）长期应用糖皮质激素和免疫抑制剂患者，应严格正确用药，严密观察病情变化。

（4）非同期双髋关节置换手术患者，双下肢的体位管理应受到同样关注，以免引起人工关节脱位。

笔记

026　人工全髋关节置换术后切口感染 1 例

[关键词]　股骨头坏死；髋关节置换术；切口感染；VSD 负压吸引；关节腔冲洗；糖皮质激素

病历摘要

　　患者，男性，68 岁，农民，初中文化。患者于 2016 年无诱因出现双侧髋关节疼痛，诊断为类风湿性关节炎。住院行激素冲击治疗后，疼痛症状缓解。继续口服来氟米特、泼尼松片、阿司匹林。1 年后，患者再次出现双髋关节疼痛，伴活动受限。骨盆 X 线检查示双侧股骨头坏死。2017 年 11 月于我院骨科行右侧人工全髋关节置换术，术后恢复好。2018 年 10 月 8 日再次入院，于 10 月 12 日在腰麻下行左侧人工全髋关节置换术。术后给予抗感染、补液、抗血栓对症治疗，术后伤口未见异常表现，于 10 月 16 日出院。10 月 23 日患者在家自行换药时发现左髋部切口红肿、局部皮温高、按压时疼痛明显，X 线未见假体松动，于 10 月 26 日再次住院，入院诊断为左侧人工全髋关节置换术后切口感染。

[护理评估]　①生命体征：体温 36.4 ℃；血压 136/86 mmHg；心率 92 次 / 分；呼吸 20 次 / 分；血氧饱和度 96%。②体重指数 16.52 kg/m^2，近日体重略减轻。③既往史及个人史：2016 年患脑梗死，治疗后无后遗症。无高血压、糖尿病、冠心病史。抽烟 2 支 / 天，不饮酒。④精神心理状况：焦虑，但能配合治疗、护理。

[专科查体]　双下肢等长，双髋关节活动度正常，左髋部后外侧切口红肿，皮温高，可触及波动感，有少量褐色渗出液，局部按压疼痛。右侧髋部后外侧切口愈合良好，无红肿、渗出。双足背动脉搏动正常，双下肢末梢感觉正常，余肢体无明显异常。

[影像学检查] 骨盆正位X线检查示双侧髋关节置换术后改变（图26-1）。

[实验室检查] 白细胞计数8.05×10^9/L，中性粒细胞百分比79.1%，血红蛋白83 g/L，D-二聚体1300 ng/mL，白蛋白31.8 g/L，血沉130 mm/h，C-反应蛋白80 mg/L。

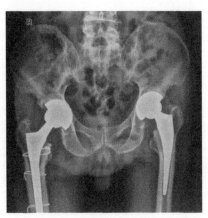

图26-1 骨盆正位X线检查

[病情－治疗－护理] 入院后给予切口换药，按压切口局部，缝线处有少量黄褐色脓液溢出，给予拆线、清创，探查脓腔未与关节腔相通，给予纱布填充，棉垫覆盖伤口，留取切口分泌物进行细菌培养和药敏试验，定期换药处理。静脉输注青霉素（800万单位，2次/日）、奥硝唑氯化钠（0.5 g，1次/日）抗感染治疗；10月26～30日患者体温波动于36.0～37.3 ℃，白细胞计数无明显升高。指导患者卧床休息，加强营养支持，静脉输注白蛋白（10 g，1次/日）。

评判性思维和护理措施见表26-1。

10月30日细菌培养结果回报：金黄色葡萄球菌（MRSA株），更换抗菌药物万古霉素（0.5 g，每12小时1次）。切口多次换药，未见好转，仍有较多黄褐色渗液，皮下组织颜色晦暗。遂定于10月30日在腰麻下行左髋部切口清创术，患者术晨出现高热，体温最高值39.6 ℃，暂停手术，请风湿科会诊，考虑与患者当日停服泼尼松有关，继续给予泼尼松口服及对症治疗后，患者体温恢复正常。

于10月31日在腰麻下行左髋部切口清创、扩创，安置VSD负压引流装置，术后给予持续负压吸引。11月1日复查白蛋白35.8 g/L，血常规示血红蛋白73 g/L，输注去白细胞悬浮红细胞2 U；11月3日复查血红蛋白93 g/L。

评判性思维和护理措施见表26-2。

11月7日拆除 VSD 吸引装置，并在局麻强化下行左髋关节清创扩创术，伤口安置冲洗及引流装置。术后生命体征平稳，给予左髋关节持续关节腔生理盐水与抗菌药物（0.9% 氯化钠注射液 500 mL、庆大霉素16万单位）交替冲洗。并给予补液、对症治疗，根据药敏试验结果更换敏感抗菌药物盐酸左氧氟沙星注射液（0.5 g，1 次 / 日）。

表 26-1　评判性思维和护理措施（1）

评判性分析
[1]　该患者术后 2 周发生切口感染，局部皮肤有红肿热痛及渗液溢出，检查脓腔未与关节腔相通，故初步考虑为术后切口急性浅部感染。应及时给予外科干预，包括伤口引流、血肿坏死物质清除等，防止深部感染的发生。
[2]　住院后应首先留取标本进行细菌培养，明确致病菌，使用敏感抗菌药物。在化验结果未出前，经验性使用抗菌药物抗感染治疗，同时要注意预防院内感染。
[3]　患者存在低蛋白现象，体型偏瘦，近日体重略减轻，且处于感染急性期，应加强营养，以提高机体抵抗力，促进伤口愈合。
[4]　患者及家属出现明显的焦虑情绪，应注意安抚患者及家属。

护理问题	护理措施
切口感染	• 为防止院内交叉感染，实施接触隔离。医护人员检查患者前后要严格洗手消毒，医疗用品固定，应用一次性口罩、帽子、手套。 • 观察切口敷料渗出情况，及时换药，保持敷料清洁、干燥。 • 对家属进行相关宣教及指导，保持个人卫生。 • 留取伤口分泌物进行细菌培养及药敏试验。 • 观察体温、白细胞等化验指标变化。 • 静脉输注抗菌药物，向患者及家属讲解输注抗菌药物的重要性。
卧床相关并发症预防	• 压力性损伤：患者体型消瘦，骶尾骨突处泡沫敷料保护，定时皮肤减压，采取屈膝抬臀或小范围翻身侧卧，保持床单位平整、干燥、清洁、无屑。 • 肺部感染：保持病室适宜的空气温、湿度；平卧位与坐位交替休息；鼓励患者多饮水；指导患者进行深呼吸和上肢力量训练。 • DVT：多饮水，每日饮水量不少于 1500 mL；指导患者进行股四头肌功能锻炼及四肢肌肉力量锻炼，预防血栓及肌肉萎缩；指导患者戒烟；密切观察患肢情况，如有肿胀、疼痛等不适主诉及时通知医师给予处理。
营养不足	• 鼓励患者进食高蛋白食物，如牛奶、鸡蛋、豆制品等。 • 指导患者多食补血食物，如红枣、木耳、猪肝、黑米等。 • 向患者及家属详细说明营养的重要性。 • 静脉滴注白蛋白注射液，以纠正低蛋白血症。
焦虑	• 与患者及家属沟通，告知患者及家属可能出现的结果，减轻焦虑。 • 倾听患者及家属主诉，满足患者的要求，向患者讲解一些成功案例以增强其治愈疾病的信心。 • 焦虑症状严重时，请精神卫生科会诊，采取药物干预。

表 26-2　评判性思维和护理措施（2）

评判性分析
[1]　患者为切口感染，且长期服用激素，术前即存在免疫力低的情况，术后软组织愈合能力及抗感染能力均降低，应积极配合医师继续抗感染治疗。 [2]　根据细菌培养结果选用敏感抗菌药物，患者为耐药菌 MRSA 感染，故改用万古霉素。 [3]　伤口反复换药也仍有较多渗出且不见新鲜肉芽生长，为避免致病菌进入关节腔，需要尽早彻底清创，使用 VSD 彻底去除腔隙和创面的分泌物和坏死组织，促进肉芽组织生长，缩小创面，阻止深部感染的发生。 [4]　术日患者出现体温异常升高，考虑为因禁饮食未服药而导致的糖皮质激素停药综合征，应继续服药。如手术需禁饮食时，也应以少量水服下药物。 [5]　患者仍然贫血、低蛋白，给予输血和继续营养支持。

护理问题	护理措施
体温升高	• 请风湿科会诊，继续原剂量服用泼尼松，避免停药。 • 给予补液，告知患者多饮水。 • 患者出汗多时，做好皮肤护理，及时擦干汗液，更换衣物，避免着凉，以保证患者舒适。
感染	• 严格按照时间和剂量静脉输注万古霉素，用药期间应注意静脉点滴速度（时间大于 60 分钟）以防发生皮肤黏膜综合征，密切观察尿量以防止急性肾功能不全的发生。 • 继续实施接触隔离，严格执行手卫生，医疗用品固定，防止院内交叉感染。
VSD 相关护理	• 保持负压 0.02 ～ 0.04 MPa。 • 管路连接紧密并保证通畅，防止管路打折、扭曲。 • 保持泡沫敷料管型存在，贴膜固定妥善，无漏气。 • 做好管路的远端固定，熟练掌握非计划性拔管的应急预案。 • 观察引流液性质、量。引流液满 2/3 及时倾倒，倾倒时夹闭引流管。

　　11 月 12 日开始，连续 3 次伤口引流液细菌培养均未见细菌生长，11 月 18 日夹闭冲洗管，引流 2 天，引流量较少，为淡血性液，给予拔除冲洗管及引流管，切口干燥、无渗出。复查白细胞计数 7.5×10^9/L，血红蛋白 87 g/L，D- 二聚体 900 ng/mL，白蛋白 36.8 g/L，血沉 78 mm/h，C- 反应蛋白 63 mg/L。继续给予加强营养，切口换药治疗，停止输注抗菌药物，改为口服抗菌药物。

　　评判性思维和护理措施见表 26-3。

[出院状况]　11 月 27 日患者手术切口干燥、无渗出，对合整齐，无红肿、渗出，化验指标血沉及 C- 反应蛋白略高，其余均正常，遵医嘱出院。

　　出院嘱附：①保持切口清洁、干燥，定期门诊换药、拆线。②继续抗感染、营养对症治疗。③患肢适度功能锻炼，可扶拐下地行走，避免患肢内收内旋。④风湿免疫科进一步治疗类风湿性关节炎。⑤门诊定期复查，如 X 线检查、血细胞分析、血沉、C- 反应蛋白监测等。⑥如出现任何异常情况，随时就诊。

表 26-3　评判性思维和护理措施（3）

评判性分析
[1] 拆除 VSD 后切口肉芽组织暗红，考虑为长期服用糖皮质激素所致，但又担心致病菌未完全清除，为防止深部感染的蔓延，故切开关节腔彻底清创、冲洗治疗。
[2] 术后持续冲洗期间注意保持管路通畅及出入平衡，避免冲洗液潴留。
[3] 万古霉素使用时间不超过 7 天，一周后根据药敏试验结果改用敏感抗菌药物盐酸左氧氟沙星。
[4] 患者长期大量服用激素，加之多次手术，应警惕应激性溃疡的发生。

护理问题	护理措施
冲洗、引流相关护理	• 手术之后 24 小时之内，冲洗液的剂量要大，冲洗速度一般在 150 滴 / 分，并且每 2 小时左右直线冲洗 1 分钟，避免血凝块堵塞管路。术后 3 天左右适当减慢冲洗液速度，以 40 ～ 100 滴 / 分的速度冲洗。 • 冲洗过程中严格无菌操作，观察冲洗液的颜色，有出血时及时处理。保持冲洗和引流管通畅，引流量应大于冲洗量。 • 如出现管路堵塞时，及时挤压引流管并加压冲洗，再适当调整引流管的位置。 • 观察患者的临床表现及不良反应，如果患者出现肿胀，应该及时调整引流管的位置，并且抬高患肢。 • 及时倾倒引流液，防止污染的引流液逆流加剧切口感染。 • 做好管路的固定，熟练掌握非计划性拔管的应急预案。
卧床相关并发症预防	• 压力性损伤：骨突处泡沫敷料保护，定时采取屈膝抬臀或小范围翻身侧卧皮肤减压，保持床单位平整、干燥、清洁。 • 肺部感染：保持病室温、湿度适宜；床头抬高；鼓励患者多饮水；指导患者进行深呼吸以及上肢、躯干肌肉力量训练，鼓励患者有效咳嗽、咳痰。 • DVT：指导患者每日饮水量不少于 1500 mL；床上进行股四头肌、踝泵锻炼；密切观察患肢情况，如有肿胀、疼痛等不适主诉及时通知医师给予处理。
应激性溃疡的预防	• 询问患者是否有不适感，观察是否有应激性溃疡先兆，若出现喉痒、恶心、呃逆、肠鸣音增强、腹胀等情况，立刻报告医师，及时处理。 • 预防性使用质子泵抑制剂，如兰索拉唑或奥美拉唑。

[随访 / 临床转归]　出院 1 个月随访，患者精神、食欲好，情绪稳定，双下肢等长，双侧髋关节活动正常。左侧髋部切口愈合良好。复查血沉、

C- 反应蛋白较前略下降，血常规基本正常。出院 9 个月随访，患者精神、食欲好，情绪稳定，双下肢等长，左侧髋部切口愈合良好（图 26-2），骨盆正位片检查示双侧髋关节置换术后改变（图 26-3），假体位置好，未见松动，双侧髋关节活动正常（图 26-4）。

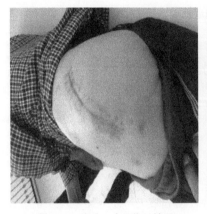
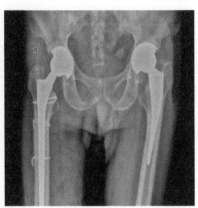

图 26-2　出院 9 个月伤口情况　　　　图 26-3　出院 9 个月骨盆正位片

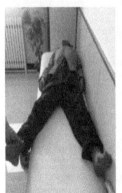
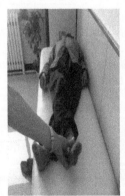
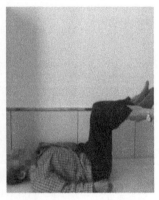

图 26-4　术后 9 个月关节活动度检查

病例分析

1. 疾病知识链接

　　人工关节置换术后常见的并发症有脱位、感染、假体周围骨折、假体松动等。其中，感染的后果较为严重。人工关节置换术后感染可分为浅部和深部感染两类，其中浅部感染指的是局限在皮肤、皮下组织的感染，深部感染指的是感染进入关节腔。据资料统计，人工关节置换术后感染率为 2.5%，其中初次置换感染率为 2.0%，翻修术感染率为 5.6%。感染病例中，14% 属浅表感染，不影响深层的关节腔，其余86% 为深部感染。

高龄、合并慢性基础疾病、低蛋白、长期激素应用、手术时间长、引流时间长等都是髋关节置换术后感染的高危因素。据文献报道，类风湿性关节炎患者的术后感染率远高于骨性关节炎的患者，人工关节置换术后深部感染发生率，前者是后者的 2 ～ 3 倍，男性患者的感染率高于女性。其原因可能是患者长期应用的类固醇激素抑制了自身机体的免疫系统，使脂肪组织重新分布，增加了血管的脆性，使胶原纤维的形成受到影响；另外，此类患者的淋巴细胞反应能力和组织自愈功能较正常人弱；长期使用激素导致骨质疏松，也可使术后感染概率大大增加。

一旦患者发生假体周围感染，常常导致关节疼痛和病废，常需要再次手术，将感染假体取出，再次翻修，患者需要长期卧床。人工关节置换术后感染可对患者的术后恢复及日常生活造成严重影响，使治疗费用成倍增加，因此常被称为"灾难性"并发症。

耐甲氧西林金黄色葡萄球菌（methicolin resistant staphylococcus aureus，MRSA）是一种常见的多重耐药菌，是院内和社区感染的重要病原菌之一。MRSA 除对甲氧西林耐药外，对其他所有与甲氧西林相同结构的 β- 内酰胺类和头孢类抗菌药物均耐药，MRSA 还可通过改变抗菌药物作用靶位，产生修饰酶，降低膜通透性产生大量对氨基苯甲酸等不同机制，对氨基糖苷类、大环内酯类、四环素类、氟喹诺酮类、磺胺类、利福平均产生不同程度的耐药，被称之"超级细菌"，唯对万古霉素敏感。

各个国家对 MRSA 的耐药性及其检出率均不同，其传播方式多，易感人群也十分广泛，目前 MRSA 是全球最受关注的院内感染的致病菌之一。MRSA 在我们的患者和医院环境中广泛流行。因此，MRSA

的潜在健康威胁值得我们关注。要了解金黄色葡萄球菌在诊疗环境中的分布情况，可以监测医疗器械，医师及护士的手、鼻和医疗设施（床、电话、门把手、水龙头和厕所）用于金黄色葡萄球菌分离。

2. 临床问题解析

（1）长期口服激素的患者进行人工关节置换手术，围术期激素治疗是否应该停用？如何规避激素给手术带来的风险？

长期应用激素患者减量过快或突然停药时，可导致肾上腺皮质功能不全甚至发生肾上腺危象，因此不可突然停药。有研究表明，对于长期服用糖皮质激素的类风湿关节炎患者，合理适量的补充激素不仅能确保患者顺利地度过围手术期，而且不会显著增加术后感染率与伤口愈合不良发生率，对于长期服用激素的患者，入院后应请相关科室进行会诊给予相应的药物指导。

（2）体温是感染的重要指标，为何此患者切口感染以来体温并未升高？

感染早期，红肿热痛症状明显，体温是反映感染的重要指标，护理过程中应注意观察患者体温变化。此患者自发病以来，未出现高热。究其原因可能是类风湿关节炎患者为免疫异常人群，常使用糖皮质激素及抗风湿药物，可能会掩盖全身发热、畏寒等全身炎症反应的症状，因此无发热患者也不能排除感染性关节炎等慢性感染。

专家点评

人工关节置换术后感染是灾难性并发症，该患者术后2周发生切口感染，且为MRSA菌感染。所幸感染尚未波及关节腔，在及时进行切口清创扩创、VSD负压吸引后效果不满意，后期给予关节腔置管冲洗等，并联合敏感抗菌药物应用，感染得到控制，伤口愈合。在对该患者的护理中，总结经验和教训如下。

（1）该患者存在多种感染高危因素，如长期口服激素、免疫力低等，在术前应提高警惕，及时进行评估及干预，尽可能将风险降至最低。

（2）与相关科室协同合作，合理调整激素用量，避免骤然停药，确保患者顺利度过围手术期。

（3）快速康复理念已广泛应用在髋关节置换术中，但应加强对患者的原发病和伴发疾病的关注，对患者全身状况进行积极评估，选择合理的手术时机和出院时机。

（4）医务人员应做好出院指导和延续性护理，提高患者的遵医意识，根据患者情况进行个性化的指导和建议，避免无医学知识的患者及家属自行换药。教会患者自我观察，发现感染征象尽早就医。

（5）关注患者的营养状况，是降低感染风险、促进伤口愈合的基本保障。

027 先天性多指畸形合并心理障碍 1 例

[关键词] 先天性多指畸形；复拇畸形；血管危象；心理障碍；营养不良

病历摘要

患者，女性，49 岁，农民，初中文化。出生后即发现右手拇指多指畸形，未予治疗。自幼随祖父母生活，随着年龄的增长，手指畸形导致患者性格自卑胆怯，不愿与人交流，不愿在公众场合暴露自己的右手。因缺乏家庭关怀和经济支持，患者不愿主动了解手指畸形的相关治疗。近年来，患者情绪低落、悲观，常低头不语，独自哭泣，拒绝与人交流，拒绝参加社交活动，严重影响生活。在丈夫及儿子的支持鼓励下，于 2018 年 11 月 27 日入住我科，诊断为右手拇指多指畸形，欲行手指畸形矫形手术。

[护理评估] ①生命体征：体温 36.2 ℃；血压 122/68 mmHg；脉搏 70 次 / 分；呼吸 20 次 / 分。②体重 40 kg；身高 1.55 m；体重指数 16.6 kg/m²。③既往史及个人史：否认高血压、糖尿病等慢性病史，无烟酒嗜好。④家族史：无多指畸形家族遗传病史。⑤家庭及社会支持情况：23 岁结婚，丈夫体健，育有一子，体健。夫妻及母子关系一般。患者无固定工作，不能主动与他人沟通。⑥精神心理状况：采用抑郁 PHQ-9 评估表及焦虑 GAD-7 评估表专业评估，抑郁 15 分（中度），焦虑 13 分（中度）。

[专科查体] 右手拇指末节多指畸形（图 27-1），皮肤无肿胀、疼痛，无感觉障碍，压痛（－），皮温正常，末梢循环正常，拇指指间关节及掌指关节屈伸活动正常，赘指感觉正常，无自主活动，余肢体运动感觉未见异常。

[影像学检查] 右手 X 线检查示右手拇指末节多指畸形（图 27-2）。

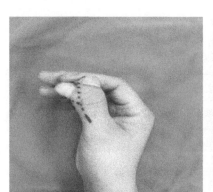

图 27-1 右手拇指赘指畸形

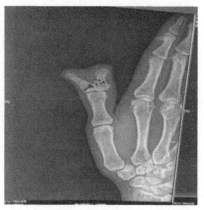

图 27-2 右手 X 线

[实验室检查] 血红蛋白浓度 96 g/L↓，白蛋白 34.4 g/L↓，余未见明显异常。

[病情－治疗－护理] 入院后给予多指畸形常规护理。患者情绪极不稳定，谈及病情就哭泣，掩盖赘指，不配合暴露检查。请精神卫生科医师会诊，诊断为焦虑、抑郁状态。请我院心理护理专业小组成员制订心理干预方案，给予心理疏导。请营养科会诊，诊断为轻度营养不良，制订营养计划，积极完善术前准备。

经过心理疏导，患者情绪逐渐稳定。12 月 3 日患者在臂丛神经阻滞麻醉下行右手拇指赘指切除、指骨截骨克氏针内固定、侧副韧带及关节囊修复术，手术过程顺利，术毕回房与手术室交接时发现患指指腹颜色苍白，张力下降，毛细血管充盈时间大于 3 秒，余指末梢血运正常，立即通知医师，考虑发生动脉危象，立即遵医嘱行患处烤灯照射、罂粟碱注射液 30 mg 每 12 小时肌肉注射、右旋糖酐-40 葡萄糖注射液静脉输注，并给予镇痛、抗感染对症治疗。患者再次出现焦虑及恐惧。至术后 6 小时，患指指腹颜色逐渐转红润，毛细血管充盈时间为 2 秒。术后行 X 线检查（图 27-3）。

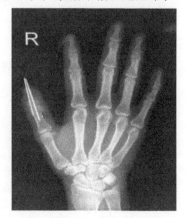

图 27-3 术后 X 线

评判性思维和护理措施见表 27-1、表 27-2。

表 27-1　评判性思维和护理措施（1）

评判性分析

[1]　患者手指畸形数年，加之幼年家庭关爱缺乏，造成严重的自卑心理，并逐渐产生逃避心理和社交障碍，经心理卫生科诊断为焦虑、抑郁状态。对于此患者，应请专业的心理治疗团队进行心理干预，以强化患者对疾病和手术的认知，促使其配合治疗、护理，促进手术康复。

[2]　由于患者长期食欲不佳、精神心理障碍，导致体重指数过轻，身材瘦小，不利于术后康复，应请专业人员给予营养支持。

护理问题	护理措施
焦虑、抑郁	• 心理支持：首先了解患者的病情及家族史，耐心倾听患者的主诉及提出的问题，并给予科学合理的解释，纠正患者的各种误解和疑虑，安慰、鼓励患者，建立良好的护患关系。 • 认知疗法：向患者讲解多指畸形的相关知识，使其正确认识自己的疾病，积极配合治疗。 • 同伴教育：向患者及家属介绍同疾病的成功案例、与手术成功的患者同住一室、鼓励其多与同一疾病的患者交流，给他们搭建一个互相影响、互相鼓励、互相学习的平台，使心理状态趋于平衡，消除焦虑、自卑心理。 • 家庭支持：家庭成员的支持会减轻患者的焦虑及恐惧心理，良好的家庭氛围、细致的关怀、精心的照顾，会给予患者被支持的感觉，从而减低其负面情绪的产生。
营养不良	• 指导患者加强营养，合理饮食，多食高蛋白、高热量、高维生素饮食。 • 调节饮食种类，提供多样化的食物，做到色、香、味俱全，增强患者食欲。 • 提供良好的就餐环境，由最关爱的人陪同进餐，使患者心情愉悦，促进消化。
术区皮肤准备	• 剪短指甲，清洗患肢，术前 3 日每日用温水泡手，早晚各 1 次，每次 10 分钟，以软化角质层，改善手部皮肤及血液循环，提高抗感染能力。 • 术日晨起，右手及前臂、上臂、腋窝备皮，建议选择脱毛膏湿性备皮，以免损伤皮肤。

表 27-2　评判性思维和护理措施（2）

评判性分析

[1]　拇指赘生指切除的手术方式相对简单，患指末梢血运障碍的问题容易受忽视。而事实上，由于截骨手术容易破坏肌腱及骨的血运，患者疼痛、寒冷刺激、吸烟、精神紧张时，可能导致血管痉挛，诱发血管危象的发生。血管危象多出现在术后 72 小时内，尤以 24 小时内最常见，因此术后早期应提高警惕。

[2]　该患者拇指指腹苍白、张力下降、毛细血管充盈时间延长，符合动脉危象的表现，应及时使用烤灯、罂粟碱、右旋糖酐 -40 葡萄糖注射液解除血管痉挛、恢复患指血供。

续表

护理问题	护理措施
血管危象	• 镇痛：遵医嘱使用静脉自控镇痛泵、静脉输注氟比洛芬酯镇痛，3 天后改用口服镇痛药。 • 烤灯：使用 60 ～ 100 W 烤灯照射患处，灯距 30 ～ 40 cm，保持局部温度恒定，防止烫伤。 • 体位：绝对卧床 3 天，适当抬高患肢（15 ～ 20 cm，略高于心脏水平），利于静脉回流，防止肿胀；避免压迫患肢，尤其是防止夜间入睡后身体不自主活动。 • 禁烟：绝对禁止吸烟或二手烟，烟中的尼古丁可使小血管痉挛，且难以缓解。 • 环境：病房保持干净、整洁，空气流通，控制陪护、探视人员，保持病房温度、湿度适宜，室温 24 ～ 26 ℃，湿度 60% ～ 70%。 • 预防便秘。 • 观察伤口渗血情况，有异常及时通知医师，禁止用手压或加压包扎止血。
恐惧、焦虑	• 及时处理血管危象的发生，适当解释，消除患者的恐惧感。 • 关爱患者，适当镇痛，保护隐私部位，注意保暖，及时告知手术情况，分散其注意力，听轻音乐或与家属聊天等，消除患者的消极情绪。
克氏针护理	• 每日以茂康碘消毒针眼处 2 次，有血痂时及时清除，保持局部清洁、干燥。 • 观察钢针有无松动，针眼有无红肿、疼痛、分泌物，如有异常，及时通知医师。 • 指导患者活动时防止剐蹭，可将外露部分给予保护套保护（图 27-4），并贴明显"防止碰撞"警示标识，避免勾挂衣服、被单导致克氏针意外拔出，或工作人员、患者及家属碰撞克氏针。

图 27-4　手指保护套保护克氏针

[出院状况]　12 月 6 日患者右手拇指颜色红润，末梢血运感觉正常，伤口敷料干燥、无渗血。患者心理状况有所好转，对拇指外观十分满意，主诉压在心里多年的石头去除了，并开始主动与同病房的患者及家属交流，可与医护人员敞开心扉。患者食欲较前好转，复查化验结果回报：血红蛋白 110 g/L，白蛋白 38.6 g/L。12 月 10 日患者情绪及食欲均好，右手末梢血运感觉正常，克氏针针眼无红肿及分泌物，遵医嘱出院。

出院嘱咐：①克氏针固定期间指导患者佩戴手套保护克氏针（图 27-5），教会患者克氏针自我护理和观察，如有异常及时就诊。②指导患者进行拇指掌指关节、拇指的内收外展及对掌功能训练，按摩虎口，并鼓励余指主动活动，3次/日，30分/次，循序渐进来调整功能锻炼的频率和强度，防止关节僵硬和肌腱粘连。③术后2周拆线，4周拔除克氏针，6～8周门诊复查。④鼓励患者走出心理阴影，勇敢地面对生活。

[随访/临床转归]　出院2个月随访，患者精神好，情绪稳定，体重43kg，患指克氏针已拔除，外形美观、无瘢痕增生（图27-6），但是关节僵硬，指导患者进行超短波理疗和功能锻炼。6个月随访，患指感觉运动功能正常，精神、食欲好，社交良好。

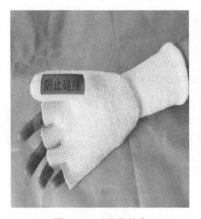 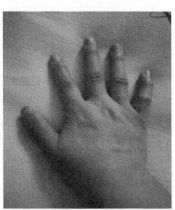

图 27-5　手指保护套　　　　　　图 27-6　出院 2 个月右手外形

病例分析

1. 疾病知识链接

先天性多指畸形（congenital polydactylism）是指在正常手指结构以外形成的单发或多发的赘生指畸形，是临床上较常见的先天性手部畸形。手指畸形不仅影响手部的美观和功能，还会给患者带来巨大的心理压力，其病因大致可分为遗传因素（基因突变、遗传）和环境因素（化学药物、病毒感染、电离辐射等）。

近年来，先天性多指畸形发病率有上升的趋势，其中以拇指多指畸形最为常见，拇指多指畸形又称复拇畸形或桡侧多指畸形，其发生率占手部先天性多指畸形的 82.9% ～ 90.6%，表现为拇指孪生、拇指桡侧或尺侧赘生指。拇指多指畸形的分型方法有很多，目前国际上认同率最高、应用最广泛的是 Wassel 七分法（表 27-3）。

表 27-3　拇指多指畸形 Wassel 七分法

分型	远节型		近节型		掌骨型		三指节型
	I 分叉型	II 成对型	III 分叉型	IV 成对型	V 分叉型	VI 成对型	VII
依据	末节指骨分叉，但两者有一共同骨骺，与正常的近节指骨形成关节	末节指骨完全分开，每一指骨有各自独立骨骺，分别与正常的近节指骨形成关节	双末节合并近节指骨分叉，但掌骨正常	双末节及近节指骨完全分叉，但掌骨正常	双末节、近节指骨完全分叉，掌骨部分分叉	掌骨分叉，形成两个完全的手指	三节拇，或一个正常拇指合并三节拇成分
图形							

2. 临床问题解析

（1）先天性多指畸形的手术时机如何选择？

先天性多指畸形并非单纯的骨和软组织增生，而是存在结构异常、生长紊乱和发育不良等情况，手术相对精细复杂。若过早进行手术矫正，患儿手部生长发育尚不健全，可能误伤正常组织，影响术后功能，致畸率高；若手术过晚，正常手指的发育和功能均会受到影响，还可能给患者及家属带来巨大的心理压力。

目前对于手术时机的选择尚存在争议，多数学者认为以 2 岁左右为最佳，此时患儿稍大，手部的解剖结构比较容易辨认，利于手术操作，术后功能和外观恢复好；对于复杂的复拇畸形或合并手部其他畸形者，手术时间最好选在学龄前，否则年龄过大，可能错过最佳的手术时机，并导致患者产生自卑心理，甚至严重的心理障碍。

（2）手指、足部畸形矫正手术为何会发生血管危象？如何预防？

手部畸形诊断比较容易，但因畸形类型和严重程度多样，手术方法也很复杂，手术时间长、手术操作要求较高。虽然并不常规进行血管手术，但是手术中止血带的应用使血流速度减慢，矫形手术中的截骨、关节囊修复、克氏针内固定等操作有可能会破坏肌腱与骨的血运，形成血管损伤和微血栓，导致动脉和（或）静脉血运发生障碍。

另外，手指、足趾位于肢体末梢，血液循环相对差。手术中低体温状态、运送过程中环境温度低、疼痛、情绪紧张、环境中尼古丁等因素均可使血管收缩、痉挛，诱发和加重循环障碍，最终发生血管危象。

血管危象发生后，如不能及时纠正，会导致肢体静脉淤血和（或）动脉供血不足，严重影响肢体功能的恢复。因此，手术中应谨慎操作，合理应用止血带；手术后，尤其是手术回病房时和术后 24 小时内，要严密动态性观察患指（趾）末梢血运情况，术后积极保暖、镇痛、禁烟，避免情绪紧张。

（3）动脉危象与静脉危象如何区分？

根据发生病变的血管类型不同，血管危象可分为动脉危象和静脉危象，二者的临床表现和处置也大相径庭。临床中，血管危象发生时，准确判断血管危象的类型，并给予及时、正确的处理是改善预后的基础。动脉危象与静脉危象的判断依据及处理原则见表27-4。

笔记

表 27-4　动脉危象与静脉危象的判断依据及处理原则

项目		动脉危象	静脉危象
判断	皮肤颜色	由红润转为苍白、浅灰色	由红润转为暗红、暗紫、青紫
	皮温	低于健侧或小于 30 ℃	先高于健侧而后皮温下降
	指腹张力	指腹塌陷、皮纹增多	指腹张力大、皮纹变浅或消失
	毛细血管充盈试验	大于 3 秒或消失	小于 1 秒
	肿胀	无	肿胀、张力性水泡
处理原则		解痉、扩血管药物治疗，必要时手术探查，禁止抬高	松解敷料，适当拆除缝线，解除压迫，抬高肢体，促进静脉回流

专家点评

　　多指畸形影响手的美观和功能，矫形手术的最佳时机一般为学龄前。本案例中患者为中年女性，因关爱缺失和经济因素而错过了最佳手术时机，产生了严重的心理障碍，并伴有消瘦，手术后发生了血管危象，经过医务人员积极地心理干预、营养支持，以及并发血管危象时的紧急处理，患者不仅手部功能恢复满意，心理障碍和营养不良也得到了显著地改善。在对此案例护理中，总结经验如下。

　　（1）先天性手部畸形应尽早手术，以避免患者在成长过程中出现心理障碍。

　　（2）临床中对于有心理障碍的患者，应给予高度重视，多学科协作，医护配合，为患者提供最佳的心理支持，促进手术康复，提高生活质量。

　　（3）多指畸形手术本身虽不损伤血管，但术后仍可能发生血管危象，应引起足够的重视。

028　大龄发育性髋关节脱位 1 例

[关键词]　发育型髋关节脱位；人字石膏；排尿困难

病历摘要

患儿，女性，11 岁，小学生。患儿 1 岁时，家长无意中发现其左下肢轻微跛行，肌力正常、无抽搐，家长未予重视，期间未治疗。10 岁开始，患儿长距离行走后出现髋部疼痛、跛行加重，左侧腹股沟区压痛，在当地医院行 X 线检查示左侧发育性髋关节脱位。为求进一步治疗，于 2019 年 1 月 9 日入我院，入院诊断为左侧发育性髋关节脱位，髋臼发育不良。

[护理评估]　①生命体征：体温 36.6 ℃；血压 105/79 mmHg；心率 76 次 / 分；呼吸 19 次 / 分。②体重指数 23.1 kg/m²。③既往史及个人史：既往体健，否认手术、外伤史，否认输血、过敏史。④精神心理状况：情绪稳定，配合治疗、护理。⑤高风险评估：Morse 跌倒评分 10 分（低风险）。

[专科查体]　患儿行走呈鸭式跛行步态，双下肢不等长，双臀外观稍不对称。左侧会阴增宽，大转子高位，左髋部无红、肿、热、痛，左侧内收肌挛缩，髋关节外展试验（＋），Allis 征（−），Ortolani's 试验（−），Barlow's 试验（−），Trendelenburg's 试验（＋），双下肢各肌群肌力正常，深、浅反射存在，末梢血运正常。

[影像学检查]　髋部 X 线检查示左侧发育性髋关节脱位，髋臼发育不良（图 28-1）。余未见明显异常。

[实验室检查]　未见明显异常。

[病情 – 治疗 – 护理]　入院后给予髋关节脱位护理常规，普食，卧床休息，积极进行术前准备。

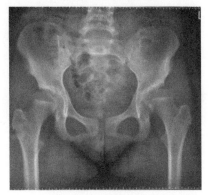

图 28-1　髋部 X 线

评判性思维和护理措施见表 28-1。

表 28-1　评判性思维和护理措施（1）

评判性分析

[1]　患儿走路时步态不稳，需指导患儿及家长预防跌倒，尽量卧床休息，减少负重时导致髋关节局部炎性反应。

[2]　患儿拟行髋关节脱位复位手术，该手术较为复杂，且术后需以髋人字支具固定数周，长时间体位限制，卧于床上，故术前尽早进行功能锻炼和床上排便训练非常重要。

护理问题	护理措施
跌倒、坠床风险	·做好宣教，床头悬挂防跌倒警示标识，学会呼叫器的使用。 ·告知患儿及家长拉起双侧床挡，下地穿长短适宜的裤子，避免穿易引起滑倒的鞋子和拖鞋。 ·保持充足的光源，洁净的地面，无障碍的通道，固定好床脚刹车。
练习床上排便	·教会患儿平卧时正确使用大小便器。 ·创造良好的排便环境，避免外界因素干扰，如拉起帷幔、无关人员回避等。 ·指导患儿多食粗纤维食物、多饮水。养成每日定时排便的习惯，练习床上大小便，并保证患儿能成功平卧位排便。 ·教会患儿排便用力方法，排便时嘱患儿双足跟紧贴床面协助用力，同时提肛收腹，以牵拉腹部肌肉，增加腹压，促进肠蠕动。
床上肌力训练	·指导和监督患儿进行床上肌力训练，以增强下肢肌肉力量，促进术后康复。 ·踝泵锻炼，每日 3 组，每组 50 次。 ·直腿抬高锻炼，每日 3 组，每组 10 次。

1月 12 日 9：00 患儿在全麻下行左侧髂腰肌内收肌松解、髋臼截骨矫形术，手术过程顺利，历时 7.5 小时，术后左下肢以单髋人字石膏固定，切口置负压引流管，引流液呈血性，留置尿管，尿液为淡黄色。术后生命体征平稳，遵医嘱给予抗感染、补液、镇痛治疗。手术当日引流量为 120 mL/15 h。之后引流量逐渐减少，于 1 月 15 日拔除引流管。

评判性思维和护理措施见表 28-2。

表 28-2　评判性思维和护理措施（2）

评判性分析

[1]　该手术时间长，创伤大，患儿年龄小，机体耐受性差，术后应加强生命体征的监测，纠正血容量不足，并做好疼痛护理。

[2]　人字石膏可有效维持复位后的髋关节的结构，但其包裹腹部、髋部及双下肢，大大限制活动幅度，增加了患儿的不适感和护理难度。术后护理中，一方面要做好观察，预防石膏综合征；另一方面注重石膏固定期间的生活护理和肢体功能锻炼，预防肌肉萎缩、关节僵硬。

[3]　患儿术后体位改变和石膏限制导致伤口容易被大小便污染，故做好二便管理尤为重要。

续表

护理问题	护理措施
血容量不足风险	• 遵医嘱静脉补液治疗，密切监测生命体征和尿量，评估血容量。 • 观察伤口引流量及渗血情况，引流量大于 100 mL/h 时，及时通知医师。
疼痛	• 实施多模式镇痛，遵医嘱使用镇痛泵，并静脉点滴氨丁三醇。3 天后改为口服布洛芬颗粒，使 VAS 评分在 3 分以下。 • 与患儿聊天，讲故事，听喜欢的歌曲、看喜欢的电视剧，转移注意力。 • 各种护理操作集中进行，并注意动作轻柔。
医疗器械相关性压力性损伤风险	• 石膏未干之前，禁止搬动、按压，防止变形。 • 腰部石膏边缘垫以棉质软布，会阴部两侧石膏边缘用卫生护垫保护，如被尿液浸渍，及时更换，防止污染石膏。 • 保持床单位干燥、平整、无皱褶。定时翻身，按摩骶尾部皮肤，局部涂以爽身粉，必要时使用功能性敷料局部减压。 • 指导患儿及家长做好排便护理。 • 与患儿交谈，了解患儿心理变化，及时给予鼓励与帮助。
石膏综合征风险	• 观察石膏边缘皮肤及末梢血运活动感觉，重视患儿主诉，如发生恶心、呕吐、腹胀、腹痛等不适，及时报告医师处理，预防石膏综合征。必要时腹部石膏开窗减压。 • 正确手法改变体位，促进石膏尽早干固。定时协助其向健侧或患侧翻身。健侧翻身方法为：双手平拖患儿腰背部及膝关节处石膏将患儿平移至与靠近护士；指导患儿双手置于胸前或配合扶健侧床挡，以健侧肢体为轴线缓慢翻身（图 28-2），保持足跟悬空。患侧翻身法时，可指导患儿健侧膝关节屈曲，踩踏床面配合翻身。 图 28-2　健侧翻身法
自理能力缺陷	• 帮助患儿进行生活护理，并鼓励患儿积极参与，提高自我照顾能力。 • 指导患儿床上活动和配合治疗及护理措施的方法。
排便管理	• 指导患儿多饮水，尿道口护理 2 次 / 日，保持尿道口清洁，进行排尿训练。 • 大便时可在臀下垫护理垫，患儿便后及时清理，避免粪便污染伤口和石膏。疼痛减轻后，嘱患儿健侧膝关节屈曲，踩踏床面使臀部抬起，再放置护理垫。 • 饮食上指导患儿多食含纤维素食物，保持大便通畅。大便困难时可协助按摩腹部，以增加腹压，协助排便。
功能锻炼	• 卧床期间指导患儿主动活动患肢以外的肢体。 • 术后感觉活动恢复后即指导和督促患儿进行主动踝泵锻炼，每日 3 次，强度以患者不感到疲乏为宜。

　　手术后间断夹闭尿管训练。1 月 14 日 9：30 拔除尿管，15：15 患儿主诉尿急、不能自行排尿，查体腹部膨隆，给予听流水声、膀胱区热敷、适当腹部加压按摩等措施诱导排尿，均无效，遵医嘱重新给予留置尿管，分次引流出淡黄色尿液约 800 mL。

评判性思维和护理措施见表 28-3。

表 28-3 评判性思维和护理措施（3）

评判性分析
该患儿术前床上排尿训练 2 天，可成功自行卧床排尿，然而术后出现排尿困难和二次插管。分析原因，一方面术后髋部及左下肢支具固定，极大程度限制了活动，另一方面手术切口靠近会阴部，排尿时牵扯切口加重疼痛，患儿惧怕排尿。留置、拔除尿管，会不同程度损伤尿道黏膜或逆行尿路感染，出现尿路刺激症状，患儿害怕排尿，发生尿潴留。

护理问题	护理措施
排尿困难	• 拔管方法和时机的选择：麻醉消退后尽早拔除尿管，拔管前先夹闭尿管 2～3 小时，当患儿诉有尿意时，放置女用尿壶或尿垫，嘱其自行主动排尿，观察是有无尿液排出。或注入一定量生理盐水，待膀胱充盈后，将尿管前端水囊内水抽净，并抬高床头以增加腹压，利于排尿。做好心理疏导，嘱患者自行排尿。 • 必要时，在拔管前，经尿管注入消毒的开塞露或将开塞露注入肛门，使膀胱逼尿肌收缩。 • 拔除尿管后，嘱患者多饮水，有尿意时，及时试行排尿。 • 如排尿困难时，可听流水声，适当腹部加压按摩，以促排尿。必要时，可在肛门注入开塞露，刺激膀胱逼尿肌收缩，排便的同时促进尿液排出。以上方法失败后，需重新留置尿管。

[出院状况] 1 月 15 日拔除切口引流管。1 月 16 日拔除尿管，患儿可顺利自行排尿。患儿生命体征平稳，精神、食欲好，大便正常。髋人字石膏固定，左下肢血运、感觉正常，双下肢等长，肌力均为 4 级。切口处皮肤对合良好，无红肿及渗出，无压力性损伤，1 月 17 日出院。

出院嘱咐：①切口 2～3 日换药 1 次。②人字石膏外固定 6 周，期间禁止负重，继续康复锻炼。③多饮水，密切观察小便情况，有异常及时就诊。④重视石膏居家护理，勿负重、潮湿、污染，如自觉石膏紧迫感或石膏内皮肤疼痛、肢体麻木等，及时就诊。⑤6 周后门诊复查，不适随诊。

[随访／临床转归] 出院 6 周随访，患儿精神、食欲好，情绪稳定。已去除人字石膏，开始下地活动。术后 3 个月随访，患者一般情况好，基本能正常走路，已恢复上学。

病例分析

1. 疾病知识链接

发育性髋关节脱位（developmental dysplasia of the hip，DDH）是指髋关节的骨性结构形态的异常和关节四周软组织的发育缺陷，根据脱位程度不同可分为髋臼发育不良、髋关节半脱位和全脱位（图 28-3）。发育性髋关节脱位多见于第一胎，有家族史者占 10%，女性发病率约为男性的 4 倍，单侧多于双侧，左侧多于右侧，双侧脱位者以右侧为重，臀位产发生率明显高于非臀位产者。

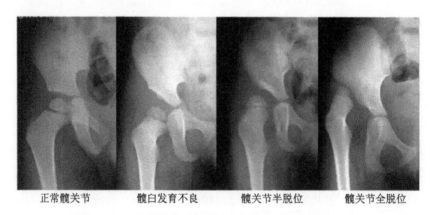

正常髋关节　　　　髋臼发育不良　　　　髋关节半脱位　　　　髋关节全脱位

图 28-3　发育性髋关节脱位不同脱位程度与正常髋关节比较

发育性髋关节脱位的临床表现可因患儿的年龄和脱位程度不同而异。站立前期，可表现为患侧髋关节外展受限和大腿皮肤皱褶不对称（图 28-4，图 28-5），两足尖摆齐后屈髋屈膝时两膝高度不等（图 28-6）。当患儿开始行走后，可表现为摇摆步态、单足站立时身体向健侧倾斜（图 28-7）。随着股骨头与髋臼之间长期的病理性摩擦与刺激，可出现髋部疼痛、跛行。有些婴儿轻微的脱位可自行消失，多数未经治疗的髋部畸形会进行性加重，导致疼痛、活动受限、步态异常，并最终形成成年的退行性关节炎。

笔记

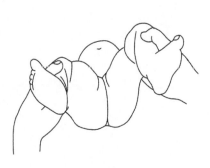

图 28-4　外展受限

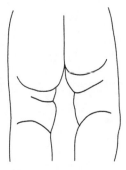

图 28-5　臀纹不对称

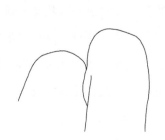

图 28-6　双足尖摆齐后双膝高度不等

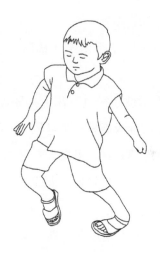

图 28-7　跛行步态

　　发育性髋关节脱位的治疗方法因年龄和脱位程度不同而异，及早的诊断和整复并保持复位状态，能为股骨头及髋臼发育提供最佳条件。0～6月龄的患儿可配戴屈曲外展支具（图 28-8）复位，或行手法复位后以人类位石膏（图 28-9）固定。6月龄～2岁，进行关节囊清理，切开复位人类位石膏固定；2岁以上，需进行手术切开复位，髋臼周围截骨矫形，髋人字石膏固定。年龄超过8岁者称为大龄发育性髋关节脱位，手术难度大，效果差，远期并发症多。

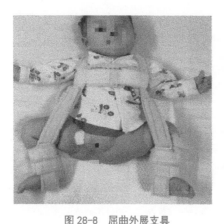
图 28-8　屈曲外展支具

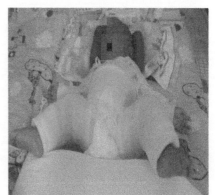
图 28-9　人类位石膏

2. 临床问题解析

（1）对于手术患儿拔除尿管后排尿困难的问题，应如何预防和干预？

手术前积极进行床上排尿训练，使患儿习惯于平卧状态下排尿。此习惯的养成需要一个过程，一般需要 3 ～ 5 天。因此，术前做好心理护理和健康教育，可在入院第 1 天即向患儿及家长解释术前训练卧床排尿的意义，并指导患儿训练床上排尿（便）的方法，监督训练效果。

麻醉作用消除后，应尽早拔除尿管。如需延迟拔管，每日定时夹闭尿管，以训练膀胱功能，避免膀胱长时间空虚导致膀胱平滑肌收缩无力进而造成排尿困难。第 1 日每 2 小时放尿 1 次，第 2 日起每 3 ～ 4 小时放尿 1 次，在此期间应密切观察患儿的尿意感和膀胱充盈情况，若患儿尿意感明显或者膀胱部位触诊饱满，应及时放尿。

拔尿管尽量选择在晚上睡觉前排空尿液后实行，患儿可有一定的休息恢复时间。拔管后指导患儿正确的排尿方法：首先帮助患儿放好便器，嘱患儿深呼吸，以放松会阴部肌肉，降低尿道压力，同时护士协助按压膀胱，以增加腹压，提高膀胱压，促进排尿。有尿意时要及时排尿，排尿成功后嘱患儿多饮水，避免饮水少引起尿液浓缩刺激尿道，反而增加排尿疼痛。

出现排尿困难时，可先给予腹部热敷，并轻轻按摩下腹部。或者

笔记

用温水冲洗会阴部或听流水声，通过反射，诱导排尿。诱导排尿不成功时，遵医嘱留置尿管。

（2）早期发现发育性髋关节脱位的意义是什么？如何筛查和选择手术时机？

早期发现和早期治疗发育性髋关节脱位可避免和降低致残率。早期接受治疗者可发育为结构与功能接近正常的髋关节，而延迟诊断和治疗者可能导致不同程度的关节畸形和功能障碍。

早期筛查是实现早期诊断和早期治疗的有效手段，B超筛查适用于6月龄以下的婴儿，X线筛查适用于4月龄以上的儿童。

出生6月龄内是治疗发育性髋关节脱位的黄金时段，首选Pavlik吊带，其方法简便易行，依从性好，疗效可靠，并发症少；7～18月龄的患儿，首选麻醉下闭合复位，18月龄～8岁，2岁以内仍有可能试行闭合复位，但多数患儿需接受切开复位及截骨术。8岁以上（大龄DDH）患儿的手术治疗，适应证欠明确，手术难度大，并发症多，疗效不确定，故应谨慎采用。

（3）先天性髋关节脱位患儿过早、过频接受X线辐射对机体有何影响？如何防护？

髋关节脱位为儿童期的常见病和多发病，临床诊断常借助于髋部X线摄片检查，且随访往往较频繁，摄片次数较多，而且摄片检查的部位与性腺关系又相当密切，加之髋部的组织结构厚、密度高，所受X线照射剂量较一般摄片部位大。

X射线检查次数过于频繁、照射剂量过大，会对生物细胞造成不同程度的损害。尤其是对处于发育旺盛期的儿童，若性腺累计照射剂量过大，将会造成严重的后果，如不孕不育。为尽量避免髋部摄片时X线对儿童性腺的辐射，应采取铅衣或铅板遮盖保护，一般3个月内拍X线次数不宜超过8次。

专家点评

本例患儿为大龄发育性髋关节脱位，由于症状隐匿，家长未予重视，错失了最佳的治疗时机，11岁时进行手术，手术过程顺利，术后功能恢复满意。然而，术后拔除尿管后出现了排尿困难，在对此患儿的护理中，总结经验教训如下。

（1）不论成人或是幼儿，留置尿管患者，术后应尽早拔除尿管。

（2）使用大型石膏治疗的患儿，应注意预防医疗器械相关性压力性损伤和石膏综合征。

（3）加强公众健康知识的普及，鼓励广泛、早期开展DDH筛查工作，力争做到早发现、早诊断、早治疗。

（4）大龄发育性髋关节脱位患者，石膏过紧可能导致股骨头坏死、创伤性关节炎；随着患儿生长发育，石膏逐渐变紧，应密切关注石膏综合征的发生，必要时更换石膏。

029 掌骨内生软骨瘤术后并发气胸1例

[关键词] 内生软骨瘤；病理性骨折；臂丛麻醉；气胸；消瘦

病历摘要

患者，女性，27岁，公司职员，大学文化。2011年9月9日摔倒致右手掌疼痛、肿胀伴活动受限，诊断为右手第四掌骨病理性骨折、单发内生软骨瘤，于9月23日在臂丛麻醉下行右手第四掌骨病理性骨折病灶刮除植骨内固定术，病理报告镜下见少量分化较好的瘤样软骨组织，细胞未见明显异型，明确内生软骨瘤诊断。术后骨折愈合，于2012年9月19日再次入院，预行内固定物取出术。

[护理评估] ①生命体征：体温36.2℃；心率60次/分；呼吸19次/分；血压122/69 mmHg；血氧饱和度96%（未吸氧）。②身高162 cm，体重45 kg，体重指数16.4 kg/m²。③既往史及个人史：既往体健，无慢性病史，无烟酒嗜好。

[专科查体] 右手第四掌骨手背处可见约4 cm的手术瘢痕，无肿胀、发红，压痛和叩击痛（-），右手活动正常，末梢血运及感觉正常。

[影像学检查] ①右手正斜位X线检查示右手第4掌骨内生软骨瘤内固定术后（图29-1）。②胸部X线检查示未见明显异常（图29-2）。

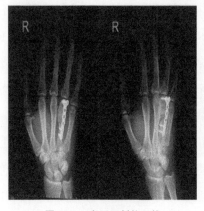

图 29-1 右手正斜位X线

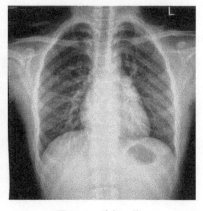

图 29-2 胸部X线

[实验室检查] 凝血酶原时间 15 秒↑；部分凝血活酶时间 35.8 秒↑，余未见明显异常。

[病情 - 治疗 - 护理] 患者入院后完善术前检查，于 9 月 24 日 15：10 在臂丛麻醉下行右手第四掌骨内固定物取出术，手术过程顺利，术中呼吸未见异常，于 16：45 返回病房，体温 36.4 ℃；心率 72 次 / 分；血压 105/74 mmHg；呼吸 20 次 / 分；血氧饱和度 98%（吸氧 2 L/min）。患肢伤口敷料干燥，末梢血运正常。术后给予心电监护 6 小时，鼻导管低流量吸氧 6 小时，并给予抗感染对症治疗。

评判性思维和护理措施见表 29-1。

表 29-1 评判性思维和护理措施（1）

评判性分析
手部手术操作空间小，血管管径细，即使无血管损伤，术后也常出现患肢末梢血运障碍，因此术后患肢血运的观察较为关键。

护理问题	护理措施
末梢血运障碍风险	• 保持室温 23 ～ 25 ℃，患肢注意保暖。 • 患肢抬高 20° ～ 30°，维持有效的循环血容量。 • 积极遵医嘱进行抗痉挛、抗感染治疗。 • 禁止主动、被动吸烟。 • 保持大便通畅，预防便秘。
疼痛	• 指导患者正确使用自控镇痛泵。 • 患肢抬高，以利消肿。

9 月 25 日 8：20 查房时患者自诉夜间睡眠质量差，有轻微呼吸不畅感，晨起活动后感胸憋。查体：体温 36.1 ℃；心率 84 次 / 分；血压 118/82 mmHg；呼吸 24 次 / 分；血氧饱和度 92%（未吸氧）；口唇无发绀。通知主管医师，听诊右肺呼吸音弱，给予鼻导管吸氧 3 L/min，血氧饱和度上升至 97%，患者自述仍感胸憋。17：32 患者主诉胸憋加重、胸痛，同时伴烦躁、大汗，血氧饱和度 93%（吸氧 3 L/min），立即加大氧流量至 5 ～ 6 L/min，同时通知主管医师，听诊右肺呼吸音消失，急查床旁胸部 X 线示右侧气胸，肺萎缩约 60%（图 29-3）。请心胸外科和

麻醉科会诊，于 19：23 在局麻下行右侧胸腔穿刺置管、胸腔闭式引流术，过程顺利，逸出大量气体。患者主诉胸憋症状明显缓解，血氧饱和度逐渐回升至 96%。医师分析右侧气胸的发生可能与臂丛麻醉误伤胸膜有关，或为自发性。

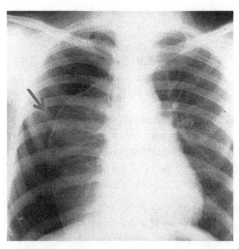

图 29-3　床旁胸部 X 线

评判性思维和护理措施见表 29-2。

患者胸腔闭式引流通畅，患者自诉胸憋、气促症状明显缓解。9 月 29 日胸科会诊，听诊右胸呼吸音稍弱，左肺呼吸音清，复查胸片示气胸，肺萎缩小于 10%，继续引流治疗。10 月 2 日复查胸片示肺复张，请胸外科会诊后给予拔除胸腔闭式引流管。10 月 8 日患肢伤口拆线。

[出院状况]　10 月 18 日患者一般情况好，无胸憋症状。右手末梢血运好，活动屈曲 110°，伸直 145°。复查胸部 X 片示双肺膨胀好，未见明显胸腔积液及气胸，听诊双肺呼吸音清晰对称，未闻及干、湿啰音，出院。

出院嘱咐：①患肢继续进行康复功能锻炼。②咨询理疗师，伤口愈合后，患肢每日温水泡手，每次 15 ～ 20 分钟。③加强营养，每日进行深呼吸训练，注意休息，避免熬夜、剧烈活动、剧烈咳嗽，如出现胸憋、呼吸不畅，随时就诊。④出院 2 周、1 个月、3 个月复诊。

[随访／临床转归]　出院后 6 个月，电话随访，患者手部功能恢复正常，呼吸通畅，未出现其他不适症状。

笔记

表 29-2　评判性思维和护理措施（2）

评判性分析

[1]　该患者臂丛麻醉术后第 2 日出现进行性呼吸困难，X 线提示气胸，肺部明显受压。由于该患者采用的锁骨上径路臂丛麻醉法进针角度大，穿刺点距离胸膜腔近，易并发气胸，故气胸的出现首先考虑麻醉穿刺误伤胸膜腔。然而，患者术中及术后数小时内并无气胸症状，结合患者为瘦高体型的青少年，是原发性气胸的好发人群，故不能排除原发性气胸的可能。患者夜间睡眠中即开始出现不适感，而在次日出现明显肺部受压症状，提示胸膜腔破损范围小，空气逐渐进入胸膜腔。

[2]　气胸发生后，肺部受压严重时，首要措施是紧急胸腔穿刺引流，解除肺组织压迫。

护理问题	护理措施
气胸	• 给予舒适卧位，严密监测生命体征及氧合状况。 • 高流量吸氧，根据氧合状况调整吸氧流量。 • 积极配合医师进行胸腔穿刺引流术。 • 每日进行深呼吸训练，注意休息，避免熬夜、剧烈活动、剧烈咳嗽。 • 严密观察病情，如有胸憋、呼吸困难加重、口唇发绀等情况，及时通知医师。
胸腔闭式引流护理	• 指导患者取半卧位休息，呼吸困难减轻、无新鲜气体溢出后遵医嘱鼓励患者下床活动，以利于引流和肺膨胀。 • 指导患者深呼吸和有效咳嗽，利于痰液排出。 • 水封瓶液面应低于胸腔出口平面 60 cm，避免牵拉、扭曲、受压或堵塞等情况，保持有效引流。密切观察引流管内水柱波动情况，如停止波动，检查管路系统是否堵塞。 • 妥善将导管固定于肢体，下床活动时将引流瓶固定于患者衣物上，避免引流管脱出和引流瓶剧烈晃动。 • 水封瓶使用前注入生理盐水，水位线位置贴胶布标示，标注日期时间、高度、瓶内液体名称等信息，生理盐水每日更换，水封瓶每周更换。操作时注意无菌技术原则。 • 观察水柱波动范围及引流液的量、颜色、性状。 • 如患者胸部皮肤出现捻发音、握雪感，提示皮下气肿，立即通知医师。
感染风险	• 观察生命体征及化验指标变化。 • 严格无菌技术操作，及时更换引流瓶，避免引流管受压、扭曲。 • 及时更换胸壁伤口敷料，并保持清洁、干燥。 • 指导患者活动和深呼吸训练，给予拍背，帮助患者咳嗽、咳痰。 • 水封瓶低于胸壁引流口 60 ～ 100 cm，防止瓶内水逆流入胸腔。
恐惧	• 加强护患交流，取得患者信任。 • 讲解气胸的发生机制、治疗及预后，使患者不必过于恐慌，减轻心理压力。 • 如心理负担过重影响睡眠时，给予口服助眠药物。
关节僵硬风险	• 术后 2 周患指开始进行主动屈伸锻炼，每日 5 组，40 ～ 50 次 / 组。

病例分析

1. 疾病知识链接

（1）内生软骨瘤（enchondroma）为手部最常见的良性、缓慢生长的透明软骨样肿瘤，瘤组织主要由软骨细胞和软骨基质组成，可见黏液样变性、钙化和骨化。它是由于儿童骨骺板内软骨细胞异常生长或软骨细胞错构导致。发病年龄常在 11 ～ 40 岁，男女性别无差异。

内生软骨瘤分单发型和多发型，以单发型多见。单发性内生软骨瘤生长缓慢，体积小，可长期无症状，肿物生长较快时，可导致肢体畸形和局部疼痛，或因病理性骨折引起疼痛。局限在手部无症状的患者一般不进行特殊治疗，可定期复查，有疼痛剧烈或肿物生长迅猛时，及时行手术治疗。单发性内生软骨瘤手术效果好，局部复发率低，恶变率低。

（2）胸膜腔是密闭的无气潜在腔隙。气胸（pneumothorax）是指当气体进入胸膜腔后，胸腔造成的积气状态。按照脏层胸膜破裂情况及胸膜腔内压力的不同变化，气胸可分为闭合性气胸、开放性气胸和张力性气胸。根据发病原因可将气胸分为自发性气胸、外伤性气胸及医源性气胸三类，其中自发性气胸可分为原发性和继发性。自发性气胸中，常规X线检查无明显病变的健康者发生的气胸称为原发性气胸，也可称为特发性气胸，其通常发生在年轻、体型瘦长的男性，发病原因常常是肺泡或肺大疱的破裂。

气胸发生后，一方面肺组织不同程度受压，肺通气和气体交换障碍，患者可出现呼吸困难和低氧血症；另一方面胸膜腔内积气可将胸膜腔的负压状态变成正压，阻塞静脉回流，导致不同程度的心肺功能障碍。患者可有胸痛、气急、窒息感，严重者出现面色苍白、发绀、大汗淋漓、烦躁不安、血压下降等症状。

2. 临床问题解析

（1）臂丛麻醉常见的并发症有哪些？

臂丛阻滞麻醉是将局部麻醉药注入臂丛神经干周围，使其所支配的区域产生神经传导阻滞的一种临床常用的麻醉法，适用于手、前臂、上臂以及肩部的手术。根据手术所需的阻滞范围要求可选用不同径路，主要有锁骨上径路、肌间沟径路和腋窝径路。臂丛阻滞麻醉过程中，不同径路穿刺法可能产生不同的并发症：①局麻药中毒反应。腋窝径路时穿刺针可误入腋动脉内，肌间沟径路时穿刺针有误入椎动脉的可能，导致局麻药进入血液循环引起中毒反应。②霍纳综合征。肌间沟径路时误伤自主神经而发生霍纳综合征，主要是颈部交感神经节的损伤等引起特征性的一群眼部症状，特征性临床表现为单侧性缩瞳、眼睑下垂及眼球内陷。③气胸。锁骨上径路通过第一肋骨进针时，穿刺点距离胸膜腔近，穿刺进针角度大，容易并发气胸。④呼吸抑制。臂丛麻醉肌间沟径路误入蛛网膜下腔和硬膜外间隙时，可能引起膈神经和喉返神经阻滞造成呼吸抑制，应加强对意识呼吸及循环的观察监测。

（2）自发性气胸好发于何种人群？

自发性气胸是指在没有创伤或人为的因素下，因肺部疾病使肺组织和（或）脏层胸膜破裂，空气进入胸膜腔所致的气胸，常在气压骤变、咳嗽、屏气、喷嚏、高喊、大笑、抬重物等用力过度时诱发。可分为原发性气胸和继发性气胸。①原发性气胸：多见于瘦高型青年，男性多于女性，系由于肺泡先天发育缺陷或炎症瘢痕形成的肺泡或肺大疱表面破裂所致。②继发性气胸：指继发于各种可能合并气胸的肺或胸膜疾病基础上，如慢性阻塞性肺气肿、哮喘、肺结核、尘肺、肺癌等疾病形成肺大疱或直接损伤胸膜导致。

（3）气胸的治疗原则是什么？

①保守治疗：小量闭合性气胸（积气量小于20%），宜选择保守治疗，使患者绝对卧床休息，吸氧，少讲话，减少肺部活动，以利气体吸收。一般伤后7～10天可自行吸收，必要时酌情使用镇痛药。气胸发

生后 24～48 小时症状可能加重，应密切关注病情变化，防止发生呼吸衰竭。②排气疗法：积气量大于 20% 时应行胸膜腔穿刺抽气法，气量较多时，可每日或隔日抽气 1 次，每次抽气量不超过 1000 mL，直至大部分气体抽出，余少量气体自行吸收。③胸腔闭式引流术：积气量大于 35% 时，宜进行胸腔穿刺置管闭式引流术，即将引流管一端放入胸腔内，另一端接入低于胸腔 60 cm 以下的水封瓶内，以利气体排出和肺复张。听诊呼吸音恢复，胸部 X 线示肺全部复张，可考虑拔管。

专家点评

臂丛麻醉是上肢手术首选的麻醉方式，操作方便，麻醉效果好，术后感觉恢复好。但臂丛麻醉可能并发血胸、气胸。本例患者臂丛麻醉下行掌骨软骨瘤术后内固定物取出术，次日出现气胸症状，经过胸腔闭式引流治疗后治愈，通过此案例总结经验如下。

（1）臂丛麻醉术后，若发生胸憋、气促等症状时，应考虑气胸的可能，及时进行诊断和治疗。

（2）护士应掌握气胸的发病原因、诱发因素和临床表现，对于临床中出现的可疑症状应及时观察和判断。

（3）气胸发生时，如肺部受压明显，可导致严重的症状，威胁生命，应积极配合医师进行有效的胸腔引流，做好胸腔引流患者的管理。

中国医学临床百家

030 骨肉瘤新辅助化疗并发上肢血栓性静脉炎1例

[关键词] 骨肉瘤；保肢治疗，新辅助化疗；血栓性静脉炎；PICC

病历摘要

患者，男性，16岁，高中生。患者1个月前摔倒后，间断感左膝疼痛，门诊行X片检查发现左股骨远端骨破坏，于2017年12月20日以左股骨远端骨病变、性质待诊收住入院。12月27日行病变切开取活检术，病检回报左股骨远端普通型骨肉瘤。拟行保肢治疗，先予新辅助化疗，于2018年1月5日自右上臂贵要静脉置入4F单腔经外周静脉穿刺中心静脉导管（peripherally inserted central catheter，PICC），严格按标准流程置管，过程顺利，导管尖端位于上腔静脉，外露刻度6 cm。随后在院完成AP方案（阿霉素100～120 mg/m²；顺铂80～100 mg/m²）化疗2次，期间导管每周均按标准流程维护，导管功能正常。2018年2月6日患者第3次入院欲行保肢手术。

[护理评估]　①生命体征：体温36.5 ℃；血压117/60 mmHg；心率88次/分；呼吸22次/分；血氧饱和度96%。②体重指数18.3 kg/m²。③既往史及个人史：既往体健，无慢性病史，无烟酒嗜好。④精神心理状况：情绪稳定，可配合治疗。⑤高风险评估：Caprini血栓风险因素评分4分（高危）。

[专科查体]　患者左大腿下段内侧可见一5 cm×8 cm大小肿块，质硬，压痛明显，边界不清，活动度差，局部皮温升高，浅静脉怒张，左膝关节屈曲活动受限。左足背动脉搏动好、感觉正常，肌力5级，肌张力正常。

[影像学检查]　①左下肢X线检查示左股骨远端骨破坏（图30-1）。②左股骨CT检查示左股骨远端病变，考虑原发性骨恶性肿瘤，骨肉瘤

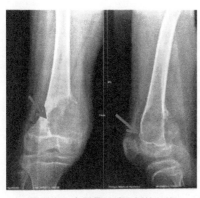

图 30-1 左股骨远端正侧位 X 线

可能性大。③全身核素骨扫描检查示左股骨远端代谢异常，余全身骨骼代谢未见明显异常。

[实验室检查] 血清碱性磷酸酶 373 U/L，乳酸脱氢酶 218 U/L，余未见明显异常。

[病情 – 治疗 – 护理] 2月6日入院后给予 PICC 导管常规维护，导管通畅，测量臂围为 25.5 cm。2月8日（置管第 36 天），患者主诉 PICC 穿刺处疼痛，查体双上肢不对称，右上臂肿胀（＋＋），局部皮肤发红（图 30-2），测量臂围为 28 cm，体温 37.4 ℃，回抽导管通畅，立即汇报主管医师，急行右上肢血管彩超。检查发现右上肢贵要静脉置管处至腋窝段完全栓塞（图 30-3）。血管外科会诊，诊断为血栓性静脉炎，导管外血栓形成，给予依诺肝素钠注射液 0.4 mL 皮下注射，每日 2 次；外周静脉静点万古霉素 0.3 g、每日 2 次，暂停使用 PICC 导管，同时自外周静脉及 PICC 导管采集标本进行血培养。右上肢抬高制动，局部使用水胶体敷料和雷夫诺尔交替贴敷。化验值回报：D- 二聚体 428 ng/mL，血培养结果为（－）。

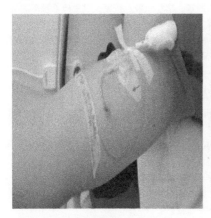

图 30-2 右上肢肿胀，局部皮肤发红

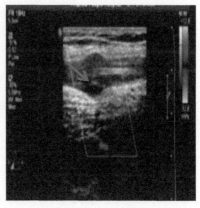

图 30-3 右上肢血管彩超

评判性思维和护理措施见表 30-1。

表 30-1　评判性思维和护理措施（1）

评判性分析

[1]　血栓性静脉炎是 PICC 导管最常见的并发症之一。分析其原因，一方面，PICC 置管本身会造成血管内皮损伤，加之导管为异物，使血管管腔相对变小，血流速度相对减慢，导管与血管壁的摩擦也加重了血管壁的损伤；另一方面，肿瘤细胞及其产物与宿主细胞相互作用造成血液高凝状态。此外，化疗药物（如顺铂）的使用可引起血管纤维化及血管内膜的损伤是导致静脉血栓形成的又一因素。

[2]　当怀疑有血栓形成时，首选血管超声检查来明确诊断。同时，还应进行血浆 D- 二聚体测定。D- 二聚体是反映凝血激活及继发性纤溶的特异性分子标志物，诊断血栓性疾病灵敏度较高，但特异度较低。据文献报道，D- 二聚体大于 4250 μg/L 时，是血栓的风险值。

[3]　诊断为血栓性静脉炎后，应首先判断导管功能，如回血好，推注通畅，可判定血栓位于导管外；反之，则位于导管内。如导管阻塞，应拔除导管。如导管通畅、没有感染且后续治疗仍需要这条导管，可暂保留，但保留期间，应常规抗凝治疗，并密切观察临床症状。如在抗凝的情况下，症状仍继续加重，则需拔除导管，并复查血管超声等相关检查。对于累及腋静脉或更近心端静脉的急性上肢 DVT，如无抗凝禁忌，无论是否拔除导管，都推荐使用抗凝治疗。

[4]　美国胸科协会抗栓治疗指南推荐只要中心静脉导管仍原位保留，就应持续抗凝治疗，尤其在肿瘤患者中。而对于仅限于肱静脉的血栓患者在拔除导管后是否需要抗凝治疗，结合血管超声、D- 二聚体、临床表现及高危因素综合评判。

护理问题	护理措施
血栓性静脉炎	• 停用 PICC 导管，重新建立外周静脉输液途径。 • 遵医嘱依诺肝素钠注射液 4000 U，每 12 小时皮下注射 1 次。 • 适当抬高右上肢，使其高于心脏 20 cm，以促进静脉血液回流，局部水胶体敷料及雷夫诺尔交替贴敷。 • 观察右上肢皮肤颜色、温度、感觉及桡动脉搏动，每日测量双上肢同一水平臂围，动态观察患肢肿胀情况。 • 指导患者侧卧位时避免压迫右上肢，避免患肢剧烈活动，避免颈部过度运动及一切使静脉压增高的因素，禁止热敷及按摩，以免栓子脱落。可进行松拳、握拳动作、抓握力球，以减轻上臂肿胀。 • 嘱患者着宽松、柔软衣物，注意保暖。督促其每日饮水量达 2000 mL 以稀释血液，进食以高蛋白、高纤维素、高维生素的易消化食物为主，避免大便秘结及用力排便。 • 严密观察患者有无心悸、气促、胸痛、咳血等症状，警惕肺栓塞。
菌血症风险	• 遵医嘱每 12 小时静点万古霉素 0.3 g，输注时间大于 1 小时，观察有无肝肾损害。 • 抗菌药物治疗前，分别自 PICC 导管及外周血管采集静脉血两套进行血培养检查，监测体温及血液指标变化。 • 观察穿刺点局部有无渗出，及时换药，严格无菌操作，注意手卫生。 • 如合并高热、白细胞升高，且临床无其他明确感染源时，多次进行外周及中心静脉血培养，以排除菌血症。
恐惧	• 解释肢体肿胀的原因，告知患者肢体制动与适度活动的方法及重要性。 • 关心患者，积极询问患者感受，嘱其放松心情，适当转移注意力，避免紧张。

2月13日（置管第41天）患者右上臂肿胀、疼痛较前明显减轻，臂围降至25 cm，体温降至37 ℃以下。复查右上肢血管彩超，检查回报：右侧贵要静脉置管周边血栓形成可能，遵医嘱拔除导管，进行导管尖端细菌培养，结果回报示无菌生长，停止抗感染治疗，患者体温正常，于2月14日出院，嘱院外继续口服利伐沙班抗凝治疗。

患者于2月21日再次入院，完善相关检查和术前准备后，于2月26日以静脉留置针建立静脉通路后，在全麻下行左股骨远端骨肉瘤瘤段切除肿瘤假体置换术，手术过程顺利，术中出血约300 mL，未予输血。术后返回病房给予输注去白细胞悬浮红细胞2 U，伤口留置负压引流管一根，患肢支具制动，给予心电监护、吸氧、抗感染、镇痛、补液对症治疗，次日起给予依诺肝素钠4000 U皮下注射，每日1次。

次日复查血常规，患者血红蛋白115 g/L，2月29日复查血常规，血红蛋白降至92 g/L。引流管共留置7天，引流1160 mL，为血性液，3月3日拔除引流管，再次复查血红蛋白为90 g/L。

评判性思维和护理措施见表30-2。

[出院状况]　患者术后病情稳定，生命体征平稳，右下肢伤口愈合良好，未见肿胀，末梢血运、活动、感觉均好；双上肢臂围相同，无肿胀。于3月6日出院继续康复治疗。

出院嘱咐：①视伤口情况，每2～3天换药一次，如渗血、渗液立即更换，3周后酌情拆线。②加强营养，以促进伤口愈合，提高机体抵抗力。③适度休息，保持心情舒畅。伤口愈合后，根据肿瘤性质遵医嘱按时进行化疗。④患肢支具制动，逐步进行功能锻炼，预防血栓形成；患肢活动应循序渐进，避免负重及过度运动，活动时防止跌倒。⑤4周后复查并评估肢体功能恢复情况，在医师指导下进一步进行关节的功能锻炼。⑥加强自我观察，如出现不明原因的患肢疼痛、肿胀，及全身其他部位出现不适、疼痛、肿块等症状时，应及时就医，切忌盲目自行处理。尤其特别注意肺部症状的观察，如有咳嗽、咳痰、痰中带血、呼吸费力、胸闷等症状时，应及时就医，警惕肿瘤肺转移。

表 30-2 评判性思维和护理措施（2）

评判性分析

[1] 肿瘤假体置换患者失血量显著大于常规关节置换手术，即使术中出血少，也常因术后引流持续时间长、量大，极易造成贫血；此外，患者术后食欲缺乏，摄入不足还会加重贫血。因此，对于肿瘤假体置换患者，除关注术中情况外，还应密切观察术后引流量，及时补充血制品，并增加饮食摄入，预防和治疗贫血，以促进康复。

[2] 引流管留置时间往往大于一周，大大增加了伤口感染的机会，应注意感染的预防和观察。

[3] 肿瘤假体置换患者为 DVT 的极高危人群，该患者 Caprini 血栓风险因素评分 11 分，应强化静脉血栓的三级预防。

护理问题	护理措施
出血	•了解术中失血量、观察术后引流量及伤口肿胀情况，如切口渗血多且 24 小时引流量超过 400 mL，应及时通知医师。如切口引流量骤减、患肢肿胀需及时查找原因。 •遵医嘱复查血常规，动态观察血红蛋白及红细胞压积的下降程度，必要时静脉输血治疗。 •评估患者的食欲、进食量，指导患者加强营养，多食富含蛋白质及铁元素的食物。 •应用抗凝药物时，观察疗效及有无出血倾向，必要时使用弹力绷带包扎。
感染	•保持引流通畅，妥善固定管路，防止脱出，避免打结，及时倾倒并记录引流。 •遵医嘱正确应用抗菌药物，严密监测体温及血液指标，早期发现感染征象。 •切口处保持清洁、干燥，定时换药。 •加强营养，增强机体抵抗力。
患肢体位及功能锻炼	•术后患肢置于伸直位，软枕抬高 15°～20°，支具制动，保持松紧度适宜。 •观察患肢末梢血运、活动、感觉，如患者自觉患肢有麻木感、疼痛、感觉减退等情况，应及时告知医师，查明原因进行处理。 •麻醉清醒后即可进行患肢肌肉等长收缩和踝关节背伸、跖屈活动。 •鼓励患者积极加强功能锻炼，术后 1 周内以踝泵、股四头肌等长收缩为主，并可进行非限制性关节活动。2 周后调整支具角度，逐渐进行膝关节活动训练，避免关节僵硬。
DVT 风险	•补充血容量，鼓励患者每日饮水 1500～2000 mL。 •遵医嘱皮下注射依诺肝素钠 4000 U，观察有无出血倾向。 •鼓励患者进行下肢功能锻炼，必要时遵医嘱使用弹力袜或空气压力波治疗。 •观察双下肢有无肿胀、青紫、疼痛，每日测量双下肢周径，及时发现静脉血栓征象。

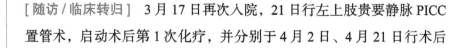

[随访/临床转归] 3 月 17 日再次入院，21 日行左上肢贵要静脉 PICC 置管术，启动术后第 1 次化疗，并分别于 4 月 2 日、4 月 21 日行术后

第 2 次、第 3 次化疗，过程均顺利。5 月 31 日，患者因胸憋入院，行胸部 CT 示双肺多发结节病变，考虑转移病灶；右侧气胸、左侧液气胸，双侧胸壁皮下气肿。行左侧胸腔闭式引流术，给予补液及抗感染治疗。6 月 16 日行右侧胸腔闭式引流术，继续抗感染治疗。引流量减少，患者病情好转后，于 7 月 3 日拔除胸腔引流管后出院。出院 4 周随访，患者因呼吸衰竭死亡。

病例分析

1. 疾病知识链接

（1）骨肉瘤（osteosarcoma）是最常见的原发性恶性骨肿瘤，其来源于间叶组织，恶性程度高，经新辅助化疗加手术治疗后，5 年生存率可达到 50%～60%。好发于儿童和青少年，发病年龄在 10～30 岁。四肢为其主要发病部位，50%～60% 发生于膝关节周围，生长迅速。

根据临床特点和组织学表现，骨肉瘤分为若干亚型。普通型骨肉瘤，为最常见的骨肉瘤亚型，发生率占所有骨肉瘤的 90%，常见于股骨远端和胫骨近端。手术切除后常复发，并容易发生肺转移。

目前骨肉瘤的治疗方法以保肢治疗为主。保肢治疗是指在多学科医师共同协作下完成的新辅助化疗、保肢手术等一系列治疗的总称，旨在提高患者生存率，减少复发，尽量保留肢体功能。新辅助化疗指恶性肿瘤明确诊断后，围术期所做的化疗，目的是控制原发灶，尽早杀灭远处微小转移灶，缩小肿瘤及周围炎性水肿反应区，常用药物有：蒽环类，如多柔比星（ADM）、表柔比星（EPI）；铂类，如顺铂（DDP）、洛铂（LBP）；以及甲氨蝶呤（MTX）、异环磷酰胺（IFO）。保肢手术指广泛切除恶性骨肿瘤，并通过重建技术恢复骨与关节功能的外科操作，手术方法包括肿瘤型人工假体、自体骨或大段异体骨重建。

（2）PICC 指通过外周静脉穿刺置管，使导管尖端位于腔静脉内，以建立稳定的输液通道，其留置时间可长达数月至一年，是危重患者和化疗患者给药及长期静脉营养支持的一条方便、安全、快捷、有效的静脉通路。

血栓性静脉炎是指发生于静脉血管内的非感染性炎症反应。常为药物、外伤、感染等因素引起血管内膜受损，进一步导致静脉壁炎症反应和渗出，形成血栓且伴有肿胀和疼痛。临床表现以肢体的肿胀和疼痛为主，也可出现发热。

导管相关性血流感染是指带有血管内导管或者拔除血管内导管48小时内的患者出现菌血症或真菌血症，并伴有发热（>38℃）、寒战或低血压等感染表现，除血管导管外没有其他明确的感染源。实验室微生物学检查显示外周静脉血培养细菌或真菌阳性；或者从导管段和外周血培养出相同种类、相同药敏结果的致病菌。

2. 临床问题解析

（1）为何肿瘤患者更容易发生静脉血栓？

肿瘤患者血液呈高凝状态，肿瘤细胞能通过组织因子或其他促进因子的作用直接激活凝血酶原，从而启动凝血途径。另外，还可以合成表达各种促凝物质和纤溶系统，调节蛋白，激活凝血系统，抑制纤溶系统，从而使血液更容易凝固，形成血栓。

（2）如何鉴别导管相关性血流感染和血栓性静脉炎？

导管相关性血流感染的患者外周静脉血培养可出现细菌或真菌阳性；或者从导管段和外周血可培养出相同种类、相同药敏结果的致病菌。同时患者往往伴有发热（>38℃）、寒战或低血压等全身症状，且除血管导管外没有其他明确的感染源。血栓性静脉炎则为静脉内血栓形成后所发生的静脉炎性反应。其病因主要是血管壁的损伤（由外伤或静脉插管或输入刺激性液体所致）及静脉曲张引起的静脉内血液瘀滞。主要临床表现为局部，沿静脉走行的红、肿、痛和明显的压痛，并可触及索状静脉，全身反应少见。

（3）如何正确选择PICC型号以降低血栓性静脉炎？

血栓性静脉炎的形成除了与药物、疾病、活动、置管等因素有关外，还与导管的管径及材质有关。研究表明，导管在血管腔内所占的空间影响血流的速度，即导管直径粗或血管细，血栓形成概率就高，直径在 3 Fr 以下的 PICC 无静脉血栓形成，6 Fr 的导管血栓性静脉炎发生率为 9.8%，该患者使用的导管直径为 4 Fr，血栓性静脉炎发生率为 1%。因此，在满足治疗需要的同时，尽量选择更细的导管。

专家点评

骨肉瘤的恶性度高，死亡率高。目前，骨肉瘤的保肢治疗原则为尽可能提高患者的生存率和保持良好的肢体功能，而新辅助化疗为保肢手术奠定了基础。本病例在新辅助化疗过程中出现 PICC 导管血栓性静脉炎，后经历肿瘤假体置换手术后顺利出院。通过该患者的护理，总结经验和教训如下。

（1）患者患有恶性肿瘤，血栓形成的风险极大，因此在治疗过程中，血栓的预防应为重中之重。

（2）下肢 DVT 发生风险大，而上肢因 PICC 置管亦具有较高的血栓形成风险，对具有高风险因素的患者，应采取综合预防措施，重视基础预防，早期药物预防。

（3）在患者出现置管侧肢体肿胀时，明确诊断后积极进行治疗，避免了并发症的发生，但在抗菌药物应用方面，使用万古霉素这类特殊药物时须有严格的指征或确凿依据，应根据临床微生物标本检测结果合理选用抗菌药物。

（4）肿瘤假体置换术需要彻底切除肿瘤，因切除节段广泛，手术创伤大，术后引流时间长，肢体制动时间也与常规膝关节置换术不同。这些因素都增加了术后护理难度。因此应重视预防，以减少各种并发症。

参考文献

1. 卡为尔，贝蒂.坎贝尔骨科手术学.12版.王岩，译.北京：人民军医出版社，2013：3847.

2. SHADGAN B，PEREIRA G，MENON M，et al. Risk factors for acute compartment syndrome of the leg associated with tibial diaphyseal fractures in adults. J Orthop Traumatol，2015，16（3）：185-192.

3. HSU A R，ANDERSON R B，COHEN B E. Advances in urgical management of intra-articular calcaneus fractures. J Am Acad Orthop Surg，2015，23（7）：399-407.

4. WELLS D B，DAVIDSON A R，MURPHY G A. Acute compartment syndrome of the foot： a review. Curr Orthop Pract，2018，29：1.

5. 国家卫生计生委医院管理研究所护理中心，护理质量指标研发小组.护理敏感质量指标实用手册（2016版）.北京：人民卫生出版社，2016.

6. 郭锦丽，程宏，高朝娜.骨科专科护士实操手册.长春：吉林大学出版社，2018.

7. 谭莹.硬膜外麻醉对老年腔隙性脑梗死患者术后神经功能及生活质量的影响.河南医学研究，2017，26（14）：2572-2573.

8. 严广斌.NRS疼痛数字评价量表numerical rating scale.中华关节外科杂志（电子版），2014，8（3）：410.

9. TIMMS A，PUGH H. Pin site care：guidance and key recommendations. Nurs Stand，2012，27（1）：50-55.

10. 梁新荣.四肢骨折合并血管神经损伤的急诊处理.中国社区医师，2016，32（25）：101-122.

11. 张丽丽.浅析婴幼儿全身麻醉术后麻醉苏醒期并发症与护理措施.当代临床医刊，2019，32（3）：275-276.

12. 孙利平，吴先菊.肱骨髁上骨折的早期康复训练.中国实用医药，2010，5（31）：241.

13. 左云霞，刘斌，杜怀清，等.成人与小儿手术麻醉前禁食指南（2014）// 中国麻醉学指南与专家共识.北京：人民卫生出版社，2014：75-90.

14. CAPRINI J A. Risk assessment as a guide to thrombosis prophylaxis. Curr Opin Pulm Me，2010，16（5）：448-452.

15. 袁皖.疼痛评估工具研究进展.当代护士（下旬刊），2013（8）：9-14.

16. 周璐，吕素景，郭艳凤，等.骨科手术患者留置尿管的护理干预的对比分析.河南外科学杂志，2010，16（2）：113-114.

17. 王爽，刘琼帆.留置导尿患者拔管后排尿困难的干预措施.世界最新医学信息文摘，2015，15（72）：137.

笔记

18. 张明霞, 吴秀珍. 下腔静脉滤器植入术后的观察与护理体会. 宁夏医学杂志, 2012, 34 (10): 1067-1068.

19. 董桂香. D- 二聚体与 FIB 检测应用于老年髋部骨折术后并发下肢深静脉血栓的意义. 医学理论与实践, 2018, 31 (6): 891-892.

20. 孙健平, 薛汉中, 王鹏飞, 等. 髋部骨折术前双下肢深静脉血栓发生率及其危险因素分析. 骨科, 2018, 9 (6): 464-468.

21. EVANSON B J, HOSSEINZADEH P, RILEY S A, et al. Radial polydactyly and the incidence of reoperation using a new classification system. J Pediatr Orthop, 2016, 36 (2): 158-160.

22. 熊革, 刘坤, 戴鲁飞, 等. 复拇合并三指节拇指畸形家系的基因分析研究. 中华手外科杂志, 2012, 28 (6): 329-331.

23. XIANGY JIANGL WANG B, et al. Mutational screening of GLI3, SHH, preZRS, and ZRS in 102 Chinese children with nonsyndromic polydactyly. Dev Dyn, 2017, 246 (5): 392-402.

24. TONKIN M A. Thumb duplication: concepts and techniques. Clin Orthop Surg, 2012, 4 (1): 1-17.

25. 周宗伟, 高伟阳. 先天性多指畸形分子遗传学研究现状. 国际遗传学杂志, 2016, 39 (2): 112-117.

26. 罗俊, 胡军, 刘杰, 等. 断肢再植失败原因分析及预防措施的研究. 中国医学工程, 2017, 25 (8): 103-105.

27. 胡夏楠. 规范化疼痛管理制度在骨科患者疼痛护理中的应用. 中医药管理杂志, 2018, 26 (8): 123-124.

28. 高小雁. 积水潭手外科护理与康复. 北京: 人民卫生出版社, 2015: 148-158.

29. 胥少汀, 葛宝丰, 徐印坎. 实用骨科学. 4 版. 北京: 人民军医出版社, 2015: 643-644.

30. 林嘉琪, 吴桂丽. Morse 跌倒风险评估量表的临床应用研究进展. 护理学报, 2018, 25 (13): 42-45.

31. 季洪健, 陈丽萍, 王辉, 等. 机械通气时气管套管致气管食管瘘的原因分析和预防措施探讨. 临床肺科杂志, 2010, 15 (5): 665-667.

32. 朱彦玲, 王冬梅. 1 例机械通气导致气管食管瘘患者的护理. 中国老年保健医学, 2016, 14 (3): 88-90.

33. 张娟娟, 任加良. 腹腔引流导管在胸腔积液闭式引流中的应用效果. 临床医学研究与实践, 2019, 4 (19): 73-74.

34. 于子翔. 猪尾导管行胸腔闭式引流治疗气胸的临床效果. 中医临床研究, 2016, 8 (15): 26-27.

35. 罗彬, 黄李芸, 钟丽萍, 等. 3 种不同方法预防牵引针眼感染的效果比较. 中国消毒学杂志, 2016, 33 (7): 688-689.

36. 金培程，程正江．利多卡因辅助麻醉在老年创伤性颈胸段脊髓损伤减压手术的应用．创伤外科杂志，2019，21（4）：276-280.

37. PANICKER J N, SETH J H, KHAN S, et al. Open-label study evaluating outpatient urethral sphincter injections of onabotulinumtoxinA to treat women with urinary retention due to a primary disorder of sphincter relaxation（Fowler's syndrome）. BJU Int, 2016, 117（5）: 809-813.

38. 朱勇．中上胸椎骨折合并血气胸的外科治疗．中国中医骨伤科杂志，2014，22（7）：62-63.

39. 李苗苗，代永静．Barthel 指数评分量表在康复护理中的应用进展．护士进修杂志，2018，33（6）：508-510.

40. 中华医学会肝病学分会，中华医学会消化病学分会．终末期肝病临床营养指南．中华肝脏病杂志，2019，27（5）：330-342.

41. 冯竞．胸腔闭式引流临床改良的护理进展．中国医药导报，2012，9（4）：143-145.

42. 刘静，刘艳雨，谢静仪，等．完全性截瘫患者排便障碍的个性化护理干预效果观察．护理实践与研究，2017，14（12）：17-19.

43. 吴欣娟．护理管理工具与方法实用手册．北京：人民卫生出版社，2015.

44. 王春雨，高喜仁，沈桂琴．失禁性皮炎评估工具的汉化及应用研究．湖州：湖州师范学院，2016：1-70.

45. 高小雁．骨科临床护理思维与实践．北京：人民卫生出版社，2012.

46. 叶芳，吴换好，文丽君．一例截瘫致不可分期阶段压力性损伤患者的初步处理．临床医学工程，2012，19（10）：1842-1843.

47. 佟冰渡，李杨．生理盐水与 75% 乙醇护理经皮骨穿针针道效果比较．护理学杂志，2015，30（20）：34-37.

48. 黎小霞，张伟玲，肖萍，等．重度脊柱侧弯患者围术期呼吸道护理．现代临床护理，2013，12（10）：49-52.

49. 钟立英．成人术后疼痛治疗进展．临床医药文献电子杂志，2018，5（30）：180，182.

50. 魏任雄，杨敏．腰椎后路手术后腹胀的原因分析及临床相关处理方法探讨．世界最新医学信息文摘，2018，18（18）：90-92.

51. 孙婷婷，孙玲玲．探讨留置导尿患者拔管后排尿困难的原因分析及护理干预．临床医药文献电子杂志，2019，6（50）：115，118.

52. 张新．术前排尿训练预防腰椎后路融合术后排尿困难临床疗效观察．继续医学教育，2019，33（4）：113-115.

53. 王琦，卢耀甲，熊传芝，等．肩关节镜肩袖修复的术后护理与功能康复．实用临床医药杂志，2014，18（22）：157-159.

54. 张瑞华．肩袖损伤的康复及保健措施．佳木斯职业学院学报，2015，7：421-422.

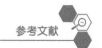

55. 曲智俊.沙滩椅体位对老年高血压肩关节镜手术患者脑电双频指数和血流动力学的影响.山东医药, 2016, 56（26）: 86-88.

56. 田昕, 吴红娟, 刘时璋.全高清肩关节镜肩袖损伤修补术后康复护理的临床研究.中国数字医学, 2017, 12（7）: 11-13, 24.

57. 陈巧林.肩关节镜下双排锚钉缝合治疗肩袖损伤的护理.实用临床医药杂志, 2015, 19（12）: 148-149.

58. 姜兆伟, 刘恒, 李少朋, 等.人工髋关节置换术后感染诊断及危险因素的预防进展.中国实验诊断学, 2019, 23（1）: 188-190.

59. 中华医学会风湿病学分会.2018中国类风湿关节炎诊疗指南.中华内科杂志, 2018, 57（4）: 242-251.

60. 何静, 徐蕾.糖皮质激素治疗类风湿关节炎的管理策略.现代药物与临床, 2016, 31（9）: 1509-1512.

61. 杨云娇, 俞建钰, 吴迪, 等.类风湿关节炎并发感染性关节炎的临床特点.中华临床免疫和变态反应杂志, 2019, 13（1）: 48-53.

62. 段思琪, 崔莎莎, 李月, 等.MRSA的耐药机制及防治研究进展.国际医药卫生导报, 2018, 24（10）: 1464-1466, 1470.

63. 张威强, 徐贯杰, 杨立新, 等.老年高血压患者全膝关节置换中硬膜外复合小剂量静脉麻醉的安全性.中国组织工程研究, 2015, 19（35）: 5615-5619.

64. 曹兴巍, 朱明权.人工全膝关节置换术后下肢深静脉血栓形成与糖尿病的相关性研究.成都: 成都中医药大学, 2016: 1-63.

65. 于洋, 孙建良.术后恶心呕吐（PONV）的机制及其防治研究进展.麻醉安全与质控, 2018, 2（2）: 113-118.

66. 王雅辉, 吴春生.负压封闭引流技术在小腿和足部复杂创面中的应用.河北: 河北医科大学, 2012: 1-44.

67. 邱贵兴, 裴福兴, 唐佩福, 等.骨科常见疼痛管理临床实践指南（2018版）.中华骨与关节外科杂志, 2019, 12（3）: 161-167.

68. 中国医师协会器官移植医师分会, 中华医学会外科学分会器官移植学组, 中华医学会器官移植学分会肝移植学组.中国肝移植受者代谢病管理专家共识（2015版）.中华肝胆外科杂志, 2015, 21（9）: 577-581.

69. 伏特加, 哈德.床上骨科软组织治疗手册.柴益民, 张长青, 译.济南: 山东科学技术出版社, 2013: 184-185.

70. 陈孝平, 汪建平.外科学.8版.北京: 人民卫生出版社, 2013.

71. 冯洁惠, 徐建宁.ICU失禁相关性皮炎护理规范的循证实践.中国实用护理杂志, 2016, 32（1）: 18-22.

72. GODZIK J, MCANDREW C M, MORSHED S, et al. Multiple lower-extremity and pelvic

fractures increase pulmonary embolus risk. Orthopedics, 2014, 37（6）: e517-e524.

73. 中国健康促进基金会血栓与血管专项基金专家委员会, 中华医学会呼吸病学分会肺栓塞与肺血管病学组, 中国医师协会呼吸医师分会肺栓塞与肺血管病工作委员会. 医院内静脉血栓栓塞症防治与管理建议. 中华医学杂志, 2018, 98（18）: 1383-1388.

74. PANTELI M, LAMPROPOULOS A, GÜTHOFF C, et al. Can we do better preventing thromboembolic events following pelvic and acetabular injuries? Injury, 2013, 44（12）: 1673-1676.

75. 罗程, 蔡贤华, 王威, 等. 脂肪栓塞综合征的机制与早期预防研究. 华南国防医学杂志, 2017, 31（3）: 209-212.

76. 赵景春, 咸春静, 于家傲, 等. 双侧臀大肌皮瓣联合术后负压封闭引流治疗骶尾部软组织缺损. 中华显微外科杂志, 2015, 38（5）: 425-427.

77. 翁习生. 血友病性骨关节病外科治疗. 北京: 人民卫生出版社, 2016.

78. 丁秋兰, 王学锋, 王鸿利, 等. 血友病诊断和治疗的专家共识. 临床血液学杂志, 2010, 23（1）: 49-53.

79. 杨仁池, 王鸿利. 血友病. 2版. 上海: 上海科学技术出版社, 2016.

80. 刘中夫, 卢洪洲. AIDS 艾滋病护理实用手册. 北京: 人民卫生出版社, 2018.

81. 夏和桃. 实用骨外固定学. 北京: 人民卫生出版社, 2013: 179-182.

82. 秦泗河, 李刚. Ilizarov 理论与技术的起源、发展与传播史. 中国骨与关节外科, 2010, 3（5）: 417-423.

83. 戴永平, 王亮亮, 张君. 尺神经骨膜外前置术与单纯尺神经松解前置术治疗肘管综合征. 中国中西医结合外科杂志, 2017, 23（2）: 177-179.

84. 罗文琪, 杨光, 崔树森, 等. 91 例颈肩上肢痛临床特征与诊断分析. 中华手外科杂志, 2019, 35（2）: 118-122.

85. RADKA N, OLDRICH V, EDVARD E, et al. The dependence of age on ulnar nerve conductive study parameter adaptation after compressive ulnar neuropathy operations in the elbow. Acta Neurochir（Wien）, 2015, 157（8）: 1405-1409.

86. 徐成毅, 杨绍安, 曹军, 等. 不同长度聚乳酸膜小间隙缝合修复大鼠腓总神经损伤. 中华显微外科杂志, 2016, 39（2）: 152-155.

87. 姜大为, 何卓依, 陈江涛, 等. 四肢骨肉瘤保肢治疗体会. 实用骨科杂志, 2018, 24（11）: 1043-1046.

88. 郭征. 我国骨肉瘤治疗的现状与问题及发展方向. 中国骨与关节杂志, 2015, 4（5）: 338-342.

89. 李华杰, 宗治贤, 陈祝明, 等. 骨肉瘤的保肢治疗研究进展. 系统医学, 2019, 4（4）: 196-198.

90. 吕建荣, 东雪莹. 浅析 PICC 在肿瘤护理中的临床应用效果. 中国医药指南, 2019, 17（18）: 264-265.

91. 桑杉.预见性护理在肿瘤患者PICC置管行化疗中的应用效果.安徽卫生职业技术学院学报,2019,18（3）:87-88.

92. FREIBERG J A, SAHARIA K K, MORALES M K. An unusual case of Nocardia cyriacigeorgica presenting with spinal abscesses in a renal transplant recipient and a review of the literature. Transpl Infect Dis, 2019, 21（1）: e13025.

93. 何理,王棪.奴卡菌感染16例诊治分析.医药论坛杂志,2011,32（16）:71-73.

94. 贾晓霞,李芳.肾病综合征合并奴卡菌感染1例并文献复习.临床医药实践,2018,27（9）:712-715.

95. 张雪霞,王佳祺,潘新亭,等.肾病综合征伴皮疽奴卡菌血源性感染1例.世界最新医学信息文摘,2019,19（30）:280-282.

96. 温新明,穆臣会,郭氧.全膝关节置换与单髁置换术治疗膝关节内侧间室骨性关节炎的疗效比较.中国骨与关节损伤杂志,2018,33（10）:1073-1075.

97. 黎文勇,林炳基.单髁置换术与微创全膝关节置换术治疗老年膝关节骨性关节炎的疗效比较.临床骨科杂志,2018,21（4）:466-469.

98. 蔡康,武明鑫,黄远源,等.单髁置换和全膝关节置换治疗膝关节骨性关节炎的临床效果比较.临床医学,2017,37（6）:74-76.

99. HEIKKILÄ K, PELTONEN L, SALANTERÄ S. Postoperative pain documentation in a hospital setting: A topical review. Scand J Pain, 2016, 11: 77-89.

100. ROBLEDA G, ROCHE-CAMPO F, SÁNCHEZ V, et al. Postoperative discomfort after abdominal surgery: an observational study. J Perianesth Nurs, 2015, 30（4）: 272-279.

101. 柴益民.中国再植再造发展与现状.中国修复重建外科杂志,2018,32（7）:798-802.

102. 范建亭.断指再植术后动脉痉挛的原因分析及处理.中国伤残医学,2014,4:70-71.

103. KAZMERS N H, FRAGOMEN A T, ROZBRUCH S R. Prevention of pin site infection in external fixation: a review of the literature. Strategies Trauma Limb Reconstr, 2016, 11（2）: 75-85.

104. 王亚楠.断指再植术后患者血管危象发生的原因及护理对策.世界最新医学信息文摘,2018,18（84）:234-235.

105. 陈冠军.离断肢体保存的研究进展.中国美容医学,2017,26（6）:126-129.

106. 秦泗河.骨外固定技术的发展与创新.中医正骨,2012,24（9）:3-7.

107. 周飞亚,王安远,张弦,等.拇指离断异位寄养二期回植一例.中华显微外科杂志,2016,39（6）:616-618.

108. CAM R, DEMIR KORKMAZ F, ONER ŞAVK S. Effects of two different solutions used in pin site care on the development of infection. Acta Orthop Traumatol Turc, 2014, 48（1）: 80-85.

109. 卢根娣, 乔安花. 静脉血栓栓塞症的临床护理指南. 上海: 第二军医大学出版社, 2015.

110. 罗艳丽, 马玉奎. 血管外科护理手册. 北京: 科学出版社, 2016.

111. 中华医学会骨科学分会. 中国骨科大手术静脉血栓栓塞症预防指南. 中华骨科杂志, 2016, 36 (2): 65-71.

112. 中国医师协会心血管内科医师分会血栓防治专业委员会, 《中华医学杂志》编辑委员会. 肝素诱导的血小板减少症中国专家共识 (2017). 中华医学杂志, 2018, 98 (6): 408-417.

113. 中华医学会外科学分会血管外科学组. DVT 形成的诊断和治疗指南 (第三版). 中华普通外科杂志, 2017, 32 (9): 807-812.

114. 陆清声, 张伟, 王筱慧, 等. 上海长海医院院内静脉血栓栓塞症预防指南. 解放军医院管理杂志, 2018, 25 (11): 1032-1037.

115. 陈孝平, 汪建平, 赵继宗. 外科学. 9 版. 北京: 人民卫生出版社, 2018.

116. 冯伟荣, 白晓鸣. 自发性气胸研究进展. 实用医技杂志, 2016, 23 (1): 48-51.

117. 吴东桦, 何大为. 遗传性多发性骨软骨瘤的分子生物学特征. 中国组织工程研究, 2019, 23 (24): 3882-3888.

118. 王慧星. 自发性气胸的临床诊治分析. 中国卫生标准管理, 2015, 6 (19): 32-33.

119. 吴俐姗. 老年慢性阻塞性肺气肿并发自发性气胸的有效护理对策分析. 心血管外科杂志(电子版), 2019, 8 (3): 265-266.

120. 王学锋, 冯建民, 孙竞, 等. 中国血友病骨科手术围术期处理专家共识. 中华骨与关节外科杂志, 2016, 9 (5): 361-370.

121. LETHABY A, TEMPLE J, SANTY-TO MLINSON J. Pin site care for preventing infections associated with external bone fixators and pins. Cochrane Database Syst Rev, 2013 (12): CD004551.

122. 刘晓涵, 卢根娣. 国外静脉血栓栓塞症风险评估工具的研究进展. 护理学杂志, 2014, 29 (12): 94-96.

123. 刘中夫, 绳宇. 艾滋病护理. 北京: 人民卫生出版社, 2016.

124. LEONID N S. The basic principles of external fixation using the Ilizarov device. Italia: Springer, Milano, 2010.

125. 李刚, 秦泗河. 牵拉成骨技术的基础研究进展与带给骨科的启示. 中华外科杂志, 2005, 43 (8): 540-543.

126. 陈睿云, 丁梅. 碘伏与酒精消毒用于预防牵引针眼感染的比较研究. 赣南医学院学报, 2007, 27 (4): 646.

127. 李大芳, 喻安梅. 碘伏用于口腔护理的临床观察. 现代护理, 2001, 7 (6): 5.

128. 殷磊. 护理学基础. 北京: 人民卫生出版社, 2002: 179.

附　表

附表 1　Caprini 血栓风险评估量表（2010）

A1　每个危险因素 1 分

- ☐ 年龄 40 ～ 59 岁
- ☐ 计划小手术
- ☐ 近期大手术
- ☐ 肥胖（BMI > 30 kg/m²）
- ☐ 卧床的内科患者
- ☐ 炎症性肠病史
- ☐ 下肢水肿
- ☐ 静脉曲张
- ☐ 严重的肺部疾病，含肺炎（1 个月内）
- ☐ 肺功能异常（慢性阻塞性肺病症）
- ☐ 急性心肌梗死（1 个月内）
- ☐ 充血性心力衰竭（1 个月内）
- ☐ 败血症（1 个月内）
- ☐ 输血（1 个月内）
- ☐ 下肢石膏或支具固定
- ☐ 中心静脉置管
- ☐ 其他高危因素

B　每个危险因素 2 分

- ☐ 年龄 60 ～ 74 岁
- ☐ 大手术（< 60 分钟）*
- ☐ 腹腔镜手术（> 60 分钟）*
- ☐ 关节镜手术（> 60 分钟）*
- ☐ 既往恶性肿瘤
- ☐ 肥胖（BMI > 40 kg/m²）

C　每个危险因素 3 分

- ☐ 年龄 ≥ 75 岁
- ☐ 大手术持续 2 ～ 3 小时 *
- ☐ 肥胖（BMI > 50 kg/m²）
- ☐ 浅静脉、DVT 或肺栓塞病史
- ☐ 血栓家族史
- ☐ 现患恶性肿瘤或化疗
- ☐ 肝素引起的血小板减少
- ☐ 未列出的先天或后天血栓形成
- ☐ 抗心磷脂抗体阳性
- ☐ 凝血酶原 20210A 阳性
- ☐ 因子 Vleiden 阳性
- ☐ 狼疮抗凝物阳性
- ☐ 血清同型半胱氨酸酶升高

A2　仅针对女性（每项 1 分）

- ☐ 口服避孕药或激素替代治疗
- ☐ 妊娠期或产后（1 个月）
- ☐ 原因不明的死胎史，复发性自然流产（≥ 3 次），由于毒血症或发育受限原因早产

D　每个危险因素 5 分

- ☐ 脑卒中（1 个月内）
- ☐ 急性脊髓损伤（瘫痪）（1 个月内）
- ☐ 选择性下肢关节置换术
- ☐ 髋关节、骨盆或下肢骨折
- ☐ 多发性创伤（1 个月内）
- ☐ 大手术（超过 3 小时）*

危险因素总分：　　分

注：1. 每个危险因素的权重取决于引起血栓事件的可能性。如癌症的评分是 3 分，卧床的评分是 1 分，前者比后者更易引起血栓；* 只能选择 1 个手术因素。

　　2. Caprini 风险评估的 VTE 危险因素评分分为 1、2、3、5 分项，每分项评分可累加；临床应用时，应权衡抗凝与出血风险后进行个体化预防。根据 Caprini 血栓风险因素评分情况分为低危（0 ～ 1 分）、中危（2 分）、高危（3 ～ 4 分）和极高危（≥ 5 分）4 个等级。

附表 2 RAPT 血栓风险评估量表

项目	得分	项目	得分
病史		**损伤性因素**	
肥胖	2	胸部 AIS > 2	2
恶性肿瘤	2	腹部 AIS > 2	2
凝血异常	2	头部 AIS > 2	2
VTE 病史	3	脊柱骨折	3
医源性因素		GCS < 8 分持续 4 小时以上	3
中心静脉导管 > 24 小时	2	下肢复杂骨折	4
24 小时内输血 > 4 U	2	骨盆骨折	4
手术时间 > 2 小时	2	脊髓损伤（截瘫、四肢瘫等）	4
修复或结扎大血管	3	**年龄因素**	
		40 ~ 60 岁	2
		60 ~ 75 岁	3
		> 75 岁	4

注：1. RAPT 为 risk assessment profile for thromboembolism，静脉血栓形成危险度评分量表。

2. AIS 为 abbreviated injury scale，简明损伤定级；GCS 为 glasgow coma score，格拉斯哥昏迷评分。

3. RAPT 评分≤5 分，为低风险，DVT 发生率为 3.6%；RAPT 评分 5 ~ 14 分，为中等风险，DVT 发生率为 16.1%；RAPT 评分 > 14 分，为高风险，DVT 发生率为 40.7%。

附表 3 VAS 疼痛评估量表

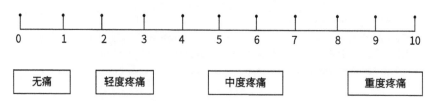

注：1. VAS 为 visual analogue scale，视觉疼痛评分。

2. 本评估量表将疼痛程度用 0 ~ 10 个数字依次表示，0 表示无疼痛，10 表示最剧烈的疼痛，中间部分表示不同程度的疼痛。被测者根据其感受程度选取代表其疼痛程度的数值。

3. 0 分：无痛；1 ~ 3 分：轻度疼痛，睡眠不受影响，能忍受；4 ~ 6 分：中度疼痛，影响睡眠，尚能忍受；7 ~ 10 分：重度疼痛，疼痛难忍，影响食欲及睡眠。

附表 4   Braden 压力性损伤发生风险评估量表

项目	分值			
	1 分	2 分	3 分	4 分
感觉	完全受限	大部分受限	轻度受限	没有改变
潮湿	持久潮湿	经常潮湿	偶尔潮湿	很少潮湿
活动能力	卧床	局限于椅	偶尔行走	经常行走
移动能力	完全受限	严重受限	轻度受限	不受限
营养	非常差	可能不足够	足够	非常好
摩擦力和剪切力	有问题	有潜在问题	无明显问题	
总分	分			

注：总分 23 分，15～18 分为低危；13～14 分为中危；10～12 分为高危；≤9 分为极高危。

附表 5   Morse 跌倒风险评估量表

项目	分值	
近 3 个月有无跌倒史	无	0 分
	有	25 分
超过 1 个医学诊断	无	0 分
	有	15 分
使用助行器具	没有需要 / 卧床休息 / 坐轮椅 / 护士帮助	0 分
	拐杖 / 手杖 / 助行器	15 分
	依扶家具	30 分
静脉输液	无	0 分
	有	20 分
步态	正常 / 卧床休息 / 轮椅	0 分
	虚弱乏力	10 分
	功能障碍 / 残疾	20 分
认知状态	正确评估自我能力	0 分
	高估自己能力 / 忘记自己受限制	15 分
总分	分	

注：该量表总分 125 分，评分 > 45 分为跌倒高风险；25～45 分为中度风险；< 25 分为低风险。
　　得分越高，表示跌倒风险越大。

附表6　NRS 营养风险筛查量表（2002）

NRS（2002）营养风险筛查量表包括3个部分，即疾病严重程度评分、营养状态评分、年龄评分。

一、患者资料

姓名	住院号
性别	病区
年龄	床号
身高（m）	体重（kg）
体重指数（BMI）	血清白蛋白（g/L）
临床诊断	

二、疾病状态

疾病状态	分数	若"是"请打钩
骨盆骨折或者慢性病患者合并有以下疾病：肝硬化、慢性阻塞性肺病、长期血液透析、糖尿病、肿瘤	1	
腹部大手术、脑卒中、重症肺炎、血液系统肿瘤	2	
颅脑损伤、骨髓移植、加护病患（APACHE ＞10分）	3	
合计		

三、营养状态

营养状况指标（单选）	分数	若"是"请打钩
正常营养状态	0	
3个月内体重减轻＞5%或最近1个星期进食量（与需要量相比）减少25%～50%	1	
2个月内体重减轻＞5%或BMI 18.5～20.5 或最近1个星期进食量（与需要量相比）减少51%～75%	2	
1个月内体重减轻＞5%（或3个月内减轻＞15%）或BMI＜18.5（或血清白蛋白＜35 g/L）或最近1个星期进食量（与需要量相比）减少76%～100%	3	

四、年龄

年龄≥70岁加1分	1	

五、营养风险筛查评估结果

营养风险筛查总分

□总分≥3.0：患者有营养不良的风险，需营养支持治疗

□总分＜3.0：若患者将接受重大手术，则每周重新评估其营养状况

注：1. NRS（2002）总评分包括三个部分的总和。

　　2. NRS（2002）对于营养状况降低的评分及其定义：

0分：正常营养状态。

轻度（1分）：3个月内体重丢失5%或食物摄入为正常需要量的50%～75%。

中度（2分）：2个月内体重丢失5%或前一周食物摄入为正常需要量的25%～50%。

重度（3分）：1个月内体重丢失5%（3个月内体重下降15%）或BMI＜18.5或者前一周食物摄入为正常需要量的0～25%。

3项问题任一个符合就按其分值，几项都有按照高分值为准。

3. NRS（2002）对于疾病严重程度的评分及其定义：

1分：慢性疾病患者因出现并发症而住院治疗。患者虚弱但不需要卧床。蛋白质需要量略有增加，但可以通过口服补充剂来弥补。

2分：患者需要卧床，如腹部大手术后，蛋白质需要量相应增加，但大多数人仍可以通过肠外或肠内营养支持得到恢复。

3分：患者在加强病房中靠机械通气支持，蛋白质需要量增加而且不能被肠外或肠内营养支持所弥补，但是通过肠外或肠内营养支持可使蛋白质分解和氮丢失明显减少。

4. 评分结果与营养风险的关系：

总评分≥3分（或胸水、腹水、水肿且血清蛋白＜35 g/L者）表明患者有营养不良或有营养风险，即应该使用营养支持。

总评分＜3分：每周复查营养评定。以后复查的结果如果≥3分，即进入营养支持程序。

若患者计划进行腹部大手术，就在首次评定时按照新的分值（2分）评分，并最终按新总评分决定是否需要营养支持（≥3分）。

附表7 失禁性皮炎评估量表
（1）会阴评估工具

项目	因素	分值
刺激物类型	成型的粪便或尿液	1
	软便混合或未混合尿液	2
	水样便或尿液	3
刺激时间	床单、尿布 q8h	1
	床单、尿布 q4h	2
	床单、尿布 q2h	3
会阴皮肤状况	皮肤干净、完整	1
	红斑、皮肤合并或不合并念珠菌感染	2
	皮肤脱落、糜烂合并或不合并皮炎	3
影响因素：低白蛋白、感染、鼻饲营养或其他	0～1个影响因素	1
	2个影响因素	2
	3个以上影响因素	3
总分：		

注：最低得分4分，最高得分12分。得分越高表明发生失禁性皮炎的风险越大，7～12分属于高危险，分值在4～6分属于低危险。

（2）皮肤状况评估工具

项目	分值				
	0	1	2	3	4
皮肤破损范围	无	小范围（小于 20 cm²）	中等范围（20 ～ 50 cm²）	大范围（大于 50 cm²）	
皮肤发红	无发红	轻度发红（斑点外观不均匀）	中度发红（严重点状，但外观不均匀）	严重发红	
糜烂深度	无	轻度糜烂只侵犯表皮	轻度糜烂侵犯表皮及真皮，伴或不伴有少量渗液	表皮严重糜烂，中度侵犯到真皮层（少量或无渗出）	表皮及真皮严重糜烂，合并中等量渗出

注：1. 选择合适的评估时机和频率：高危患者在入院 2 小时内进行初次评估，之后每班次进行评估。

2. 确定评估部位：尿失禁引起的失禁性皮炎常发生于大阴唇、阴囊皱褶；大便失禁引起的失禁性皮炎常发生于肛门周围。

附表 8　徒手肌力检查 Lovett 分级表

级别	分级标准
0	无可测知的肌肉收缩
1	有轻微收缩，但不能引起关节活动
2	在减重状态下能做关节全范围运动
3	能抵抗重力做关节全范围运动，但不能抵抗阻力
4	能抵抗重力及一定阻力做关节全范围运动
5	能抵抗重力及充分阻力做关节全范围运动

注：1. 徒手肌力检查要求受试者在标准测试体位下，即在减重力、抗重力和抗阻力的条件下完成标准动作。

2. 检查时主要的依据因素包括：①检查者施加的阻力大小并与健侧对比；②肌肉能否抗重力运动；③关节能否做全范围运动；④关节运动主动肌有无收缩。

笔记